U0274112

临床骨外科疾病救治手术要点

姚浩群等　主编

江西科学技术出版社

江西·南昌

图书在版编目（CIP）数据

临床骨外科疾病救治手术要点 / 姚浩群等主编 .--
南昌：江西科学技术出版社，2019.10（2024.1 重印）
ISBN 978-7-5390-6992-0

Ⅰ . ①临… Ⅱ . ①姚… Ⅲ . ①骨疾病 – 外科手术
Ⅳ . ① R687.3

中国版本图书馆 CIP 数据核字 (2019) 第 205443 号

选题序号：ZK2019186

责任编辑：王凯勋

临床骨外科疾病救治手术要点
LINCHUANG GUWAIKE JIBING JIUZHI SHOUSHU YAODIAN

姚浩群等　主编

封面设计	卓弘文化	
出　版	江西科学技术出版社	
社　址	南昌市蓼洲街 2 号附 1 号	
	邮编：330009　　电话：（0791）86623491　　86639342（传真）	
发　行	全国新华书店	
印　刷	三河市华东印刷有限公司	
开　本	880mm×1230mm　　1/16	
字　数	308 千字	
印　张	9.5	
版　次	2019 年 10 月第 1 版　2024年1月第1版第2次印刷	
书　号	ISBN 978-7-5390-6992-0	
定　价	88.00 元	

赣版权登字：-03-2019-301

版权所有，侵权必究
（赣科版图书凡属印装错误，可向承印厂调换）

编 委 会

主　编　姚浩群　方　兵　穆海林　陈梓锋

　　　　　霍　佳　孟秀珍　李泽清

副主编　赵永明　崔银江　曾志超　王红辉

　　　　　孟松桥　李　敏　刘　佳　胡　擘

编　委（按姓氏笔画排序）

王红辉	南阳医专第一附属医院
方　兵	黄山首康医院
刘　佳	中国人民解放军海军第九七一医院
李泽清	青海大学附属医院
李　敏	武汉市第一医院
陈梓锋	广州市番禺区中心医院
赵永明	新乡市中心医院
孟秀珍	襄阳市中医医院（襄阳市中医药研究所）
孟松桥	郑州市第二人民医院
姚浩群	南昌大学第一附属医院
胡　擘	襄阳市中医医院（襄阳市中医药研究所）
崔银江	新乡市中心医院
曾志超	佛山市第一人民医院
霍　佳	河北医科大学第三医院
穆海林	山西省永和县中医医院

获取临床医生的在线小助手

开拓医生视野
提升医学素养

微信扫码

临床科研 〉 介绍医学科研经验，提供专业理论。

医学前沿 〉 生物医学前沿知识，指明发展方向。

临床资讯 〉 整合临床医学资讯，展示医学动态。

临床笔记 〉 记录读者学习感悟，助力职业成长。

医学交流圈 〉 在线交流读书心得，精进提升自我。

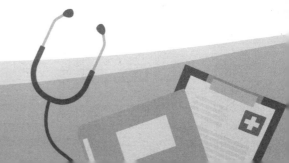

前　言

　　骨科学又称矫形外科学。与其他外科学相比，骨科临床治疗十分复杂，涉及骨骼、关节、肌肉、肌腱、血管、神经等多种组织。随着交通工具的逐渐发展、工业化程度的日益提高、人们生活节奏的不断加快，骨伤患者大量增加，使得骨科的学科地位也逐渐上升。骨科涉及的知识面广，处理的病情又复杂多变，应用的技术和手段也是发展迅速。为了方便骨科相关工作者的学习应用，我们吸收了目前国内外骨科的新理论、新技术与新方法，结合各学者多年的临床实践经验，组织编写此书。

　　本书先简要讲述了骨科常用手术器械及使用方法、术前准备及术后准备、骨科基本手术技术等基础内容，后从手部损伤、上肢损伤、下肢损伤等方面详细阐述了骨科各种常见疾病的病因、临床表现、诊断、鉴别诊断及治疗等临床知识。本书选题新颖、内容翔实、条理清晰、实用性强，本书适用于骨科及其相关科室的医护人员，可作为其工作和学习的工具书及辅助参考资料，有助于临床医师对疾病作出正确诊断和恰当的处理。

　　虽然在编写过程中各位学者精益求精，力求对全书的结构、内容和术语进行统一，但由于我们的认识和经验有限，书中难免存在失误和不足之处，望广大读者及同仁予以批评指正，以期再版时修订完善。

编　者

2019 年 10 月

◇◇◇◇ 目 录 ◇◇◇◇

第一章

骨科常用手术器械及使用方法

骨科手术器械比较复杂，种类繁多，骨科医师必须对每种器械都熟悉，这样在手术时才会充分发挥其作用。在本节中，由于篇幅有限，只介绍骨科中较常用的器械。过去，我国对骨科器械的称谓不统一，因此在本节中我们标注了该器械的英文，以利于骨科器械名称的标准化。

第一节　止血带

在四肢手术时，使用止血带（tourniquets）可以给手术带来诸多便利。但是，止血带是一种存在潜在危险的器械，因此每个骨科医生和手术室护士必须了解如何正确使用止血带。

一、止血带的种类

止血带用于肢体的手术（如矫形、截肢、烧伤的切痂等手术）和外伤。其作用是暂时阻断血流，创造"无血"的手术野，可减少手术中失血量并有利于精细的解剖，有时作为外伤患者的紧急止血。目前广泛使用的止血带有充气式气压止血带和橡皮管止血带两大类，充气式气压止血带较 Esmarch 止血带或 Martin 橡皮片绷带安全。

（一）充气式气压止血带

充气式气压止血带由一个气囊、压力表和打气泵组成（图1-1）。几种充气式气压止血带用于上肢和下肢。充气式气压止血带止血法所需的器械包括：①气压止血带：气压止血带类似血压计袖袋，可分成人气压止血带及儿童气压止血带，上肢气压止血带及下肢气压止血带。气压止血带还可分成手动充气与电动充气式气压止血带。②驱血带：驱血带由乳胶制成，厚 1mm、宽 10～12cm、长 150cm。具体操作步骤如下。

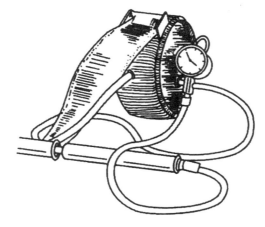

图 1-1　气囊止血带

（1）先用棉衬垫缠绕于上臂和大腿，绑扎气压止血带，为防止松动，可外加绷带绑紧一周固定。

（2）气压止血带绑扎妥当后抬高肢体。

（3）用驱血带由远端向近端拉紧、加压缠绕。

（4）缠绕驱血带后，向气压止血带充气并保持所需压力。

（5）松开驱血带。

Krackow 介绍了如何对肥胖患者上止血带，方法如下：助手用手抓住止血带水平的软组织，并持续牵向肢体远端，然后缠绕衬垫和止血带，这样可以维持止血带的位置。在上止血带前，排净气囊中的残余气体。缠绕止血带后，用纱布绷带在其表面缠绕固定，防止其在充气过程中松脱。在止血带充气前，应将肢体抬高 2 分钟，或者用无菌橡皮片绷带或弹力绷带驱血。驱血须从指尖或趾尖开始，至止血带近侧 2.5～5cm 为止。如果橡皮片绷带或弹力绷带超过止血带平面，那么止血带在充气时会向下滑移。止血带充气时应迅速，防止在动脉血流阻断前静脉血灌注。

目前，关于止血带充气压力的确切数字尚存在争议，但是多年来，临床上采用的压力通常高于实际需要的压力。充气通常所需压力如表 1-1。

表 1-1　气压止血法所需充气压力

	上肢	下肢
成人	300mmHg	500～600mmHg
儿童	200～250mmHg	300mmHg

在某种程度上，止血带压力取决于患者的年龄、血压和肢体的粗细。Reid、Camp 和 Jacob 应用 Doppler 听诊器测量能够消除周围动脉搏动的压力，然后在此基础上增加 50～75mmHg，维持上肢止血的压力为 135～255mmHg，维持下肢止血的压力为 175～305mmHg。Estersohn 和 Sourifman 推荐下肢的止血带压力为高于术前患者收缩压 90～100mmHg，平均压力为 210mmHg。有学者推荐上肢止血带压力高于收缩压 50～75mmHg，下肢止血带压力高于术前患者收缩压 100～150mmHg。

根据 Crenshaw 等的研究，宽止血带所需要的止血压力低于窄止血带。Pedowitz 等证实弧形止血带适于锥形肢体（图 1-2），应避免在锥形肢体上使用等宽的止血带，尤其是肌肉发达或肥胖的患者。

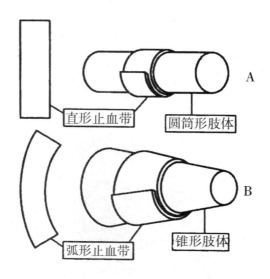

图 1-2　弧形止血带适于锥形肢体

（二）Esmarch 止血带

Esmarch 止血带目前各地仍在应用，是最安全、最实用的弹性止血带，它仅用于大腿的中段和上 1/3，虽然在应用上受限，但是其止血平面高于气囊止血带。

Esmarch 止血带不能在麻醉前使用，否则会导致内收肌持续痉挛，麻醉后肌肉松弛使止血带变松。以手巾折成 4 层，平整地缠绕大腿上段，将止血带置于其上。方法如下：一手将链端置于大腿外侧，另一只手从患者大腿下面将靠近链端的橡皮带抓住并拉紧，当止血带环绕大腿后重叠止血带，保证止血带之间无皮肤和手巾，持续拉紧皮带，最后扣紧皮带钩。

（三）Martin 橡胶片绷带

Martin 橡胶片绷带可以在足部小手术中作止血带。抬高小腿，通过缠绕橡胶片绷带驱血，直至踝关节上方，用夹子固定，松开绷带远端，暴露手术区。

二、止血带的适应证和禁忌证

（1）止血带仅用于四肢手术。

（2）使用止血带时必须有充分的麻醉。

（3）患肢有血栓闭塞性脉管炎、静脉栓塞、严重动脉硬化及其他血管疾病者禁用。

（4）橡皮管止血带仅用于成年患者的大腿上部，儿童患者或上肢不宜使用。

三、使用止血带的注意事项

（1）上止血带的部位要准确，缠在伤口的近端：上肢在上臂上 1/3 处，下肢在大腿中上段，手指在指根部。与皮肤之间应加衬垫，在绑扎止血带的部位必须先用数层小单或其他衬垫缠绕肢体，然后将止血带缠绕其上。衬垫必须平整、无皱褶。

（2）止血带的松紧要合适，以远端出血停止、不能摸到动脉搏动为宜。过松动脉供血未压住，静脉回流受阻，反使出血加重；过紧容易发生组织坏死。

（3）为了尽量减少止血带的时间，充气式气压止血带必须在手术前开始充气。灭菌的橡皮管止血带也应在手术开始前绑扎。

（4）在消毒时不要将消毒液流入止血带下，以免引起皮肤化学烧伤。

（5）使用止血带前通常需要驱血，但在恶性肿瘤或炎症性疾病时禁止驱血。

（6）止血带的时间达到 1 小时后，应通知手术医生，一般连续使用止血带的时间不宜超过 1.5 小时。否则应于 1 ～ 15 小时放松一次，使血液流通 5 ～ 10 分钟。充气式气压止血带应予以妥善保存，所有的气阀及压力表应常规定期检查。非液压压力表应定期校准，如果校准时止血带压力表与测试压力表的差值大于 20mmHg，该止血带应予以检修。止血带压力不准确，通常是造成止血带损伤的重要原因。压力表上应悬挂说明卡片。

四、止血带瘫痪的原因

（1）止血带压力过高。

（2）压力不足导致止血带的部位被动充血，从而导致神经周围出血压迫。

（3）止血带应用时间过长，止血带应用时间的长短尚无准确规定，随患者年龄和肢体血液供应情况而定，原则上，对于 50 岁以下的健康成年人用止血带的最长时间不应超过 2 小时。如果下肢手术时间超过 2 小时，那么应尽可能快地结束手术，这样要比术中放气 10 分钟后再充气的手术效果好。研究表明，延长止血带使用时间后，组织需要 40 分钟才能恢复正常，以往认为止血带放气 10 分钟后组织恢复正常的看法是错误的。

（4）未考虑局部解剖。

第二节　骨科基本手术器械

一、牵开器

牵开器的作用是更好地显露手术视野，使手术易于进行，并保护组织，避免意外伤害。常用的有自动牵开器（self retaining retractor）、Hohmann 牵开器（Hohmann retractors）、Voikman 牵开器（Voikman's retractor）、Legenback 牵开器（Legenback retractor），Bristow 牵开器（Bristow retractor）、直角牵开器（right angle retractor）、皮肤拉钩（skin hook）、尖拉钩（sharp hook）等（图1-3）。

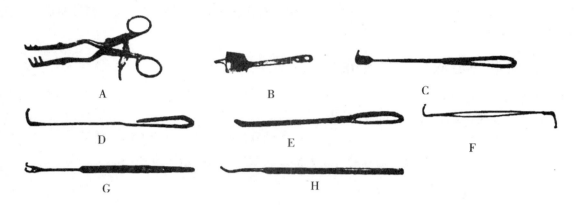

图 1-3　各种牵开器

A. 自动撑开器；B. Hohmann 牵开器；C. Voikman 牵开器；D. Legenback 牵开器；

E. Bristow 牵开器；F. 直角牵开器；G. 皮肤拉钩；H. 尖拉钩

二、持骨钳

持骨钳用以夹住骨折端，使之复位并保持复位后的位置，以便于进行内固定。种类较多，有速度锁定型锯齿状复位钳（reduction forceps serrated jaw speed lock）、复位钳（reduction forceps）、速度锁定型点式复位钳（reduction forceps pointed-speed Lock）、Lowman 骨夹（Lowman bone clamp）等（图1-4）。

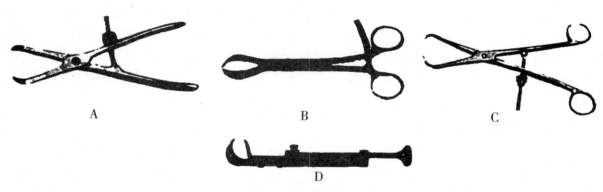

图 1-4　各种持骨钳

A. 速度锁定型锯齿状复位钳；B. 复位钳；C. 速度锁定型点式复位钳；D. Lowman 骨夹

三、骨钻与钻头

骨钻分手动钻、电动钻和气动钻三种（图1-5）。手动钻只能用于在骨上钻孔。电动钻和气动钻除可用于钻孔外，还可以连接锯片等附件，成为电动锯或气动锯，可用于采取植骨片和截骨等。

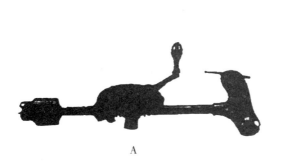
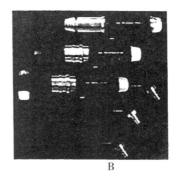

A

B

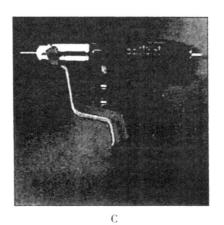

C

图 1-5 骨钻

A. 手动钻；B. 电动钻；C. 气动钻

四、骨切割工具

骨切割工具包括咬骨钳（rongeur forceps）、骨剪（bone cutting forceps）、骨凿（chisel）、骨刀（osteotome）、刮匙（bone curettes）、骨锤（bone hammer）、骨锉（bone file）、骨膜剥离器（periosteal elevator）、截肢锯（amputation saw）等。

咬骨钳和骨剪用于修剪骨端，除有各种不同角度的宽度外，亦有单、双关节之分（图1-6）。

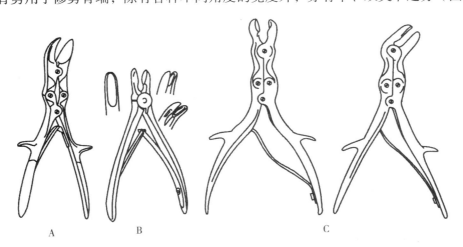

A   B   C

图 1-6 骨剪和咬骨钳

A. 双关节骨剪；B. 单关节咬骨钳；C. 不同角度和宽度的双关节咬骨钳

骨凿与骨刀用于截骨与切割骨。骨凿头部仅为一个斜坡形的刃面，骨刀头部为两个坡度相等的刃面。有各种形状和宽度的骨凿与骨刀（图1-7）。

刮匙用于刮除骨组织、肉芽组织等。

骨膜剥离器可用于剥离骨组织表面的骨膜或软组织等（图1-8）。

截肢锯可用于切断骨。

第三节　创伤骨科手术器械

创伤骨科的常用手术器械（图1-9）：钻头（drill）、骨丝攻（bone tapes）、螺丝改锥（screwdriver）、钢板折弯器（plate bender）、深度测量器（depth gauge）、钻孔套管（drill sleeve）、钻孔与丝攻联合套管（drill & tap sleeve combined）、空心钻（hollow mill）、钢丝引导器（wire passer）等。

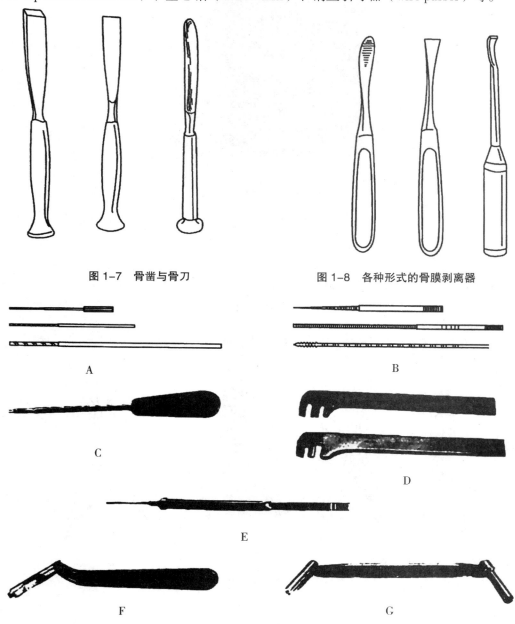

图1-7　骨凿与骨刀

图1-8　各种形式的骨膜剥离器

A

B

C

D

E

F

G

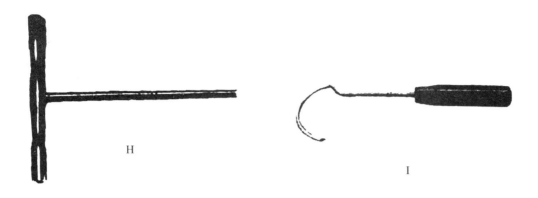

H   I

图 1-9   创伤骨科的常用手术器械

A. 钻头；B. 骨丝攻；C. 螺丝改锥；D. 钢板折弯器；E. 深度测量器：

F、G. 钻孔保护套管；H. 空心钻；I. 钢丝引导器

第四节   脊柱内固定的基本手术器械

　　脊柱内固定手术分为前路手术及后路手术，按部位又可分为颈段、胸段、胸腰段、腰段及腰骶段等，因此脊柱内固定涉及的手术相对复杂繁多，在此我们只介绍其中比较常用的手术器械，如加压钳（compression Forceps）、撑开钳（spreader Forceps）、持棒钳（holding Forceps for rods）、断棒器（rodcutting device）、弯棒钳（bending pliers for rods）、椎弓根开路器（pedicle probe）、椎弓根开路锥（pedicleawl）以及球形头探针（probe with ball tip）等等（图 1-10）。

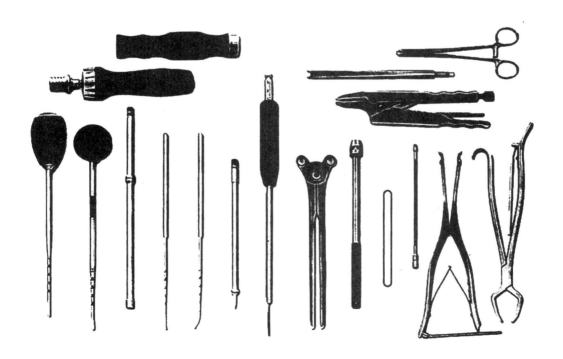

图 1-10   常见脊柱内固定手术器械

第五节　骨科一般用具

目前骨科牵引床（图1-11）具有以下特点：床头与床尾防滑；可调节床头与床尾高度；附带牵引架、引流袋固定架、静脉输液固定架、秋千吊架等，以便于施行各种牵引，同时便于护理等。

第六节　牵引用具

牵引用具主要包括牵引架、牵引绳、牵引重量、牵引扩张板、床脚垫、牵引弓、牵引针和进针器具等。

一、牵引架

临床应用的牵引架有很多种类型，尽管它们的形状各一，但目的都是使患肢的关节置于功能位和在肌肉松弛状态下进行牵引，如勃朗架（Braun Frame）、托马斯架（Thomas Frame）等，可根据患者的病情选择应用。

1. 勃朗架　勃朗架可用铁制，可附加多个滑车，可使下肢患侧各关节处于功能位，并可防止患者向牵引侧下滑。其缺点是滑车不能多方向调节（图1-12A）。

2. 托马斯架　托马斯架可使患肢下面悬空，便于下面创面换药及伤口愈合；使患肢各关节置于功能位，利用腹股沟处的对抗牵引圈可防止患者向牵引侧下滑（图1-12B）。

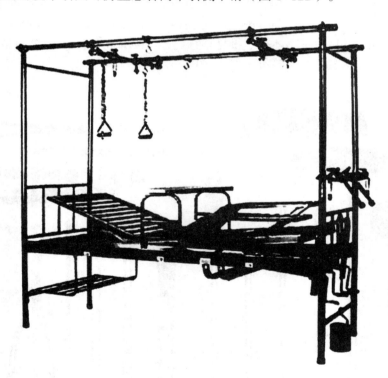

图1-11　骨科牵引床

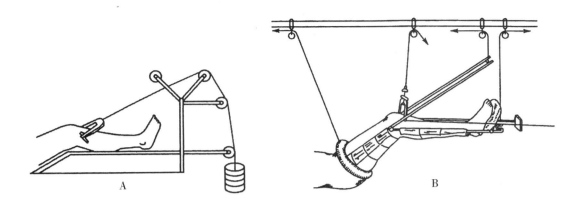

图1-12　牵引架

A. 勃朗架；B. 托马斯架

二、牵引绳

牵引绳以光滑、结实的尼龙绳和塑料绳为宜。长短应合适，过短使牵引锤悬吊过高，容易脱落砸伤人，过长易造成牵引锤触及地面，影响牵引效果。

三、滑车

滑车要求转动灵活，有深沟槽，牵引绳可在槽内滑动而不脱出沟槽，便于牵引。

四、牵引重量

牵引重量可选用0.5kg、10kg、2.0kg和5.0kg重的牵引锤或砂袋，根据患者的病情变化进行牵引重量的增减。牵引锤必须有重量标记，以利于计算牵引总重量（图1-13）。

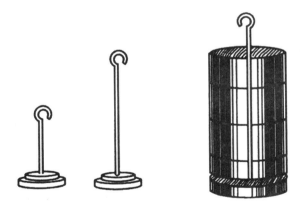

图1-13　作牵引力用的铁质重锤及三种长度的吊钩

五、牵引弓

牵引弓有斯氏针牵引弓、克氏针张力牵引弓、冰钳式牵引弓和颅骨牵引弓，可根据病情的需要进行选择。一般马蹄铁式张力牵引弓用于克氏针骨牵引，普通牵引弓多用于斯氏针骨牵引（图1-14）。

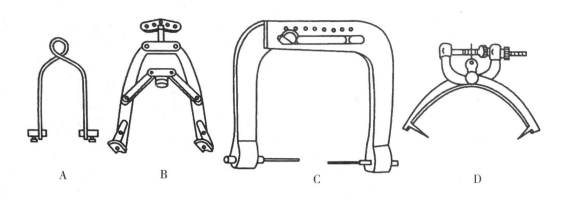

图 1-14　牵引弓

A. 斯氏针牵引弓；B. 张力牵引弓；C. 冰钳式牵引弓；D. 颅骨牵引弓

六、牵引针

牵引针有斯氏针（或称骨圆针）和克氏针 2 种。

1. 斯氏针　为较粗的不锈钢针，直径 3 ~ 6mm，不易折弯，不易滑动，可承受较重的牵引重量。适用于成人和较粗大骨骼的牵引。

2. 克氏　为较细的不锈钢针，直径 3mm 以下，易折弯，长时间牵引易拉伤骨骼，产生滑动。适用于儿童和较细小骨骼的牵引。

七、进针器具

有手摇钻、电钻和骨锤等。一般锤子仅用于斯氏针在松质骨部位的进针，皮质骨部位严禁用锤击进针。克氏针较细，一般只能用手摇钻或电钻钻入。

八、床脚垫和靠背架

如无特制的骨科牵引床，可将普通病床床脚垫高，利用身体重量作为对抗牵引。床脚垫的高度可有 10cm、15cm、20cm 和 30cm 等多种。其顶部有圆形窝槽，垫高时将床脚放入窝槽内，以免床脚滑脱。

为了便于患者变换卧位和半卧位，可在头侧褥垫下放置靠背架。根据患者的需要调节靠背架的支撑角度，直到患者感到舒适为宜。还可使髋关节肌肉松弛，有利于骨折复位。

第七节　石膏

医用石膏 [$(CaSO_4) 2H_2O$] 是由天然石膏（$CaSO_4 \cdot 2H_2O$）加热煅至 100℃以上，使之脱去结晶水而成为不透明的白包粉末，即熟石膏。当其遇到水分时可重新结晶而硬化，其反应如下：（$CaSO_4$）$2H_2O + 3H_2O \longleftrightarrow (CaSO_4 + 2H_2O)$ +热量。热量产生的多少与石膏用量和水温有关。

石膏分子之间的交锁形成决定了石膏固定的强度和硬度，在石膏聚合过程中如果活动将影响交锁的过程，可使石膏固定力量减少 77%。石膏聚合过程发生在石膏乳脂状期，开始变得有点弹性，逐渐变干、变亮。石膏干化的过程和环境的温度、湿度及通风程度有关。厚的石膏干化过程更长些，随着干化过程的进行，石膏逐渐变得强硬起来。利用石膏的上述特性可制作各种石膏模型，从而达到骨折固定和制动肢体的目的。

石膏绷带是常用的外固定材料，含脱水硫酸钙粉末，吸水后具有很强的塑形性，能在短时间内逐渐结晶、变硬，维持住原塑型形状，起到固定作用。

第八节　石膏切割工具

拆开管型石膏需要切割石膏的工具（plaster cutting instruments），主要有以下几种：摆动电动石膏切割锯（oscillating electric plaster cutting saw）、Engel 石膏锯（plaster saw Engel）、Bergman 石膏锯（plaster saw Bergman）、Bohler 石膏剪（plaster shear–Bohler's）、石膏撑开器（plaster spreader）、绷带剪（bandage cutting scissor）等（图 1–15）。

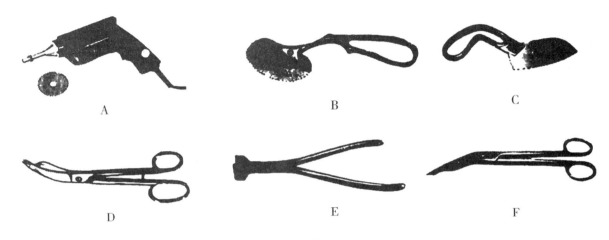

图 1-15　石膏切割工具

A. 摆动电动石膏切割锯；B. Engel 石膏锯；C. Bergman 石膏锯；

D. Bohler's 石膏剪；E. 石膏撑开器；F. 绷带剪

第九节　骨科影像设备

一、移动式 C 型臂 X 线机

移动式 C 形臂 X 线机（以下各章均简称 C 形臂）（图 1–16）是供手术中透视和拍片的 X 线机，常用于骨科手术。医生可以通过控制台上的监视器看到 X 线透视部位的图像，可以将感兴趣的图像冻结在荧光屏，也可以拍 X 线片，帮助医生在手术中定位。移动 C 形臂 X 线机外设多种接口，可以连接图像打印机、光盘机等。由于是可移动性的，方便手术室之间共用。

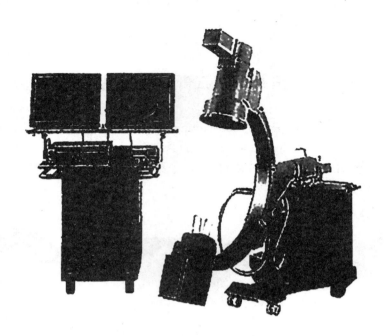

图 1-16 移动 C 形臂 X 光机

骨科适用范围包括：骨折复位与固定；椎间盘造影与治疗；脊柱手术术中定位，椎体定位，观察椎弓根的螺钉位置等等。

X 射线扫描系统虽有广泛用途，然而其本身固有的缺点却不容忽视，最显著的缺点是职业性辐射，特别是骨科医生双手的 X 射线暴露量。此外，术中应用 X 线透视系统辅助定位还存在其他限制，例如，只能同时观察到单平面视图，当需要在多平面视图上观察手术器械的位置时，手术过程中需不断重复调节 C 形臂的位置进行扫描定位，造成手术中断，且费时费力。

二、移动式 G 形臂 X 线机

微创手术是 21 世纪手术的发展方向，移动式 G 形臂 X 线机是完成骨科微创手术必不可少的设备。双向透视可大大缩短手术时间。

双向定位数字化荧光影像电视系统，将创伤骨科、脊柱外科的实时手术定位与监控变为现实。通过"G 形臂"，整个系统可在不同区域随时提供两平面的图像信息，使得骨科定位更加准确，并为螺钉提供一个绝佳的方位。在手术中使用 G 形臂术中透视机，不仅降低了操作难度，省去了不时旋转 C 形臂的问题，而且提高了手术精确度，可节约手术时间 30% 以上。其主要优点如下：最小的手术风险；缩短手术时间，减少手术麻醉风险；减少患者恢复时间；手术一次到位；使医生和患者接受最小的放射线量。

三、计算机辅助骨科手术系统

计算机技术、虚拟现实技术（virtual reality，VR）、医学成像技术、图像处理技术及机器人技术与外科手术相结合，产生了计算机辅助外科手术（computer assisted surgery，CAS）。CAS 是基于计算机对大量数据信息的高速处理及控制能力，通过虚拟手术环境为外科医生从技术上提供支援，使手术更安全、更准确的一门新技术。CAS 在骨科手术中的具体应用称为计算机辅助骨科手术（computer assisted orthopedic sugery，CAOS），它综合了当今医学领域的先进设备：计算机断层扫描（CT）、磁共振成像（MRI）、正电子发射断层扫描（positron emission tomography，PET）、数字血管减影（DSA）、超声成像（US）以及医用机器人（medical robot，MR）。它旨在利用 CT、MRI、PET、DSA 等的图像信息，并结合立体定位系统对人体肌肉骨骼解剖结构进行显示和定位，在骨科手术中利用计算机和医用机器人进行手术干预。CAOS 为骨科医生提供了强有力的工具和方法，在提高手术定位精度、减少手术损伤、实施复杂骨科手术、提高手术成功率方面有卓越的表现，虽应用时间较短，但应用日益广泛。CAOS 具有如下优点：简化手术操作，缩短手术和麻醉时间，极大地减轻患者肉体上的痛苦；缩短患者的住院时间，使患者早日回归社会（避免了高龄患者长期卧床，缩短了术后康复时间，降低医疗费用等）；比传统骨科手术更安全、准确、方便；使以往不能治疗或治疗困难的患者得以治愈，减少术后并发症；扩大了无须输血手术的应用对象，减少了输血感染事故；减轻了医护人员身体、精神以及时间上的负担，极大幅度地减少了患者和医护人员的 X 射线辐射；防止肝炎、艾滋病等对医护人员的感染。

微信扫码
◆临床科研
◆医学前沿
◆临床资讯
◆临床笔记

第二章

术前准备与术后处理

手术是骨科治疗的组成部分和重要手段，也是取得治疗效果的关键环节，但一次成功的手术，可以完全毁于术前准备的微小疏忽和失败于术后处理的不当。因此，骨科医生要像认真对待手术操作一样，重视骨科围手术期的处理。

第一节　术前准备

术前准备的目的应该是使患者以最佳的状态接受手术。术前准备与手术的类型有密切关系。骨科手术种类繁多，但就手术急缓的程度大致可分为三大类：①择期手术：大多数需要骨科治疗的患者，病情发展均较缓慢，短时期内不会发生很大变化，手术时间可选择在患者的最佳状态下进行。如小儿麻痹后遗症的矫正手术等属于择期性手术。这类手术的特点是术前准备时间的长短不受疾病本身的限制，手术的迟早也不会影响治疗的效果，手术可选择在做好充分准备和条件成熟的情况下进行。②限期手术：有些疾病如恶性骨肿瘤等，手术前准备的时间不能任意延长，否则会失去手术的时机。为了取得较好的手术效果，要在相应的时间内有计划地完成各项准备工作，及时完成手术，这类疾病的手术称为限期手术。③急症手术：开放性骨折的清创缝合、断肢再植等，属于急症手术。这类患者病情发展快，只能在一些必要环节上分秒必争地完成准备工作，及时手术，否则将会延误治疗，造成严重后果。三种手术的术前准备基本相同，但急症手术因伤势较重，加之伤口污染、损伤严重继续出血等，通常需要在较短时间内完成必要的术前准备，而后二者可以从容不迫地做完必要检查，待条件适宜再行手术。急症手术因其紧迫的特殊性，以下单独列出。

一、急症手术的术前准备

除特别紧急的情况，如呼吸道梗阻、心搏骤停、脑疝及大出血等外，大多数急诊窒息者仍应争取时间完成必要的准备。首先在不延误病情发展的前提下，进行必要的检查，尽量作出正确的估计，拟订出较为切合实际的手术方案。其次要立即建立通畅的静脉通道，补充适量的液体和血液，如为不能控制的大出血，应在快速输血的同时进行手术止血。

骨科医生可按下列三个步骤处理，即首诊检查、再次检查及有效处理措施。

（一）首诊检查

主要是保护生命体征，一般遵循 ABC 原则：

1. 保持气道通畅（airway，A）　在交通事故中，死亡最常见的原因为气道梗阻。急诊首诊医生首先要检查患者的呼吸道是否通畅，排除任何气道梗阻因素。

2. 呼吸支持（breathing，B）　对患者的气道通气功能进行评价，危及生命的急症有张力性气胸、巨大血胸、反常呼吸及误吸等。张力性气胸可通过严重的气胸体征及胸膜腔正压引起的纵隔偏移、静脉回流减少而诊断，此时应立即行胸膜腔穿刺减轻症状。这需要在 X 线检查完成之前进行。反常性呼吸（连枷胸）表现为患者虽能自主通气，但患者有持续发绀和呼吸困难，可通过观察胸壁的反常运动而诊断，需要通气支持治疗。对于呕吐物、血块、脱落牙齿，需要及时清除，处理的措施有向前托起患者颜面部、经鼻腔或口腔气管插管和气管切开等，气管切开一般用于紧急情况，不能作为一种常规方法。另外，对急性窒息的患者还可行环甲膜穿刺，但注意一般不适用于 12 岁以下儿童。

3. 循环功能支持（circulation，C） 检查患者的生命体征，即刻进行循环功能的评价和支持是必需的。控制外出血，加压包扎，抬高患肢，帮助减少静脉出血，增加静脉回心血量，而传统的头低位帮助不大。

4. 功能判定 对清醒的患者，进行快速规范的神经系统检查是必要的。对不清醒的患者，按照 Glasgow 评分（GCS），根据患者的光反应、肢体活动和痛觉刺激反应来评判患者的病情和预后。

（二）再次检查

再次检查的内容如下：

1. 病史 病史应包括外伤发生的时间、地点、损伤机制、患者伤后情况、治疗经过、转送过程及患者既往史，如患者神志不清，应询问转送人员和家属。为便于记忆，可按照"AMPLE"顺序进行；A：过敏史（allergies）；M：药物（medications）；P：过去病史（Past illness）；L：进食时间（Last meal）；E：外伤发生情况（Events of accident）。

2. 详细的体格检查 体格检查应小心、全面，从头到脚依次进行。首先是神志情况，主要根据 Glasgow 评分（GCS）；仔细检查头面部，注意检查可能隐藏在头发内的损伤；对于高位截瘫患者，要注意区分头外伤和颈髓损伤，常规 X 检查是必需的，颈部在明确损伤前一定要固定；血胸、气胸是可预防性死亡的常见原因，注意要监测血压和肺通气功能，详细检查胸部，仔细阅读胸部 X 线片；腹部损伤也是可预防性死亡的常见原因，仔细检查腹部体征和监测生命指征变化，必要时行腹腔穿刺和灌洗术。四肢外伤一般比较明显，但要注意多发伤和合并血管、神经损伤的可能性。

3. 对任何可疑骨折行 X 线检查 对所有的多发伤患者，在初次检查后，都应行胸片、颈椎侧位和骨盆像，如怀疑脊柱骨折，应行正侧位及颈椎张口位像，必要时进一步 CT 检查。对意识有问题的头部外伤患者，常规行头颅 CT 检查。

（三）有效处理措施

在多发伤患者的诊治中，可能会包括许多专家参与的多次手术和操作。应该综合患者全身的病情，适时讨论手术时机、类型和手术操作范围。

二、常规手术准备

在手术前应按以下流程：明确诊断，确定手术指征；术前综合评估患者情况；术前讨论，确定手术治疗方案；术前与患者及家属的交流；调整患者的健康状态最佳化；细化医生准备。

（一）明确诊断，确定手术指征

术者必须全面掌握病史、临床表现和影像化验检查资料，将资料归纳分析后得出明确的诊断，并复验入院诊断是否正确，提出有力的手术指征。

（二）术前综合评估

在确定患者是否需要手术治疗后，需要对患者进行术前综合评估，评价手术的风险，除外手术禁忌，这一阶段的主要目的在于确定患者能否接受手术治疗的问题。评估病史和有重点系统回顾的体格检查，然后决定是否需要进一步检查。根据患者的疾病程度、主要脏器功能状态以及全身健康状态，将手术危险分层化，可将患者对手术的耐受性分成二类四级（表 2-1）。对于第一类患者，经过一段时间的一般准备后即可进行手术。而对于第二类患者，由于其对手术的耐受性差，手术风险非常高，且有可能高于手术的益处，那么需要多科室（例如麻醉科医生、内科医生等）会诊，请麻醉师及内科医生各自提出自己的见解，并最终确定是否存在手术禁忌。如果无手术禁忌，需要对主要脏器的功能进行认真检查，有针对性地做好细致的特殊准备后，才能考虑手术。如有必要可分期手术，暂时改善全身情况后再彻底地手术。

表 2-1　患者耐受性的分类、分级

患者情况	一类	二类		
	Ⅰ级	Ⅱ级	Ⅲ级	Ⅳ级
骨科疾病对肌体的影响	局限，无或极小	较少，易纠正	较明显	严重
主要脏器功能变化	基本正常	早期，代偿期	轻度，失代偿期	重度，失代偿期
全身健康状况	良好	较好	差	极差

（三）术前讨论

在明确患者诊断、确定其具备手术指征并除外手术禁忌后，应提请术前讨论。此阶段的主要目的在于解决手术方法的问题。

在术前讨论中，首先由主管医师介绍患者的病史、重要体征以及辅助检查等资料，作出诊断，提出强有力的手术指征，同时提出手术治疗的目的及手术方案（包括术前准备情况、手术操作步骤、需要准备的特殊器械、术后结果评价以及术后护理注意事项等）。科内医生对此提出建议及评价，首先需要再次确认诊断是否正确，是否需要进一步检查；其次，评价手术方案是否合理，例如手术途径是否合理等等；最后，确定最终手术方案。

（四）术前交代

因为患者及其家属的决定才是最终的决定，也只有他们才能决定是否可以接受手术的危险，所以一旦医生方面对治疗的意见达成一致，那么就需要在术前向患者本人及家属或单位交代清楚疾病的治疗原则、手术方案以及预后等，与其协商治疗方案，使患者方面从心理上认清接受手术的必要性，对手术要达到的目的及可能发生的并发症与意外事项等有所了解。如果医生与患者两方面最终对手术方案达成一致，应嘱患者或其监护人、委托人签好手术同意书。

（五）调整患者的健康状态最佳化

任何一种骨科手术，都需要将每个患者的手术前情况调整到最佳状态。这也是术前准备的目的。通常，手术前需要以下准备工作：

（1）患者心理方面的准备：手术对患者是一极严重的心理应激，多数患者怀有恐惧感。患者住院后，由于生活环境的改变和工作、家庭联系的暂时中断，特别是对自身疾病的种种猜疑，患者的思想是很复杂的。对即将进行的手术治疗，怀着各种各样的顾虑：害怕麻醉不满意而术中疼痛；担心手术后不能坚持工作和丧失劳动力；对肿瘤根治性手术的效果悲观失望等。医护人员应和家属、亲友一起共同做过细的思想工作，有针对性地解除患者的各种忧虑，增强患者与疾病斗争的决心。同时，医生和护士要优质服务和满腔热忱、无微不至地关怀，使患者对手术充满信心，让患者从医护人员的言行中，建立起对手术的安全感和必胜的信念。

（2）适应性锻炼：长期吸烟者，住院后应立即戒烟。要求特殊体位下手术的患者（如颈椎前路手术，术中取头后仰、颈部过伸姿势），术前 2～3 天应在医生指导下进行相应的训练。术后病情需要较长时间卧床者，术前应进行卧床大、小便的练习。

（3）饮食的管理：中小手术的饮食一般不需严格限制，但必须在术前 12 小时禁食，术前 6 小时禁饮，以防麻醉和手术过程中发生呕吐而误吸入肺。

（4）肠道的处理：局麻下的一般手术，肠道无须准备。需要全麻和硬膜外麻醉者，手术前一日晚灌肠一次，排出积存的粪块，可减轻术后的腹胀，并防止麻醉后肛门松弛粪便污染手术台。

（5）手术前用药：体质差伴营养不良的患者，术前数日可适当输入适量的白蛋白液、复方氨基酸等，并口服各种维生素。手术复杂和时间较长或在感染区内的手术，术前 48 小时开始预防性抗生素的应用，可使手术过程中血液内和手术野内保持一定浓度的抗生素，对减少术后切口感染的发生率有一定作用。

（6）手术部位的皮肤准备：病情允许时，患者在手术前一日应洗澡、洗头和修剪指（趾）甲，并更换清洁的衣服，按各专科的要求剃去手术部位的毛发，清除皮肤污垢，范围一般应包括手术区周围 5～20cm，剃毛时应避免损伤皮肤。备皮的时间多数在手术前一日完成。手术前日晚主管医师应该仔细检查皮肤准备情况，如发现切口附近皮肤有破损、毛囊炎，应推迟手术日期。

（7）如术前应用抗凝药物，则应停用抗凝药物一周以上，并复查出凝血时间。

（8）高血压、糖尿病患者应控制血压及血糖接近正常水平。

（9）术后功能锻炼，器械的学习与使用。由于骨科手术后患者大多需要配合康复锻炼，因此术前应指导患者学习使用。

（10）如预计要输血，查血型，交叉配血试验，备血、预存自体血或准备吸引－收集－过滤－回输装置。

（11）特殊患者的术前准备：术前慢性贫血、营养不良的患者，应给以高蛋白质及高糖饮食，并补给各种维生素，必要时多次少量输血或血浆。幽门梗阻的患者常伴有较严重的水与电解质紊乱，术前应加以纠正，同时每晚用温盐水洗胃一次，共 3 ~ 5 天，有利于胃黏膜炎症与水肿的改善。肝脏疾病的手术前准备应加强保肝措施，以增加肝糖原的储备。

婴幼儿有些器官发育不完善，基础代谢率高，糖原储备量较少，而且总血量明显低于成年人。手术前应特别注意水、电解质失调的纠正；宜常规应用维生素 K，以纠正术中的出血倾向；即使是短时间禁食，术前也应静脉滴注 5% ~ 10% 的葡萄糖溶液。

老年人的重要生命器官逐渐出现退行性变，代偿和应激能力较差，消化和吸收功能日益减弱。另外，老年人常伴慢性心血管疾病和肺气肿，对手术的耐受力相应较弱。术前应该特别注意改善心功能和肺功能，加强营养，纠正贫血，最大限度地增加手术的安全性。

（六）细化医生准备

1. 术前测量与设计　术前有关的绘图、设计、测量等是术前必须做好的准备工作，例如股骨上端截骨术，截骨线的设计、矫正的角度及矫正后的固定措施等都必须在手术前通过描图、剪纸计划好，以期术中能够达到预期矫正的目的。

2. 手术径路的选择　骨科手术途径非常之多，选错途径将增加手术困难，并有损伤重要结构的可能，一般来说以分开软组织少而能清楚显示病灶的手术途径为最佳途径。

3. 手术体位　手术体位与显露病灶的难易极有关系，为了显露满意，要慎重选择体位和铺无菌巾的方法。

4. 手术部位的定位　在术前要考虑周到，采用何种方法才能做到准确无误，特别是胸椎及胸腰段，如有变形或畸形，术中的定位标志常不明确，易发生错误，应该在术前找好标志，必要时应借助术中 X 线透视或照片定位。

5. 器械准备　骨科手术常需要一些特殊器械和内固定物，为了方便手术，有些器械需要术者亲自选好，交手术室护士灭菌备用。

6. 其他科室准备　术中需要行放射线造影、特殊化验检查和冰冻切片检查时，主管医师应在手术前一日与有关科室取得联系。

第二节　手术后处理

手术的结束并不意味着治疗的结束，术后处理是手术治疗的重要组成部分之一，忽视术后处理往往会对手术效果产生负面影响。术后处理也有全身和局部之分，短期和长期之别。

一、全身处理

与一般外科手术的术后处理基本相同，骨科手术后当天和短期内，须密切观察和及时处理手术创伤和失血反应、麻醉反应、手术并发症，以及观察是否继续失血、原有病情是否加重等。常规观察血压、脉搏、呼吸、体温、神志、液体出入量，治疗方面包括输液、镇痛及抗菌药物的应用等等。需要强调以下几个问题。

（一）麻醉后反应

骨科手术的麻醉，成人上肢常用臂丛神经阻滞，下肢常用硬脊膜外麻醉，除儿童外，很少对四肢手术应用全身麻醉。脊柱手术或经胸手术的患者，在术后应重点护理。麻醉的改进并不意味着可以放松术后观察和处理。

（二）输液与输血

禁食期间，每日应由外周静脉补入一定数量的葡萄糖、盐水和电解质。成年人每日补液总量为 2 500 ~ 3 500ml，其中等渗盐水不超过 500ml，其余液体由 5% 和 10% 的葡萄糖液补充。三日后仍不能进食者，每日可静脉补钾 3 ~ 4g，如有大量的额外丢失，应如数补入。术后有严重低蛋白血症者，可间断补入复方氨基酸、人体清蛋白和血浆，以利于手术创口的愈合。慢性失血伴贫血的患者，术后应继续给予输血，以保证手术的成功。

（三）饮食与营养

骨科手术很少干扰胃肠道，多从口服途径给液、给药和补充营养。一般情况下，局部麻醉后饮食不需严格的限制。较大的手术，进食的时间和饮食的种类取决于病变的性质和手术及麻醉的方式。由于手术创伤的影响、麻醉和镇痛药物的作用，术后短时间内患者的食欲有所减退。全身麻醉的患者有正常排气和排便后，开始正常进食。口服饮食的原则是先从容易消化吸收的流质开始，逐步过渡到半流质，最后恢复到正常的普通饮食。

（四）抗感染

预防性应用抗生素大大降低了术后感染的发生，但是随便地预防性应用抗生素，非但不能减少感染的发生，反而有促进耐药菌株生长的危险，使医务人员忽视无菌术和手术基本操作的要求，错误地用抗生素来弥补无菌术和手术操作上的缺陷。

一般对于血运丰富的部位，如手部手术、一般软组织手术、时间短、不超过 1 ~ 2h 的无菌手术，均不需预防性使用抗生素。但对于人工关节置换术、大关节开放手术、脊柱手术等较大的手术或使用内固定的手术，均可考虑预防性应用抗生素。使用的方法为在麻醉后或作切口前从静脉给予抗菌药物 1 个剂量，若手术时间长或污染严重，可在 4 ~ 6h 后再给药一次。一般术后使用 3 天，有内固定物者 5 ~ 7 天，体温正常即可停用。

一旦手术部位出现感染迹象，宜及时更换广谱、高效及敏感的抗生素，并给予全身支持疗法，当发现切口内有脓液时，宜及时切开引流或闭合冲洗。

（五）止痛、镇静和催眠药物的应用

几乎所有的骨科急症患者都会有疼痛和焦虑，尽快稳定患者情绪非常重要。用药应根据患者的体表面积、既往药物应用剂量和病情来决定。

理想的止痛、镇静药物用量应使患者保持规律的昼夜作息制度，即白天清醒无痛，夜间安然入眠。因日间可以分散注意力，轻度的疼痛不适可以忍受，而夜间不同，失眠可导致患者虚弱。可考虑在患者入院后应用非成瘾性止痛剂。

1. 止痛剂 应用前应了解患者疼痛的严重程度。最有效的止痛方法是使用由患者控制的胃肠外途径鸦片类止痛剂。胃肠外应用止痛剂，可在避免毒性作用的同时保持血液中最低有效浓度。吗啡和哌替啶是最常用的药物。临床上常用的仍然是阿片类药物，一般在术后可用哌替啶 50 ~ 100mg 或吗啡 5 ~ 10mg，肌内注射，疼痛持续者必要时可以 4 ~ 6h 重复 1 次。患者自控镇痛（PCA）和椎管内给药镇痛法，如硬膜外注药镇痛是近年来发展的较新的镇痛技术，若使用得当，临床效果较好。

2. 麻醉剂 这些药物有共同的不良反应，持续应用 4 周后会产生成瘾性。药物的作用和不良反应都有个体差异，要通过实验性应用药物尽快找出适合患者的最有效的药物。注意，对于慢性疼痛病史的患者，麻醉剂不能有效地控制疼痛，一般要联合应用止痛剂。药物的不良反应包括抑制呼吸和咳嗽反射、降低膀胱的敏感性和结肠活动、恶心呕吐等，要及早采取干预措施。

3. 镇静催眠药物 对于过度焦虑的患者，镇静药联合止痛剂往往有效。如患者正在接受功能锻炼，要在当天避免使用肌松剂。

（六）预防静脉血栓

血栓栓塞是困扰每个手术者的棘手问题。老年人和卧床超过 1 天者都应采取预防措施，包括抬高患肢、鼓励患者做肌肉收缩功能锻炼改善循环，有条件时可应用弹力绷带和弹力袜或使用足底静脉泵。高危患者包括：既往有血栓病史；既往下肢手术史或慢性静脉曲张病史；口服避孕药；肿瘤；骨盆、股骨骨折；吸烟；下肢行关节置换后等。对这些患者应常规预防性治疗，腰麻或硬膜外麻醉可能会减少深静脉血栓（deep venous thrombosis，DVT）发生的概率。对于高危患者，术前应行多普勒超声检查。华法林及低分子肝素和四肢静脉泵，均可应用于预防性治疗。在预防血栓治疗的同时，要注意抗凝引起的并发症（出血、感染等）。

（七）各种管道的处理

由于治疗上的需要，骨科手术后的患者常常带有各种管道，因放置管道的目的不同，各管道的拔出时间不尽相同。因此，必须认真管理，既要发挥各管道的治疗作用，又要防止因管道所产生的并发症。

1. 留置导尿管 肛门和盆腔手术后常留有导尿管，留管时间长短不等，少数可长达 1～2 周。留管期间应记录每日尿量，定时更换外接管和引流瓶，应防止尿管过早脱出。留置时间较长的导尿管，应用呋南西林溶液冲洗膀胱，拔管前数日可先试夹管，每 4 小时开放一次，以促使膀胱功能的恢复。

2. 体腔引流管 手术后胸腔引流管等在治疗上有重要意义。术后应仔细观察引流物数量和性质方面的变化，定时更换外接管及引流瓶，保持清洁，防止脱出。引流管的留置时间差异较大，确实达到治疗目的后才能考虑拔管。关于拔管的方法、步骤及适应证，可参考各有关章节。

3. 切口引流的处理 部分手术为了防止术后切口内积血或积液，术毕于切口内留置有橡皮条或细橡皮管作为引流用，一般 24～48 小时后拔出。手术创面较大、渗出物较多时，可适当延长时间，但要经常更换已被浸透的敷料，防止切口污染。

二、局部处理

患者从手术室返回病室后，对于手术肢体的局部处理，应注意以下几点。

（一）患者的体位

手术后患者的卧床姿势取决于麻醉方法、手术部位和方式，以及患者的全身情况。全麻未清醒之前应平卧并将头转向一侧，以防呕吐物误吸。硬膜外麻醉和腰麻手术后应平卧 6 小时，可减少麻醉后并发症如头痛的发生。胸部、腹部和颈部的手术，如病情许可常采用半侧卧位，有利于呼吸和循环。脊柱或臀部手术后，常采用仰卧位或俯卧位。对于四肢手术，术后多需抬高患肢，其高度一般应超过心脏平面，以利于淋巴、静脉回流，减轻肢体水肿。

（二）观察患肢血液循环

手术当天与以后几天密切观察患肢血液循环，是骨科术后处理的重要环节。其次，手术后用引流或负压吸引装置将伤口内的渗血渗液引出，对改善患肢血液循环和预防感染也极为重要。除负压吸引装置外，引流条的放置时间不可超过 36 小时，否则可增加伤口感染的机会。

（三）预防褥疮等并发症

患者手术后常需长期卧床休养，容易发生褥疮、肺炎、尿路感染或结石等并发症，故定期翻身、协助四肢活动、鼓励起坐、主动活动、深呼吸、多饮水等，都是重要的预防措施。

（四）手术切口的处理与观察

1. 无感染的缝合切口 缝合切口无感染时应按时拆除缝合线，并根据切口愈合情况，按统一的要求作出准确记录。

（1）拆线的时间：经临床观察无任何感染迹象的切口，不应随意更换敷料。结合患者的年龄、营养状态、手术部位和切口大小等情况，决定缝线拆除的时间。颈部血运丰富，切口愈合较快，术后 4～5 天即可拆线；胸腹部切口需 7～10 天；下肢、腰背部切口需 10～14 天；腹部减张缝合线的拆除时间不得少于两周。切口一旦发生感染，折线的时间应该提前。

（2）切口的分类和愈合的记录：根据手术中的无菌程度，通常将缝合的切口分为三类，分别用罗马字Ⅰ、Ⅱ及Ⅲ来表示。而切口愈合的情况也分为三级，分别用甲、乙和丙来表示。每一个患者出院时都要对切口的愈合等级作出正确的记录，如Ⅰ·甲、Ⅰ·乙、Ⅱ·甲或Ⅲ·丙等。有关分类和分级条件归纳于表2-2及表2-3。

表2-2　缝合切口的分类

切口	基本操作	表示法
无菌切口	手术基本在无菌情况下进行	Ⅰ类
污染切口	手术野与消化道、泌尿道及呼吸道相通	Ⅱ类
感染切口	化脓、坏死的手术	Ⅲ类

表2-3　切口愈合的等级

愈合级	愈合特点	表示法
甲级愈合	切口愈合良好，无不良愈合	甲
乙级愈合	切口愈合欠佳，如有硬结、积液等，但未化脓	乙
丙级愈合	切口化脓感染及切口裂开	丙

2. 感染切口的处理　切口一旦发生感染，应及时拆除缝线，敞开伤口充分引流。交换敷料时，要仔细清除异物和坏死组织，脓性分泌物应作需氧菌和厌氧菌培养及药敏试验，以便能准确地选用有效的抗生素。若感染逐渐控制，肉芽组织迅速生长，可争取二期缝合，以缩短病程。

3. 观察创口出（渗）血　骨与关节手术后常因骨面继续渗血而创口流血。如渗血面积不大，应加压包扎，流血自止；如流血不止，则需手术探查，予以止血。

4. 观察创口感染　创口疼痛，体温上升，白细胞总数和中性粒细胞百分比上升，切口部位肿胀、波动和压痛等，显示有化脓性感染，治疗原则是有脓排脓。

（五）石膏护理

石膏固定待石膏干硬后才能搬动，注意观察末梢血循环情况，防止并发症，后期还应观察石膏有无松动或折断，防止固定失败。拆石膏的时间，则决定于所做的手术以及X线摄片征象。

（六）功能锻炼

功能锻炼可促进局部功能的恢复和全身健康，手术后应尽早活动，活动强度和幅度要循序渐进。早期活动可改善呼吸和循环，减少肺部并发症和下肢深静脉血栓形成的机会，也有利于胃肠道和膀胱功能的迅速恢复。

三、手术后的对症处理

（一）恶心、呕吐

手术后恶心、呕吐是麻醉恢复过程中常见的反应，也可能是吗啡一类镇痛剂的不良反应。随着麻醉药和镇痛药作用的消失，恶心和呕吐即可停止，不需要特殊处理。但频繁的呕吐也可能是某些并发症的早期症状之一，呕吐有阵发性腹痛时，应想到机械性肠梗阻的存在。处理上要有针对性，如果无特殊情况，给以适当的镇静剂或解痉药即可。

（二）腹胀

腹部手术后胃肠道的蠕动功能暂时处于抑制状态，手术创伤愈大，持续时间愈长。胃肠道蠕动功能在术后48～72小时逐渐恢复，大致经过"无蠕动期－不规律蠕动期－规律蠕动期"三个阶段。胃肠道蠕动功能未能恢复之前，随着每一次呼吸所咽下的空气在消化道内大量积存，是引起腹胀的主要原因。严重的胃肠胀气可压迫膈肌影响肺的膨胀，压迫下腔静脉使下肢血液回流受阻，增加了深静脉血栓形成的机会。非胃肠道本身的手术，防治术后腹胀的主要措施是肌注新斯的明0.5mg，每四小时一次，能促进肠蠕动的恢复。

（三）排尿困难

多发生于肛门、直肠和盆腔手术后的患者，全身麻醉或脊髓内麻醉后也可引起，前者系由于切口疼痛反射性引起膀胱括约肌痉挛，后者是由于排尿反射受到抑制的结果。少数患者由于不习惯卧床排尿，下腹膨胀有排尿感，但无法排出。处理方法：病情允许时，可协助患者改变姿势（或侧卧或立位）后排尿，也可于膀胱区进行理疗、热敷和按摩，以促进排尿。一般措施无效时，应在无菌操作下予以导尿，并留置尿管 2～3 天后拔除。尿潴留：创伤或术后尿潴留并不少见，如果膀胱已经扩张，需要有数天时间才能恢复至正常的敏感性，因此如果患者需要导尿的话，应使用细尿管，5ml 气囊，留置尿管接引流袋。尿管应放置到患者下地行走或白天不用麻醉剂治疗为止。

（四）便秘

尽量采取有效的措施，保证患者的大便习惯不受影响，饮食习惯改变和止痛剂的应用常会引起便秘。如果患者正常进食后仍有便秘，可口服通便灵或麻仁润肠丸，必要时可用开塞露塞肛或灌肠。矿物油也会有所帮助，但会造成维生素吸收障碍。

（五）肺炎

长期卧床的患者容易发生坠积性肺炎。术后鼓励患者咳嗽、雾化吸入、使用化痰药，防止术后肺不张。一旦发生肺炎，需要使用敏感的抗生素及有效地排痰。

（六）褥疮

褥疮容易出现在高龄、重症疾病及神经系统疾病的患者中，好发部位为腰骶部、足跟、臀部等。褥疮可以成为感染源，甚至危及生命。加强护理、经常变换体位、使用特殊床垫、积极治疗全身疾病及纠正营养不良是预防褥疮的基本手段，一旦发生后，对严重程度达三度者应尽早行清创及肌皮瓣覆盖。

（七）心血管系统并发症

对于老龄患者，术前许多人合并有心血管疾病，者可以发生心力衰竭、心搏骤停。术后宜加强监测管理，并请内科会诊。术后可以发生心律失常、心绞痛、心肌梗死，严重必要时送入 ICU 病房，一旦发生意外，需及时处理。

第三节 术后康复

骨科手术后康复治疗的目的是通过综合性康复治疗，巩固和扩展手术效果，改善和恢复功能，预防疾病的复发，使患者重返社会和改善生存质量。广义的术后康复治疗除了功能训练和假肢矫形器辅助治疗以外，还包括物理治疗、心理治疗、康复咨询、药物、护理等。

一、功能锻炼

在骨科临床中常用的功能锻炼在康复医学中也称为运动疗法，是利用运动锻炼，通过促进功能恢复或功能代偿来促进机体康复的方法。功能锻炼对预防并发症及保持整体健康有重要意义，为大部分骨科患者所必需，是骨科康复的基本方法，其他康复疗法则起辅助及补充作用。功能锻炼时的肢体和躯干运动，按运动方式分主动运动、被动运动和助力运动。外力作用于人体某一部分所引起的动作称为被动运动，一般用于维持或增大已受限制的关节活动范围、防止肌肉萎缩和关节挛缩。依靠患者自身的肌力进行运动的方式称为主动运动，主要用于维持关节的活动范围、增强肌力和持久力以及增强肌肉间协调性的训练。助力运动在肌肉主动收缩的基础上施加被动助力，适用于肌力在三级以下或病体虚弱时完成运动，以保持和改善肌力及关节活动度。应用专用的器械，在一定的范围内作持续的被动运动，以改善关节及周围组织的血液和淋巴循环、改善组织营养的方法称为连续被动运动。当肌力和关节活动度恢复到一定程度后，还应通过进一步的功能锻炼，如跑步、行走、骑车、游泳、跳绳、踏车和平衡板等增进机体的运动耐力、运动敏捷性和协调性，为即将回到日常工作和运动中作最后的准备，这些锻炼同时能增进患者的耐力。

（一）肌力锻炼

肌纤维按碱性染色的深浅分为Ⅰ型和Ⅱ型纤维。Ⅰ型统称为慢肌纤维，其收缩较慢，厌氧潜能很低，对抗疲劳的能力很大，是做低强度运动及休息时维持姿势的主要动力。Ⅱ型统称为快肌纤维，其中ⅡB型收缩快，厌氧潜能很高，产生张力高，易疲劳，是做高强度运动时的主要动力。不同的肌力锻炼方式，对运动单元募集率的程度及Ⅰ、Ⅱ型纤维的作用程度不同。一般而言，损伤后首先萎缩的是慢肌纤维，这可能主要是由于慢肌纤维容易反映正常本体感觉的消失，因此，应先做慢速功能的康复治疗，然后做快速功能的康复治疗。肌力锻炼时应正确掌握运动量与训练节奏，根据疲劳和超量恢复的规律，无明显疲劳时不会出现明显的超量恢复，故每次肌肉训练应引起一定的肌肉疲劳，但过大的运动量可引起肌肉急性劳损，过于频繁的练习易使疲劳积累，导致肌肉劳损。肌力锻炼时还应注意无痛锻炼，因为疼痛往往是引起或加重损伤的警告信号。有心血管疾病的患者，在锻炼时还需注意心血管反应和必要的监护。

1. 等长锻炼　等长锻炼是指肌肉收缩但肌肉长度和关节位置没有发生明显改变，是肢体被固定、关节活动度明显受限或存在关节损伤等情况下防止肌肉萎缩、增强肌力的一种康复技术。优点是容易执行和重复，不需要特殊仪器和花费不多。缺点是有显著的角度和速度特异性，有报道认为这种锻炼对增强肌肉的耐力作用较差，同时对改善运动的精确性、协调性无明显帮助。通过选择一定的角度进行锻炼（多角度等长练习）能最大限度地全面增强肌力，同时减少对组织愈合的影响。通过双侧肢体的锻炼，可最大程度地利用"交叉"效应（cross-effect），即健侧肢体锻炼同样能增强患肢的肌力（大约30%）。每次等长收缩的时间不宜过长，一般不超过 5 ~ 10 秒。对那些因为害怕疼痛而不愿做自主收缩者，可用经皮电神经刺激（transcutaneous electrical nerve stimulation，TENS），刺激强度应介于其感觉和运动阈之间，每次治疗时间约为 10 分钟。

2. 等张锻炼　等张锻炼时肌纤维长度改变，张力基本不变，同时产生关节活动。根据肌肉在收缩中长度变化的不同，又分为向心性和离心性收缩。向心性收缩时肌肉两端相互靠近，是维持正常关节活动的主要方式；离心性收缩时肌肉被动拉长，主要用于姿势的维持。等张锻炼典型的方法是直接或通过滑轮举起重物的练习，如哑铃或沙袋等。其优点是容易执行，需要的器械很少，能够很好地提高肌肉的肌力和耐力；缺点是等张锻炼时肌力输出和所受的阻力，将随着不断改变的关节角度和力矩而变化，还受到运动加速及减速的影响，阻力负荷不能大于运动周期中最低的肌力输出，否则无法完成全幅度运动。这样，在每一个周期中大部分时间所承受的负荷偏低，影响锻炼效果。

渐进性抗阻训练（progressive resistance exercise，PRE）是 Delorme 于 1945 年首先提出并逐渐发展起来的经典的等张收缩训练。其原理是基于大负荷、重复次数少的练习有利于发展肌力。先测得某一肌群重复 10 次所能完成的最大负荷，以此负荷量为基准分三段训练。第一段取 50% 的最大负荷量重复 10次；第二段取 75% 的最大负荷量重复 10 次；第三段取 100% 的最大负荷量重复 10 次。每天完成三段训练一次。当在最大负荷量下能完成 15 次时，需提高最大负荷标准。

3. 等速锻炼　1967 年首先由 Hislop 和 James Pernne 等提出等速运动的概念，被认为是肌力测试和训练技术的一项革命。等速收缩需依赖特殊的等速肌力仪，锻炼时关节的活动速度恒定，但阻力会随肌力而变化。肌纤维可缩短或拉长，产生明显的关节活动，类似肌肉等张收缩。运动中等速仪提供的是一种顺应性阻力，如果肌肉收缩产生过多的力则为设备所吸收，转化为阻力，阻力和肌肉收缩时产生的力相互适应，即在一定的范围内用力越大，阻力也越大，所以等速收缩兼有等张和等长收缩的某些特点或优点，可使肌肉在短时间内增强肌力。等速技术在临床上主要运用于对肌肉功能进行评定、对各种运动系统伤病后的肌肉进行针对性的康复训练、对康复治疗进行客观的疗效评定等。等速锻炼的优点是安全、客观、重复性好、锻炼效率高等。缺点是这种锻炼是非生理性的，而且设备昂贵，锻炼时花费时间较多，使用过程中最好有康复师指导。

（二）关节活动度练习

疾病和手术后的关节活动障碍主要是因为关节韧带、关节囊和关节周围肌腱挛缩或关节内外粘连所致，属于纤维性挛缩。制动后肌肉发生萎缩，首先发生萎缩的是慢肌纤维，可能是由于慢肌纤维容易反映本体感觉的消失。在制动第 5 周，股四头肌大约萎缩 40%。如果固定在肌肉短缩的位置，其萎缩的速率还可以加快。肌肉萎缩伴随着肌力下降。缺乏运动和负重的刺激，软骨细胞和纤维软骨细胞的营养就会受到影响。产生的废物也不能被消除，因而影响其正常的新陈代谢，表现为软骨细胞的异染性、含水量下降，细胞聚集成团，软骨受到破坏。这种变化超过 8 周就不可逆。成纤维细胞产生的胶原纤维循着应力方向排列，缺乏应力刺激其排列就会缺乏规律。在关节囊部位，这种变化加上原有胶原纤维的吸收会造成关节僵硬。对于韧带会造成韧带附着部位的吸收，韧带中胶原纤维顺应性和张力下降。制动 8 周后，韧带止点处的强度减少 40%，刚度减少 30%。由于制动产生不利于功能恢复的变化，而且制动超过 6～8 周后，这种变化的结果将非常严重，有些甚至是不可逆的，因此在条件允许的前提下，应该尽早进行主动或被动运动。

关节活动度练习的基本原则是逐步牵伸挛缩和粘连的纤维组织，需要注意的是及早地活动关节能防止关节组织的粘连和萎缩。大多数锻炼能够并且应该由患者单独完成，少数则需在康复师的指导下或借助特殊的器械来完成。应强调依据患者的个体情况决定活动开始的时间和活动范围。方法主要有：

1. 主动运动　动作宜平稳缓慢，尽可能达到最大幅度，用力以引起轻度疼痛为度。多轴关节应依次进行各方向的运动。每个动作重复 20～30 次，每日进行 2～4 次。

2. 被动运动　按需要的方向进行关节被动运动，以牵伸挛缩、粘连的组织。但必须根据患者的疼痛感觉控制用力程度，以免引起新的损伤。

3. 助力运动　徒手或通过棍棒、绳索和滑轮装置等方式帮助患者运动，兼有主动和被动运动的特点。

4. 关节功能牵引法　利用持续一定时间的重力牵引，可以更好地牵伸挛缩和粘连的纤维组织，从而更有效地恢复关节活动度。

（三）耐力锻炼

耐力是指有关肌肉持续进行某项特定任务的能力。特点是肌肉维持姿势及做较低强度的反复收缩，主要针对不易疲劳和中度耐疲劳的 I 型和 II A 型纤维。其能量消耗依靠糖原及脂肪酸的氧化分解来提供，而不同于大强度快速运动时依靠无氧酵解供能，故不易造成体内的乳酸积聚。耐力性运动涉及全身性大肌群时，机体的有氧代谢大大活跃，故也称为有氧运动。有氧代谢能力同呼吸系统的摄氧、循环系统的运氧和参与能量代谢的酶的活力有关，因此有氧训练实质上是一种增强呼吸、循环、代谢功能的方法，其运动强度为最大耗氧量的 40%～70%。有氧运动锻炼可维持或提高患者的有氧运动能力，减少日常活动中的劳累程度，提高日常生活的活动能力，还可以改善心、肺及代谢功能，控制血脂及体重，对防止血管硬化及心血管疾病、提高远期生存率有重要作用。

（四）持续被动锻炼

自 Salter 在 20 世纪 70 年代初提出关节的持续性被动活动（continue passive movement，CPM）的概念以来，CPM 已成为关节外科康复中的一个重要内容。CPM 被证明能增进关节软骨的营养和代谢、促进关节软骨的修复和向正常的透明软骨转化、预防关节粘连、防止关节挛缩、促进韧带和肌腱修复、改善局部血液淋巴循环、预防静脉血栓、促进肿胀、疼痛等症状的消除等。CPM 需用专用的器械进行，关节活动度一般从无痛可动范围开始，以后酌情增加。运动速度一般选择每分钟 1 个周期。运动持续时间原为每天 20 小时，现多缩短为每日进行 12、8、4 小时，也有每日 2 次，每次 1～2 小时。CPM 适用于人工关节置换术或韧带重建术后，也适用于关节挛缩、粘连松解术或关节软骨损伤修复术后、自体游离骨膜或软骨膜移植修复术后、四肢骨折尤其是关节内或干骺端骨折切开复位内固定术后等康复锻炼。

二、物理疗法

物理疗法简称理疗，是康复医学的重要组成部分，主要是利用各种物理因子作用于人体，预防和治疗疾病，促进机体康复。按作用的物理因子分类，一般分为两大类。第一类为自然的物理因子，包括矿泉疗法、气候疗法、日光疗法、空气疗法、海水疗法等；第二类为人工物理因子，包括电疗法、光疗法、超声疗法、磁疗法、冷疗法及水疗法等。骨科康复多采用人工物理因子，主要治疗作用包括消炎、镇痛、改善血循环、兴奋神经及肌肉组织、促进组织再生、促进瘢痕软化吸收、促进粘连松解和调节中枢神经系统及自主神经系统功能等。

（一）光疗法

光疗法是利用日光或人工光线（红外线、紫外线、激光）防治疾病和促进机体康复的方法。

1. 红外线疗法　应用光谱中波长为 0.70～400μm 的辐射线照射人体治疗疾病，称为红外线疗法。红外线治疗作用的基础是温热效应。在红外线照射下，组织温度升高，毛细血管扩张，血流加快，物质代谢增强，组织细胞活力及再生能力提高。红外线治疗慢性炎症时，可改善血液循环，增加细胞的吞噬功能，消除肿胀，促进炎症消散。红外线可降低神经系统的兴奋性，有镇痛、解除横纹肌和平滑肌痉挛以及促进神经功能恢复等作用。红外线还经常用于治疗扭、挫伤，促进组织水肿与血肿消散，减少术后粘连，促进瘢痕软化，减轻瘢痕挛缩等。红外线疗法在骨科多应用于亚急性或慢性损伤、扭伤、肌肉劳损、周围神经损伤、骨折、腱鞘炎、术后粘连等，但有高热、出血倾向及恶性肿瘤者都禁用红外线治疗。

2. 紫外线疗法　紫外线的光谱范围是 100～400nm，应用人工紫外线照射来防治疾病称为紫外线疗法。紫外线的治疗作用包括抗炎、镇痛、加速组织再生、调节神经、脱敏、增强免疫功能等。多适用于各种感染性疾病、术后感染、神经痛和神经炎等的防治，恶性肿瘤、红斑狼疮、光敏性皮炎、出血倾向等都禁用紫外线治疗。

3. 激光疗法　应用物体受激光辐射所产生的光能来治疗疾病，称为激光疗法。激光的生物学效应包括热效应、机械效应、光化学效应和电磁效应。激光的治疗作用为消炎、止痛和促进组织再生。在骨科可适用于伤口感染、扭挫伤、神经炎和肩周炎。

（二）电疗法

1. 直流电疗法　直流电疗法使用低电压的平稳直流，通过人体的一定部位以治疗疾病，是最早应用的电疗方法之一。目前，单纯应用直流电疗法较少。但它是离子导入疗法和低频电疗法的基础。在直流电的作用下，局部小血管扩张，血循环改善，加强组织的营养，提高细胞的生活能力，加速代谢产物的排除，因而直流电有促进炎症消散、提高组织功能、促进再生过程等作用。直流电可改变周围神经的兴奋性，并且有改善组织营养、促进神经纤维再生和消除炎症等作用，因此，直流电常用以治疗神经炎、神经痛和神经损伤。断续直流电刺激神经干或骨骼肌时，在直流电通断的瞬间引起神经肌肉兴奋，而出现肌肉收缩反应。断续直流电可用以治疗神经传导功能失常和防治肌肉萎缩。直流电疗法在骨科适用于骨折、骨折延迟愈合、周围神经损伤、神经痛、神经炎、术后瘢痕粘连等的治疗。急性湿疹、急性化脓性炎症、出血倾向禁用。

2. 直流电药物离子导入疗法　在直流电场的作用下，使药物离子从皮肤黏膜进入体内以治疗疾病的方法，称为直流电离子导入疗法。该疗法的作用是直流电和药物的综合作用，适用于周围神经炎、神经痛、骨折、术后瘢痕粘连等。

（三）超声波疗法

频率大于 20kHz 的高频声波对组织有温热和机械作用。与其他热疗作用一样，超声波也具有镇痛、缓解肌肉痉挛和加强组织代谢的作用。此外，还能促进骨痂生长。对新鲜的软组织损伤，超声波可以止痛、弥散血肿和软化瘢痕组织。在骨科可用于腕管综合征、急性腰扭伤、肩周炎、腱鞘炎、网球肘等，但若使用过量，可能会损伤组织，须格外小心。

（四）传导热疗法

利用各种热源直接传给人体，达到防治疾病和康复目的的方法称为传导热疗法。以蜡疗常用。石蜡加热融化后涂布于体表，将热能传至机体。石蜡的温热作用能促进局部血液循环增快，使细胞通透性增强，有利于血肿吸收和水肿消散，提高局部新陈代谢，从而具有消炎作用。由于石蜡在冷却过程中凝固收缩，对皮肤产生柔和的机械压迫作用，能防止组织内的淋巴液和血液渗出，促进渗出液的吸收，并使热作用深而持久。此外，石蜡内含有油质，对皮肤和结缔组织有润滑、软化和恢复弹性的作用。适用于扭挫伤、肌肉劳损、关节功能障碍、瘢痕粘连及挛缩、局部循环障碍，但恶性肿瘤和有皮肤感染者禁用此法。

（五）磁疗法

利用磁场作用于人体治疗疾病，称为磁疗法。不同强度的磁场具有镇痛、镇静、消肿和消炎作用。

适用于软组织损伤、肌纤维组织炎、创伤及术后疼痛、肩周炎及网球肘等。

（六）冷疗法

利用寒冷刺激人体皮肤和黏膜治疗疾病，称为冷疗法。冷疗法的作用为消炎止痛、抗高热和抗痉挛降低，感觉敏感度减弱。常用的冷疗法是局部冰袋或冰水湿敷，还可用雾状冷却剂。适用于扭挫伤、撕拉伤、肩周炎、肌肉痉挛等，但有感觉缺失、闭塞性脉管炎、雷诺病、高血压时禁用。

三、心理康复

骨科患者常伴有一定的心理障碍，他们悲观失望、情绪低落，甚至有轻生念头。对这些患者应做好心理康复工作。心理康复的原则是观察患者各阶段的心理反应，采取必要的对策。通过宣传解释、讨论交流、经常鼓励等方法，给予心理支持，使患者建立康复信心，提高功能锻炼的积极性，克服悲观、抑郁、消极情绪及各种思想负担。必要时使用行为疗法及抗抑郁、抗焦虑的药物治疗。

医师与患者之间应建立相互信任。对患者讲述病情和预后要简练、通俗，有说服力。避免模棱两可的意见或使用威胁性语气。目的是使患者了解病情，得到安慰和稳定情绪，增强战胜疾病的希望。在对患者解说病情和治疗方案时不应夸大其词，因为对疾患的过度忧虑往往会加重病情，甚至使患者产生逆反心理，拒绝治疗。心理康复要因人而异，对患有同一种疾患的不同患者，其心理治疗的方法是不同的。

此外，对严重功能障碍的患者应鼓励其参加力所能及的活动和工作，使他们感到自己是一个有用的人，这对心理康复也极有帮助。

四、作业疗法

作业疗法是针对身体、精神、发育上有功能障碍或残疾，以致不同程度地丧失生活自理和原有职业能力的患者，进行个体化治疗和作业训练，使其恢复、改善和增强生活、学习和劳动能力，在家庭和社会中重获有意义的生活。作业疗法其实就是将脑力和体力综合运用在日常生活、游戏、运动和手工艺等活动中进行治疗。

作业疗法的适应证十分广泛。凡需要改善四肢与躯干运动功能（特别是日常生活活动和劳动能力），身体感知觉功能，认知功能和情绪心理状态，需要适应生活、职业、社会环境者，都适宜作业疗法训练。骨科的许多疾病都是作业疗法的适应证，例如截瘫、肢体残缺、周围神经损伤、手外伤和老年性骨科疾病患者等。

专门的作业疗法活动包括：①教授日常生活技巧；②提高感觉－运动技巧，完善感觉功能；③进行就业前训练，帮助就业；④培养消遣娱乐技能；⑤设计、制作或应用矫形器、假肢或其他辅助器具；⑥应用特殊设计的手工艺和运动，来提高功能性行为能力；⑦进行肌力和关节活动锻炼和测试；⑧帮助残疾人适应环境等。

五、假肢、矫形器

对于伤残者可通过康复工程的方法和手段提供功能替代装置，促使功能恢复、重建或代偿。这类装置主要包括假肢、矫形器等。

（一）假肢

假肢是为恢复原有四肢的形态和功能，以补偿截肢造成的肢体缺损而制作和装配的人工上、下肢。

1. 上肢假肢　目的是为了在上肢截肢或缺失后，用类似于上肢外观的假体改善外观形象，并利用残存功能或借助外力代替部分功能。

上肢假肢包括假手指、掌部假肢、前臂假肢、肘离断假肢、上臂假肢、肩离断假肢。按动力来源可分为自身动力源与外部动力源假手，按手的使用目的分为功能手、装饰手和工具手。

（1）功能手：假肢有手的外表和基本功能，动力源来自自身关节运动，分随意开手、随意闭手二类。

（2）装饰手：假肢无自动活动功能，只为改善仪表或平衡重力。

（3）工具手：为了从事专业性劳动或日常生活而设计、制造的。由残肢控制与悬吊装置、工具连接器和专用工具构成，一般不强调其外观，但很实用。

（4）外部动力假手：分电动和气动两类。电动手以可重复充电的镍镉电池为能源、微型直流电机为动力驱动假手的开闭。按其控制方法可分为开关控制和肌电控制，后者即肌电假手或称生物电假手，其控制原理是利用残存的前臂屈肌、伸肌群收缩时产生的肌电讯号，由皮肤表面电极引出，经电子线路放大，滤波后控制直流电机的运动。肌电手开闭假手指随意、灵活，功能活动范围较大，但结构复杂，费用高，使用前应经较长时间的训练。

2. 下肢假肢　目的是为了满足负重，保持双下肢等长和行走。下肢假肢除需模拟下肢一定的活动度外，要求有很好的承重及稳定性能，并坚固耐用。与上肢假肢相比，下肢假肢发展更早，使用更普遍。随着科学技术的进步，专家们提出了较完善、系统的假肢装配理论，使假肢学逐步成为涉及面颇广的一门学科，并不断地发展和完善。近几年在下肢假肢的研究中，值得注意的是不满足于使患者站立和行走这两个基本要求，而且发展了适应不同需要的、具有各种不同功能的假肢，以及直接与骨骼相连的种植型假肢。与此同时，围绕着改善患者步态、节省体力、适应不同截肢残端等要求，进行了大量的研发工作。

（二）矫形器

矫形器又称辅助器，用于人体四肢、躯干等部位，通过外力作用以预防、矫正畸形，治疗骨关节及神经肌肉疾患并补偿其功能。

矫形器的主要作用包括：①通过限制关节的异常活动或运动范围，稳定关节，减轻疼痛或恢复承重功能；②通过对病变肢体或关节的固定促进病变痊愈；③防止畸形的发展或矫正畸形；④可减少肢体、躯干的轴向承重，减轻关节受力，保护关节。

1. 脊柱矫形器　主要用于限制脊柱运动、稳定病变节段、减轻疼痛、减少椎体承重、促进病变愈合、保护麻痹的肌肉、预防和矫正畸形。可分为颈椎矫形器、固定式脊柱矫形器及矫正式脊柱矫形器。值得注意的是各型脊柱矫形器都具有制动作用，长久使用必然引起肌肉萎缩、脊柱僵硬等不良后果，故应掌握好适应证，尽可能避免长期使用。并注意使用期间配合主动运动锻炼。

2. 上肢矫形器　主要作用是保护麻痹的肌肉，防止拮抗肌挛缩，防止或矫正关节畸形，改善功能。按其主要功能分固定性、矫正性和功能性三大类。

（1）固定性上肢矫形器的主要作用是局部相对制动，用于辅助治疗骨不连、关节炎或保护愈合组织等。

（2）矫正性上肢矫形器对某些关节的挛缩畸形起持续矫正作用，或限制关节的异常活动以防止畸形。

（3）功能性上肢矫形器可用于上肢肌肉瘫痪时，通过稳定松弛的关节来改善功能活动。

3. 下肢矫形器　主要用于辅助治疗神经肌肉疾患、骨与关节疾患。按其功能分为承重性、稳定性和矫形性，按其覆盖范围分为足矫形器、踝足矫形器或称短腿支具、膝踝足矫形器或称长腿支具、带骨盆带的长腿支具等。

微信扫码
◆临床科研
◆医学前沿
◆临床资讯
◆临床笔记

❖❖❖❖ 第三章 ❖❖❖❖

骨科基本手术技术

第一节 骨膜剥离技术

骨膜属结缔组织，包绕着骨干，来源于中胚层，大多数管状骨包括肋骨都有骨膜，肌肉通过骨膜附着于骨干上。骨科手术基本上都在骨面上进行，只有剥离骨面上附着的骨膜才能显露出需要实施手术的部位，因而骨膜剥离是骨科手术中常用的操作方法，但针对不同的手术目的，对术中骨膜剥离方法的要求不尽相同。

一、游离骨膜移植时骨膜的剥离和切取

骨膜生发层的间充质细胞（骨原细胞）既可分化为软骨细胞形成软骨，也可分化为骨细胞成骨，并具有终生分化的潜能。早在 1930 年，Ham 就从理论上提出，胚胎时期骨膜的生发层细胞具有依据存在环境变化分化为软骨细胞和骨细胞的可能，而成年组织中这种细胞也具有未分化间叶细胞的潜能，但无实验证实。Fell 的实验表明，在鸡胚胎发育过程中，从软骨膜衍化而来的骨膜能够生成软骨，研究亦表明骨膜生发层的骨原细胞在低氧环境下可分化为软骨细胞。骨膜被移植到关节腔后，在低氧环境和滑液的营养及局部应力的作用下，原处于静止状态的细胞可迅速增生分化为软骨母细胞，后者分泌细胞间质并被包埋而变为软骨细胞，最终成为软骨组织。骨膜生发层细胞是骨膜再生软骨的主要成分，单位面积上骨膜生发层细胞的数量及其活性是决定新生软骨厚度的基础。在同一环境下，单位面积上的骨膜生发层细胞多、活性高，则新生软骨厚；反之，则较薄。骨膜成软骨与否，除理化因素和骨膜固定技术外，首先取决于骨膜剥离技术，仔细的锐性剥离，可使骨膜生发层细胞残留在骨面上的数量减少，骨膜上的生发层细胞数增多，有利于骨膜的成软骨。

二、骨折患者的骨膜剥离

影响骨折愈合最主要的因素是局部血运和骨膜的完整性，骨膜完整可以限制骨折端血肿向周围软组织内扩散，促进血肿的机化和软骨内成骨，有利于膜内成骨的进行。骨膜剥离损伤了骨膜动脉，骨膜动脉在长骨中的供血量小，损伤后骨的其他动脉可很快扩张代偿，短期内通常即可恢复正常的血流量；同时骨膜组织很快增生，有大量血管从周围组织长入，也增加了骨的血流量。虽然骨膜对长骨的血供影响不大，随着时间的推移，长骨的血供可恢复至正常状态，但血供恢复时间越长，对骨组织修复越不利，因而在手术操作中我们应尽量减少操作带来的损伤。在骨折的治疗中，应注意根据受力方向和 X 线片尽量在骨膜破坏侧剥离及放置钢板，保证对侧骨膜的完整性，这样将有利于骨折的愈合，促进患者的恢复。

三、常用的骨膜剥离方法

在具体的手术操作过程中，剥离骨膜时应使骨膜剥离器向骨间膜或肌纤维与其附着的骨干成锐角方向剥离、推进，否则易进入肌纤维或骨间膜纤维中，造成出血和对组织的损伤（图 3-1）。在剥离肋骨骨膜时，应根据肋间肌的附着特点，先在肋骨上剥离骨膜，由后向前剥离肋骨上缘，由前向后剥离肋骨

下缘，即采用上顺下逆的方法（图 3-2），否则可能损伤胸膜而导致气胸。剥离脊柱的肌肉时应自下往上，顺着肌肉的附着点紧贴骨面进行剥离，如此可减少术中的出血（图 3-3）。骨干部位应顺骨干纵行切开骨膜，在骨端或近关节处，为防止骨膜进入关节和骨骺板，可将其作 I 形或 Z 形切开，如此既可缩短纵行切开的长度，又可保证术中有足够的显露宽度。

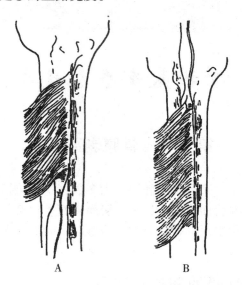

图 3-1　骨膜剥离技术

A. 骨膜剥离器向骨间膜或肌纤维与附着的骨干成锐角方向剥离；B. 如向钝角方向剥离，则剥离器易于离开骨干而进入肌纤维或骨间膜纤维之中

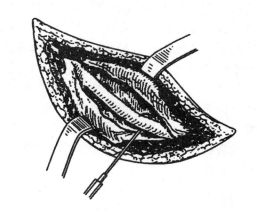

图 3-2　肋骨骨膜的剥离方法

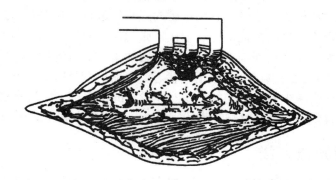

图 3-3　竖脊肌的剥离显露方法（箭头）

第二节 肌腱固定技术

肌腱外科中有许多手术涉及肌腱的固定，肌腱牢固固定后患者可早期活动，有利于患者的功能恢复，肌腱的确切固定是取得满意疗效的关键。下面简要介绍一下几种常用的肌腱固定于骨面的方法。

1. 基本固定法　为使肌腱与骨面有效地愈合，肌腱固定于骨面时，首先应将与肌腱接触的骨面凿成粗糙面，再于固定骨上钻孔，将缝线穿过骨孔并抽紧，将肌腱有效地固定于骨的表面。对于细长的肌腱或筋膜条，可将肌腱、筋膜条穿过骨隧道，肌腱和筋膜条穿出骨隧道后，拉紧使肌腱断端对接、重叠缝合。

2. 不锈钢丝拉出缝合法　适用于跟腱、跗骨、指骨的肌腱固定，在骨面上开一骨槽，将穿好钢丝的肌腱近端置入骨槽，再将钢丝经骨钻孔从足底或手指掌侧皮肤穿出，固定于纽扣或橡皮管上，对于张力较大者，应将钢丝穿出石膏外，固定于石膏外的纽扣上，以免压迫皮肤，造成皮肤坏死（图3-4）。

3. 肌腱-骨瓣固定法　肌腱的早期主动活动可以防止粘连形成，但肌腱早期活动所增加的肌腱止点牵张力，易造成肌腱止点的撕脱或愈合延缓。而骨与骨之间的愈合明显快于骨与肌腱之间的愈合，且利于移植肌腱的早期活动。理论上骨-肌腱移植可早期进行主动活动，而不发生止点撕脱断裂。带有肌腱的骨瓣血管供血丰富、血运好，如带有骨片的股四头肌或髋关节外展肌群的转移等，均可通过此法达到良好的固定，但在固定时应将骨面凿成粗糙面，将带有肌腱的骨片以克氏针或螺丝钉固定于粗糙的骨面上，也可通过钢丝通过骨孔环扎固定，对于一些力量较小的肌肉可以细丝线固定，可促进固定肌腱的愈合，有利于患者的早期康复（图3-5）。

4. 肌腱骨栓固定法　如腘绳肌腱结与骨栓嵌入固定法关节镜下重建后交叉韧带（PCL）损伤，肌腱结和骨栓嵌入瓶颈样股骨隧道内，与隧道挤压紧密，术中可将自体松质骨同时植入隧道，可有效地防止骨道渗血和关节液浸入，有利于移植物与骨壁愈合。

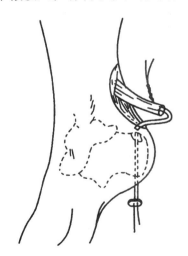 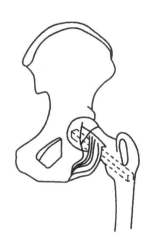

图3-4　跟腱断裂钢丝抽出骨面固定法　　　　图3-5　股方肌骨瓣转位植骨、固定

第三节 骨牵引术

牵引术是矫形外科的常用技术，熟练掌握并正确应用是取得满意治疗效果的关键。牵引治疗的原理是应用持续的作用力与反作用力来缓解软组织的紧张与回缩，使骨折、脱位得以整复，预防和矫正软组织的挛缩畸形或为某些疾病的手术治疗做术前准备和术后制动。此外，牵引术还有利于患肢的功能锻炼，可以促进患肢的血液循环，有效地防止关节僵硬和肌肉萎缩，促进骨折愈合，并可避免肢体的局部血栓

形成；对感染关节或骨骼的牵引制动，可以防止感染扩散、减轻疼痛，避免病理骨折或脱位，在创伤救治过程中的牵引制动还便于伤员的急救与搬运。

牵引术可分为皮牵引及骨牵引两种，在此只讨论骨牵引技术，骨牵引是将钢针穿入骨骼，牵引力直接作用于骨骼上，具有阻力小、收效大的特点。通常是用骨圆针穿过骨骼进行牵引，能承受较大的牵引重量，可使移位的骨折迅速得到复位，恢复肢体的力线。骨牵引常用的器械有锤子、手摇钻、骨圆针和各种牵引弓，肢体骨折通常使用的牵引弓有普通牵引弓和张力牵引弓两种（图3-6，图3-7），使用较细的克氏针牵引时应使用张力牵引弓。

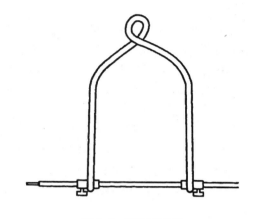

图3-6　普通牵引弓

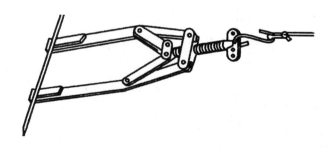

图3-7　张力牵引弓

一、骨牵引的适应证

骨牵引适用于以下疾病。

（1）成人长骨不稳定性骨折（如斜形、螺旋形及粉碎性骨折）及肌肉强大容易移位的骨折（如股骨、胫骨、骨盆、颈椎）。

（2）骨折部位的皮肤损伤、擦伤、烧伤，部分软组织缺损或有伤口时。

（3）骨折感染或战伤骨折。

（4）伤员并发胸、腹或骨盆部损伤者，需密切观察而肢体不宜做其他固定者。

（5）肢体骨折并发血循环障碍（如儿童肱骨髁上骨折）不宜行其他固定者。

（6）新鲜与陈旧性颈椎骨折脱位，以及颈椎减压或融合手术的术后固定。

二、常用的骨牵引方法

（一）颅骨牵引

双侧外耳道经顶部的连线与两眉弓外缘向枕部画线的交点，或经鼻梁正中至枕骨粗隆画一正中线，再绕过颅顶连接两侧乳突的横线，与正中线垂直交叉。颅骨牵引弓的钩尖与横线在头皮接触处即为颅骨钻孔部位，约距正中线 5cm。局部麻醉后，在颅骨钻孔的两点各作长 1cm 的横切口直达颅骨。用手摇钻将带有安全隔的颅骨钻头与颅骨面呈垂直方向钻透颅骨外板，然后将牵引器的钩尖分别插入颅骨钻孔内，旋紧牵引器螺丝钮，使钩尖紧紧扣住颅骨（图 3-8）。

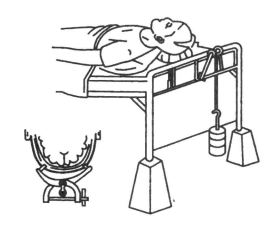

图 3-8 颅骨牵引

（二）尺骨鹰嘴牵引

从尺骨鹰嘴顶端向其远侧画一与尺骨皮缘下相距 1cm 的平行线，再从距尺骨鹰嘴顶端 2cm 的尺骨皮缘处，向已画好的线作一垂线，两线的交点即为穿针部位。局部麻醉后，上肢外展 60°，肘关节屈曲 90°，术者将钢针由内向外与手术台平行并垂直于尺骨，刺入软组织直达骨质，使钢针穿通尺骨直至穿出对侧皮肤、钢针两侧皮外部分等长为止。小儿亦可用大号消毒巾钳夹住尺骨上端的相应部位，以代替钢针及牵引弓（图 3-9）。

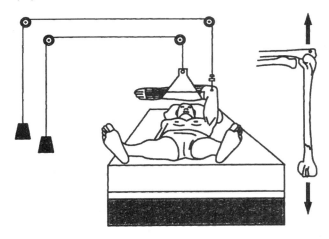

图 3-9 尺骨鹰嘴骨牵引

（三）胫骨结节牵引

穿针部位位于胫骨结节到腓骨头连线的中点，由外向内进针，穿针前将膝部皮肤稍向上牵拉，在预定的穿入和穿出部位注射局部麻醉剂直达骨膜。将钢针由上述穿针部位与胫骨纵轴呈垂直方向，且与手术台平行，由外侧刺入软组织直达骨皮质，旋动手摇钻使钢针穿过骨质并由对侧皮肤穿出，直至钢针两侧皮外部分等长为止（图 3-10）。

（四）股骨髁上骨牵引

股骨下端内收肌结节上方 2cm 处为穿针部位，由内侧向外侧穿针；或通过髌骨上缘向外面画一横线，另自腓骨小头前缘向上述横线引一垂线，两线交点为钢针穿出部位。助手先将大腿下端皮肤向上牵拉，以免日后因钢针牵引而划伤或压迫皮肤（图 3-11）。

（五）跟骨牵引

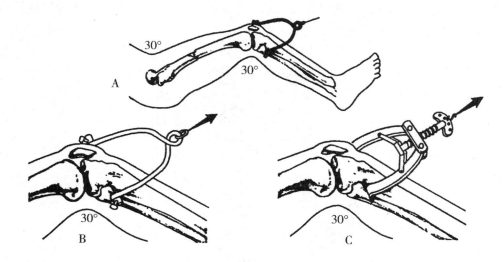

图 3-10　胫骨结节骨牵引

A. 胫骨结节牵引体位；B. 普通牵引弓牵引；C. 张力牵引弓牵引

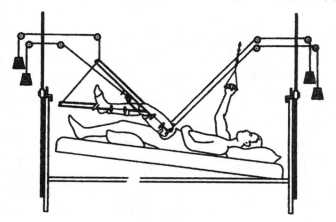

图 3-11　股骨髁上骨牵引

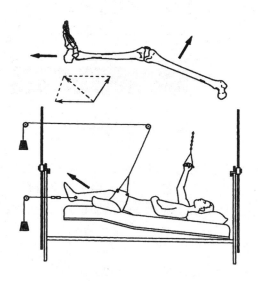

图 3-12　跟骨牵引

穿针部位是从内踝尖端至足跟后下缘连线的中点，由内向外穿刺。伤肢用枕垫起，局部麻醉后将钢针与手术台平行，由内向外刺入软组织直达跟骨。然后用骨锤或手摇钻使其穿通跟骨，穿出对侧皮肤，并使钢针两侧皮外部分等长（图3-12）。

三、注意事项

1. 术前　征得患者同意，签手术知情同意书。

2. 熟悉穿针部位的神经血管走行　从有重要结构穿行的一侧穿针，这样可以较好地控制穿针，避免损伤这些重要结构，如尺骨鹰嘴骨牵引时，为防止尺神经损伤，总是从内侧进针。

3. 皮肤准备　严格遵循无菌操作原则，注意防止感染，通常使用碘酒、乙醇消毒皮肤。

4. 麻醉　骨牵引通常都是在局部麻醉下完成，但完全将骨膜阻滞是困难的，操作时以1%利多卡因或2%普鲁卡因局部浸润皮肤、皮下，接着穿入骨膜下，注入足量局部麻醉药，如果在穿刺过程中感到疼痛，可适量加用一些局部麻醉药。穿入骨干约一半后，在对侧出针部位行局部麻醉。穿刺针要穿过骨干，但局部麻醉时不能得到皮质间的骨髓麻醉，事先应告知患者穿针过程中可能会有疼痛，但随着穿刺的完成，疼痛也就会停止。

5. 皮肤切口　穿针前，可以11#刀片在皮肤上先作一小切口。如果让针直接穿过皮肤，皮肤紧贴在穿刺针上容易感染。

6. 操作时最好使用手摇钻，不要使用动力钻　虽然动力钻的速度快，但在钻孔过程中会产热，容易造成穿针周围的骨坏死。在钻孔时手臂一定不能晃动，否则会造成患者的疼痛加剧。

7. 穿刺针　最好位于干骺端，根据患者年龄和不同部位，选择粗细相同的骨圆针，但要避免损伤儿童的骨骺，否则会造成骨骼生长停滞。如在胫骨结节处，小于14岁的女孩和小于16岁的男孩，骨骺板呈开放状态，如在此穿针，容易损伤骺板，应特别注意。斯氏针一般用于厚的皮质骨和粗的骨干。理想的穿针是只穿过皮肤、皮下和骨骼，而避开肌肉和肌腱结构。

8. 尽量不要将穿刺针穿过骨折血肿　否则破坏骨折血肿后就等于人为地将闭合性骨折转成开放性骨折。

9. 避免穿刺针操作失误　避免将牵引针穿入关节内，否则容易造成化脓性关节炎的发生；股骨远端骨牵引时，应避免将牵引针穿入髌上囊。

10. 其他　根据骨折的部位和特点选择合适的牵引弓；穿刺过程中针不要弯曲；穿刺完成后夹紧牵引针以防产生滑痕和旋转，造成金属腐蚀和骨切割；牵引完成后应于牵引针的两侧套上橡皮塞或小药瓶，以便于术后的管理和避免外露的牵引针刺破被子。牵引的力线应与骨折近端的轴线一致；牵引重量一般在上肢为体重的1/12，下肢为体重的1/9～1/7。牵引的头1～2周内经常测量肢体的长度或X线检查，一般应在牵引后1～2周内达到骨折脱位的复位，骨折复位后应及时改为维持重量牵引。一旦发现伤肢长于健侧肢体，应减轻牵引重量，并拍摄床头X线片复查。牵引针通过的皮肤针孔处要每日擦拭75%乙醇2～3次，以预防感染。牵引过程中如果针眼处有脓肿形成，应及时扩创引流。

第四节　支具与石膏固定

一、支具治疗

支具又称矫形器，是一种以减轻四肢、脊柱骨骼肌肉系统功能障碍为目的的体外支撑装置。随着康复医学的普及，低温、高温热塑性板材和树脂材料的不断问世、应用生物力学以及支具设计理论的完善，现代康复支具完全可以满足手术前后制动、功能康复及恢复肢体本体感觉等康复治疗的需要。

（一）支具的作用

（1）稳定与支撑。

（2）固定功能。

（3）保护功能。

（4）助动（行）功能。

（5）预防矫正畸形。

（6）承重功能。

（7）有利于功能锻炼。

（二）常用支具

支具根据使用的部位不同，可分为脊柱、肩、肘、腕、髋、膝、踝七大类，其中以膝、肩、肘、踝支具的应用最为广泛。常用的肩关节支具包括：万向轴肩外展支具和肩关节护具；肘关节支具分为动态肘关节支具、静态肘关节支具和肘关节护具；踝关节支具根据其作用分为固定、康复行走位和踝关节护具。支具对术后早期制动、关节功能恢复以及控制关节的有害运动，具有良好的治疗和康复作用。

1. 上肢常用支具　主要用于保持不稳定的肢体于功能位，提供牵引力以防止关节挛缩，预防或矫正肢体畸形以及补偿损伤失去的肌力，帮助无力的肢体运动等。上肢矫形器按其功能分为固定性（static，静止性）和功能性（dynamic，动力性）两大类。前者没有运动装置，用于固定、支持、制动；后者有运动装置，可允许机体活动或能控制、帮助肢体运动，促进运动功能的恢复。

（1）腕托：稳定腕关节。在腕托基础上附加弹性装置，使手指或腕关节被动伸直，可用于神经、肌腱损伤患者的功能锻炼（图3-13）。

（2）上肢外展架：多用于肩部瘫痪引起上肢不能外展和肩部骨折患者手术前后的固定（图3-14）。

（3）肘关节支具：保护肘关节以及肘关节在保护控制下的活动。

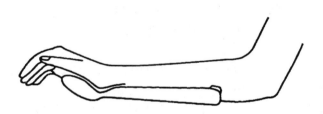

图3-13　腕托

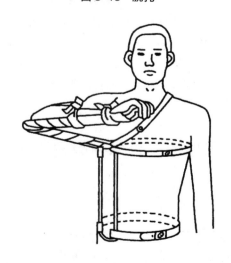

图3-14　上肢外展架

2. 下肢常用支具 下肢矫形器的主要作用是支撑体重、辅助或替代肢体的功能、预防和矫正畸形。近年来由于新材料和新工艺的应用，下肢矫形器增加了许多新品种。根据其结构和适用范围，下肢矫形器可分为用于神经肌肉疾病和用于骨关节功能障碍两大类，用于神经肌肉疾病的矫形器包括踝足矫形器、膝踝足矫形器、髋膝踝足矫形器、膝关节矫形器、截瘫支具、髋关节矫形器等。（1）长腿支具或护膝装置：稳定膝关节，防止畸形（图 3-15）。

（2）踝足支具：稳定踝关节，防止畸形（图 3-16）。

（3）矫形鞋：矫正足部畸形，稳定踝关节，补偿下肢短缩（图 3-17）。

3. 脊柱常用支具 分为颈椎矫形器、固定式脊柱矫形器和矫正式脊柱矫形器三大类，主要作用是限制脊柱的前屈、后伸、侧屈、旋转运动和减少脊柱的载荷。

（1）颈椎支具：常用塑料围领或头颅环装置，用于颈椎骨折脱位、颈椎不稳或颈椎术后固定（图 3-18）。

（2）胸腰椎支具（Boston 支具）：常用硬塑料制作，用于脊柱侧凸矫形、维持脊柱的稳定性以及脊柱矫形的维持。适用于胸、腰椎损伤及肿瘤术后的固定、轻中型脊柱侧凸的矫正等（图 3-19）。

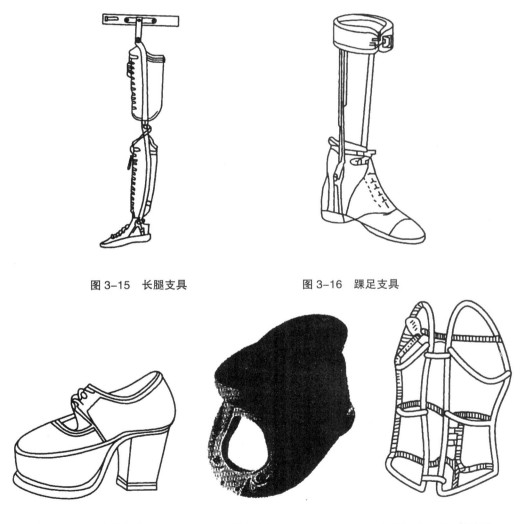

图 3-15　长腿支具　　　　　　　　　　图 3-16　踝足支具

图 3-17　内外补高鞋　　　　图 3-18　颈部围领　　　　图 3-19　胸腰椎支具

支具对骨骼肌肉系统疾病的治疗具有积极作用，但长期佩戴会使肌力减退，产生心理依赖，佩戴方法不正确可能会导致皮肤压伤、破溃和神经受损，因而应注意合理适时地应用支具并加以适当的护理。

二、石膏固定

（一）石膏的功能及应用

（1）骨折整复及关节脱位复位后的固定。

（2）肢体严重软组织损伤的固定。

（3）周围神经、血管、肌腱断裂或损伤手术后的固定。

（4）预防、矫正畸形以及骨科矫形手术后的固定。

（5）骨、关节急慢性感染及肢体软组织急性炎症的局部制动。

（6）通过石膏的重力行局部牵引治疗。

（7）制造各种石膏模型。

（二）石膏固定的适应证

（1）用于骨折、脱位、韧带损伤和关节感染性疾病，用来缓解疼痛，促进愈合。

（2）用于稳定脊柱和下肢骨折，早期活动。

（3）用来稳定固定关节，改善功能，比如桡神经损伤引起的腕下垂等。

（4）矫正畸形，比如用于畸形足和关节挛缩的治疗。

（5）预防畸形，用于神经肌肉不平衡和脊柱侧凸的患者。

（6）保护患病部位，减轻或消除患肢负重，有助于炎症的治疗。

（三）石膏固定的禁忌证

（1）全身情况差，心、肺、肾功能不全或患有进行性腹腔积液等。

（2）局部伤口疑有厌氧菌感染。

（3）孕妇忌做腹部石膏固定。

（4）年龄过大体力虚弱者，忌用巨型石膏。

（5）年龄过小。

尽管石膏作为广泛应用的一种治疗方法已经有一百多年的历史了，但不能把它看作是万能的。石膏固定的原则有二。

1. 三点固定原则 术者在肢体的两端用力塑形，第三个点则位于石膏固定点的对侧，如图所示。骨膜和其他软组织一般要求位于石膏夹板的凸侧，以增加石膏的稳定性（图3-20）。

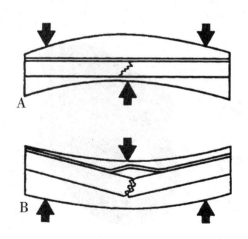

图3-20 三点固定原则

A. 正确应用三点固定原则；B. 错误应用三点固定原则

2. 水压原则 如果一桶水放在一个坚硬的容器内，容器可克服水自身的重力而保持水的高度不变。在胫骨骨折时，如果石膏强度足够的话，那么在复位固定后，利用水压原则长度就不会丢失了。

（五）注意事项

（1）内置薄层内衬，保护骨突起部位。

（2）水温适宜，以 25 ～ 30℃最佳。

（3）待气泡完全停止排逸再排水，手握石膏绷带两端向中间挤，减少石膏丢失。

（4）石膏绷带贴着肢体向前推缠，边缠边抹，松紧适宜；在关节部位石膏固定时，应对石膏进行适当的修整，使之适合肢体形状而不致在肢体上形成皱褶（图 3-21）。

（5）石膏厚度根据石膏绷带的质量和性能而定，应掌握厚薄适宜。

（6）石膏固定应包括邻近的上、下关节，避免过长或过短。

（7）留出肢体末端观察血液循环。

（8）一般固定关节于功能位，个别骨折为了防止复位后的再移位，需要将关节固定于非功能位。根据具体的疾病或骨折类型，一般应于 2 ～ 4 周后将石膏更换为功能位固定，以免关节挛缩畸形的出现。

（9）石膏固定完毕，需在石膏上注明骨折的类型和固定日期；并向患者交代有关注意事项，抬高患肢，尽早锻炼未固定的关节及肌肉功能，以促进患肢的血液循环及患者的功能恢复。一旦出现肢体严重肿胀、剧烈疼痛、麻木或感觉异常，应及时随诊。

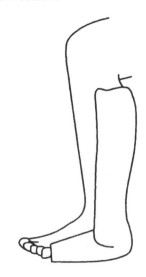

图 3-21 关节部位预防石膏皱褶的方法

（六）常用的石膏固定技术

石膏固定时应根据患者的病情及固定部位和目的，决定肢体或关节是固定在功能位或特殊的体位。在石膏的包扎过程中不要随意改变姿势，以免影响石膏包扎的质量及固定的效果。

1. 石膏托　常用于四肢长管状骨折及四肢软组织损伤的临时固定，或四肢的不全骨折和裂缝骨折。

操作方法：首先将患者置于需要固定的体位或功能位，骨突部位垫棉垫。取宽 7 ～ 10m 的石膏绷带，根据肢体的长度不同制成 8 ～ 10 层厚的石膏条，从两端卷起，浸泡后挤出多余的水，在操作台上展平石膏条，上面敷以棉花或棉纸衬垫，将做好的石膏托置于伤肢所需的部位，再用绷带固定，使之达到固定肢体的目的。无特殊要求时，应将关节置于功能位。

前臂石膏托一般置于前臂和腕的背侧。上肢石膏固定的功能位为肘屈曲 90°、腕背屈 10°～ 15°，拇指位于对掌位。

下肢石膏托一般放于大腿、小腿的背侧和足底部。下肢石膏固定的功能位为患肢屈膝 15°、踝关节背屈 90°、足趾向上。

2. 管型石膏　常用于四肢骨折或四肢骨折内固定术后（图 3-22）。

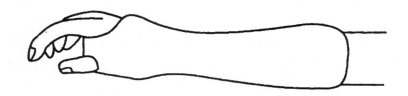

图 3-22　前臂的石膏管型固定

操作方法：首先将患者置于需要固定的体位或功能位，患肢套上棉织套，骨突部位垫棉垫，长腿管型石膏固定时，应注意在腓骨小头处多放置衬垫物。可先用石膏前后托或上下托固定，再用浸湿的石膏卷自上而下将石膏带包缠在肢体上，缠绕过程中以手蘸少量的水将石膏绷带抹平整，缠绕 3～4 层后塑型；也可先以石膏卷缠绕一石膏条加固一缠绕石膏卷的方法。

注意将指（趾）末端露出，以便于末梢血运和活动的观察，注意对非矫形位的固定，应将患肢置于功能位。

3. 肩人字石膏　常用于肩部、肘部及上臂部骨折或矫形手术后（图 3-23）。

操作方法：患者多采用坐位，躯干及上肢穿好适宜的棉织套，在骨突部垫棉垫，特别在腋下、肘、腕部位多加衬垫，女性患者应防止乳房受压。肩关节外展 60°～70°，前屈 30°～45°，外旋 15°，肘关节屈曲 90°，腕背伸 30°，前臂呈中立位，手掌与口部相对。缠绕石膏绷带时应在患者腹部垫上棉垫，待石膏完成后取出，增加腹部与石膏之间的空间，避免影响腹部的活动。

操作步骤：首先放置上肢上、下托，然后在肩的两侧"8"字交叉加固，再从腋窝向下至髂嵴，最后用宽的石膏带缠绕躯干和患肢。在肘部与髋部之间用一木棍支撑，修整石膏边缘。

4. 石膏背心　常用手第 6 胸椎至第 3 腰椎之间的脊柱损伤、结核或脊柱融合术后（图 3-24）。

操作方法：患者取站立、坐位或俯卧位（俯卧位多用于脊柱骨折复位或融合术后）。在站立时应直立，两上肢平伸并向两侧外展。给患者穿棉织套，前方上端于胸骨上凹至下端于耻骨联合；后方上端于肩胛下缘至下端于臀中线上；两侧上端于腋窝下至下端于大粗隆。

操作步骤：首先用 1 个石膏条包绕躯干；然后用 2 个石膏条分别从胸骨柄起向两侧腋下横过第 6、7 胸椎棘突，两端在后背中线重叠；再用 2 个石膏条分别从双侧腋下至大粗隆部位；再用 1 个石膏条由胸骨柄中线至耻骨，1 个石膏条由第 6 胸椎中线至臀中线上；最后用石膏绷带缠绕 2～3 层并将边缘修平整。

5. 髋人字石膏　常用于髋部和股骨上端骨折的患者及矫形术、股骨截骨术、髋关节融合术、髋关节病灶清除术等术后固定（图 3-25）。

操作方法：患者仰卧在专用的石膏床上，躯干部及患肢穿好棉织套，骨突部位垫棉垫，在衬里与腹壁之间放一薄枕，待石膏硬固后将枕取出，使腹部与石膏有较大的空隙，以利患者的饮食和呼吸。将两脚固定于固定腿架上，髋关节置于功能位，外展 20°，稍外旋，膝关节屈曲 15°～20°，踝关节背屈 90°，足趾向上。

操作步骤：首先取 3 条石膏条由剑突下至耻骨绕腹部 1 周，两端在后背中线重叠；然后用长腿石膏前、后托固定患肢；后用 1 条石膏条由健侧髂前上棘开始，经下腹绕过患侧大转子和大腿，到达大腿下 1/3 内侧。再用 1 条石膏条由健侧髂前上棘经腰骶部绕过患侧大转子和大腿前侧，到达大腿下 1/3 内侧，以此交叉加固髋部的石膏硬度。最后用石膏卷缠绕达一定的厚度。臀部留一洞口，以便患者排便，并将石膏边缘修平整。

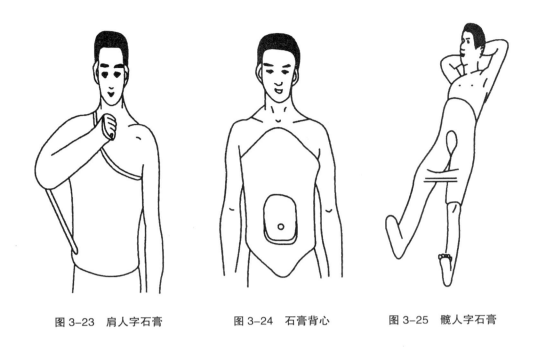

图 3-23 肩人字石膏　　　图 3-24 石膏背心　　　图 3-25 髋人字石膏

第五节　植骨术

一、概述

临床上，植骨术是将骨组织移植到患者体内骨骼缺损处或骨关节需要加强固定部位融合的一种手术方法。根据患者的具体病情可采用皮质骨或松质骨移植。移植骨可取自患者本人或其他健康人，也可取自异种的动物骨骼。骨移植的种类有传统骨移植、带肌蒂骨（瓣）移植及带血管的骨移植。近年来，对人工骨（羟基磷灰石、磷酸三钙等）及生物材料的研究进展迅速，在临床上的应用也日益广泛。

（一）骨组织生理

骨组织由骨细胞及骨基质构成。骨基质由有机物质胶原纤维及无机物质钙盐（磷酸钙、碳酸钙）结合而成，赋予骨骼一定的韧性及坚固性。星状的骨细胞散布于骨基质中间。松质骨像海绵一样，含有许多小空隙，储以骨骼；而皮质骨则坚实质密，其骨基质中有许多骨小管与骨外膜内层的毛细血管相通，皮质骨可借此得到部分血液供应。人体的皮质骨主要分布于长骨（股骨、肱骨、胫骨等）的骨干部分，松质骨主要分布于短骨及扁平骨（肋骨、盆骨、椎骨及手腕骨、足跗骨等），长骨两端膨大处也属于松质骨。

（二）移植骨的转归

被移植的骨骼，并不像金属或其他固定物那样仅起一种连接、支撑作用。而是经过一定时间后，与受区的骨骼坚固地融为一体、牢不可分。传统的观点认为，游离骨移植后骨块内的骨细胞失去活性，产生许多空隙，构成骨架。周围血肿首先机化，继而成骨细胞在血肿周围形成许多骨样组织，并呈条状小梁向内生长，占据全部血肿组织，使之钙化、骨化，与骨块接触并逐渐占据骨块的全部表面。与此同时，破骨细胞沿移植骨块的骨基质挺进并将其吞噬，而成骨细胞则紧跟其后，一部分停留来建立新的骨基质，一部分则跟随前进，为了输送营养物质、排出代谢废物，许多新生毛细血管、破骨细胞、成骨细胞的突起伸展到骨块中，并经哈佛管向纵深发展，边吞噬已死亡的骨细胞，边建立新的骨组织。最终，植骨块完全被吸收，代之以新的、有生命的骨组织，并与受体骨组织融为一体，即爬行替代作用。但近来的研究证明，移植骨能诱导宿主的间充质细胞转化为具有成骨能力的细胞，即移植骨有诱导成骨的作用。

人体的骨骼可分为两类：一类为皮质骨，如股骨、胫腓骨、肱骨、桡尺骨的骨干部分；另一类为松质骨，如髂骨、脊椎骨、足跗骨、腕骨及长管状骨的两端。这两类骨在显微镜下的组织结构大致相同，都是在一片均匀的骨基质中间散布着许多星状的骨细胞。所不同的是皮质骨较致密，其活力依靠哈佛管中的血管系统维持，移植以后往往需要相当长的时间才能完全再生，而且必须在有了活的骨细胞产生后移植骨才坚实。松质骨非常疏松，像海绵一样有许多小空隙，所以又有海绵骨之称。松质骨的结构有利于营养物质的弥散及受区血管肉芽组织的长入，因而爬行替代作用易于完成，所以松质骨是植骨时最常选用的材料，但支持作用较差。相反，由于皮质骨的结构比较致密，上述两种作用受到一定的影响，因而爬行替代作用进行缓慢，但一旦完成，则可起到较坚强的支持固定作用。因而，皮质骨及松质骨的移植各具优缺点，临床应根据病情加以选用或二者并用。但无论是皮质骨还是松质骨，其爬行替代作用的进行均是逐渐的、缓慢的、持续不断的，其完成时间须以月计。

（三）植骨适应证

（1）骨折断端硬化或骨质缺损引起的骨折不愈合、假关节形成。

（2）填充良性骨肿瘤或骨囊肿等肿瘤样疾病刮除后所遗留的空腔。

（3）修复骨肿瘤切除后形成的骨质缺损。

（4）脊椎的植骨融合术及促进关节的融合。

（5）重建大块骨缺损间的连续性。

（6）提供骨性阻挡以限制关节活动（关节限制术）。

（7）填充骨结核病灶清除术后遗留的空腔。

（8）促进延迟愈合、畸形愈合、新鲜骨折或截骨术的骨愈合，或填充术中的缺损。

（四）植骨禁忌证

（1）取骨部位或手术部位有炎症时，须待炎症消退后方能植骨，以防感染。

（2）有开放伤口存在时，须待伤口完全愈合半年至一年后，才能进行植骨手术。但对经久不愈、伴有窦道的慢性骨髓炎或骨结核病灶清除术遗留的空洞，在彻底清创的基础上辅以有效的抗生素治疗，可进行Ⅰ期松质骨移植术。

（3）植骨处广泛瘢痕形成、血运不佳，须先行整形手术改善血运，方考虑植骨。

（五）植骨的术前准备

（1）仔细检查患者，确定无感染病灶。

（2）自体取骨时应于取骨部位做好皮肤准备：术前3日开始，每日用肥皂水清洗取骨部位及其周围皮肤，清洗后以75%乙醇涂布1次，然后用无菌巾严密包扎。术前1日清洗后剃毛，并重复上述步骤。手术当日晨起再以75%乙醇消毒1次，更换无菌巾，包扎后送进手术室。这种方法与术前仅做1日皮肤消毒的备皮方法相比较，更为安全可靠。

（3）于髂骨或胫骨取骨时，因出血较多，应备好骨蜡，必要时做好输血准备。

（4）为预防感染，术前麻醉开始后予以适当的抗生素，对骨关节结核患者术前两周加用抗结核治疗。若为大块的同种骨或骨库骨移植，术前3～4日即应予以抗过敏药物，如苯海拉明、氟美松等。

（5）很多需要植骨的患者都已经过多次手术或长期外固定，以致伤肢肌肉萎缩，骨质脱钙疏松，有不同程度的关节活动限制，血液循环不好，抗感染力低，组织生长能力也差。植骨术后必不可少的一段时间的外固定，将会造成肌萎缩与关节僵硬加重。因此，术前应进行一段时间的功能锻炼与理疗，对无移位的下肢骨折不愈合或骨缺损的患者，可在支架或外固定的保护下进行功能锻炼。

（6）术前摄X线片，了解病骨情况，根据病情设计手术（包括植骨部位、植骨片的大小和植骨方式）。如拟作吻合血管的骨移植，术前应对移植骨的全长摄正、侧位X线片，以便选择植骨的部位和长度。

（7）吻合血管的骨移植术前，应当用超声血流仪探测供区和受区肢体的主要动脉是否存在及血流情况，以便设计手术。一般受区动脉多选用肢体主要动脉的分支作吻合，如股动脉的股深动脉、旋股内、外侧动脉等。如受区有2条主要动脉，如尺、桡动脉、胫前、后动脉，亦可选用其中一条主要动脉作吻合，其先决条件必须是另一条主要动脉经超声血流仪或临床检查证实血供良好。受区的静脉一般多选用浅静脉作吻合，如头静脉、贵要静脉、大隐、小隐静脉及其分支。因此，术前应检查受区的浅静脉有无损伤或炎症，近期用作穿刺，输液的浅静脉不能用作接受静脉。

（六）植骨术后的处理

植骨术后必须加用范围足够、固定确实的外固定，待移植骨的爬行替代作用全部完成、骨质愈合后方可拆除，因而应根据接受植骨的部位、内固定的强度以及采用的植骨方法选用石膏托、管型石膏或硬质支具外固定，以促进植骨的愈合。尽管植骨融合判定的金标准是手术中探查，但临床上对植骨过程完成的判定通常以 X 线片检查为依据，因而术后必须定期复查 X 线片。

二、植骨术的取骨操作步骤

进行自体骨移植时，为了缩短手术时间，可将手术人员分为两组，手术同时进行。一组暴露受骨区，为植骨做好准备；另一组切取移植骨块，为植骨准备好材料。取整块骨条或骨块时，首先应选择胫骨，其次为髂峰及腓骨，再次为肋骨。髋关节手术时，若仅需少量植骨时，可就近于股骨大转子或股骨上端取骨，这样可省去取骨切口。

取骨看来简单，实为一精细工作。所取骨块的大小、形状应与受骨部位的需要相符，过大则浪费，并给患者造成不必要的损伤；过小则不能应用。于肢体取骨时应尽量使用止血带，以减少出血。取骨后若切骨面渗血严重，可用骨蜡涂抹止血或用明胶海绵贴敷。

自体骨是最理想的植骨材料。当新鲜自体骨的来源受限时，如儿童的自体骨量有限，可结合应用新鲜或冷冻的同种异体骨移植，或单纯使用新鲜或冷冻的同种异体骨及其他生物植骨材料。但临床实践和动物实验证实，同种异体骨的成骨特性远不及新鲜自体骨优越，在骨移植治疗长骨干骨折不愈合的病例，自体骨移植的成功率比同种异体骨移植约高 18%，因而在尽可能的情况下，应多选用自体骨移植。

临床上需要植骨时，可自下列部位取骨：胫骨、髂骨、腓骨、肋骨。此外，有时也可从受区附近的骨端挖取少量松质骨移植，以填充较小的骨腔。

（一）胫骨骨条的切取

切取胫骨骨条时，为避免术中出血过多，宜在大腿中部使用气囊止血带。

1. 切口

在小腿前内侧面作一略带弧形并避开胫骨峰的纵切口，以免在胫骨峰处形成疼痛性瘢痕。

2. 取骨

不要翻开皮瓣，沿皮肤切口切开骨膜直到骨骼，将骨膜向内、外侧剥离，显露胫骨峰与胫骨内缘之间的整个胫骨面。为了更好地显露切口两端的骨骼，可在骨膜切口两端各作一短的横切口，使骨膜切口呈 I 形。在切骨之前，先在预定取骨区的四角各钻一小孔（图 3-26）。用单片电锯稍斜向移植骨片中央方向锯开皮质骨，如此则可保留胫骨的前缘和内侧缘。若无电锯，则可在胫骨前内侧面的纵轴上凿刻出所需取骨的长度和宽度，再以骨钻在凿刻线上钻出一排小洞，然后用骨刀将这些小洞之间的皮质骨凿开。要求沿取骨线的全长逐渐深入，不可一次在一处凿进髓腔，以免移植骨片碎裂或胫骨骨折。儿童取骨时应注意勿损伤骨骺。

3. 缝合

取出移植骨条后，即将伤口缝合。儿童骨膜厚，可单独缝合。成人骨膜薄，则与皮下组织深层一起缝合，以覆盖取骨的缺损处。然后再缝合皮肤。

4. 术后处理

如取骨条较大，必须用石膏托固定该肢 2 ~ 3 个月。

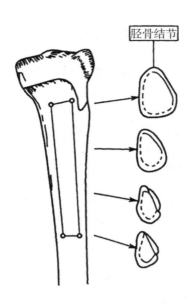

图 3-26　胫骨骨条的切取方法

（二）髂骨块的切取

髂骨有丰富的松质骨，在髂嵴的前 1/3 分段纵行取骨块，可获取髂嵴的一小段坚硬的皮质骨和其下的一大段松质骨（图 3-27）。如欲获得较坚硬的骨片，则横向取髂嵴前部或后部的长条骨块。在患者仰卧时，可取髂嵴的前 1/3 段；患者俯卧时，则取髂嵴的后 1/3 段。如希望保留髂嵴，则可仅取髂骨的外层皮质骨（图 3-28）。

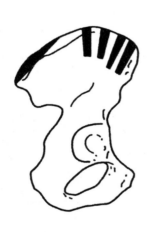
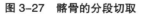

图 3-27　髂骨的分段切取

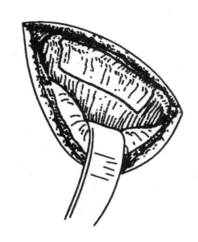

图 3-28　外层骨板的切取

在切取髂骨时，应注意约有 10% 的股外侧皮神经，距髂前上棘后方越过髂嵴至股外侧皮肤。故在髂嵴前取骨时，切口应距髂前上棘后上方 2cm 开始向后伸延至需要长度为止。但向后伸延不要逾越距髂后上棘前上方 8cm 的髂嵴，因臀上皮神经穿腰背筋膜，在距髂后上棘前 8cm 越髂嵴至臀部。无论前方或后方取髂骨时，均要注意避开该部位走行的皮神经，以免对其造成损伤（图 3-29）。

儿童应将髂骨的骨骺及其附着的肌肉一并翻开，在其下的髂骨上取骨块，取完后将骨骺复回原处。

1. 切口　髂骨的显露较为容易，但可引起相当多的出血。从髂前上棘沿髂嵴的皮下缘向后做皮肤切口，沿髂嵴中线切开软组织，此切口正好在躯干肌和臀肌附着于髂嵴骨膜处。

2. 取骨　切开皮肤及皮下组织后即可径直切达骨骼，在骨膜下剥离以显露髂骨外板。若只需要包含一侧皮质骨的松质骨作移植，则根据受骨区所需要的大小凿取髂骨外侧皮质骨；若需要包含两侧皮质的髂骨全厚骨块，需将髂肌自髂骨内面做骨膜下剥离，然后用骨刀凿取相应大小的全厚髂骨块（图3-30）。骨块取下后，可用刮匙插入两层皮质骨之间，挖取多量的松质骨。

3. 缝合　完成取骨后，将翻下的臀肌缝回髂嵴原位。

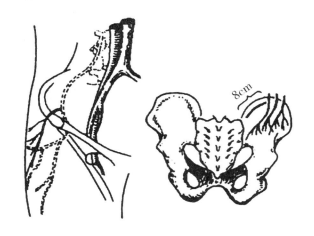 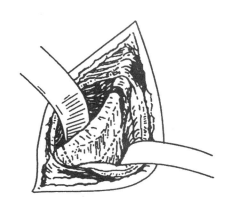

图3-29　股外侧皮神经和臀上皮神经的走行　　　　　　　图3-30　全厚髂骨的切取

（三）腓骨的切取

取腓骨时，应注意不要损伤腓总神经；为保持踝关节的稳定和儿童踝关节的正常发育，应保留腓骨的远侧1/4；避免切断腓骨长、短肌，以免影响踝部的动力性稳定。

1. 切口　通常切取腓骨干的中1/3或上1/2段作移植。采用Henry入路，从腓骨长肌和比目鱼肌之间进入。切口从腓骨小头上2cm开始，沿腓骨外侧缘直行向下，至所需切取的长度。

2. 取骨　将腓骨长、短肌牵向前侧，比目鱼肌牵向后侧，显露腓骨，切开骨膜行骨膜下剥离，将腓骨长、短肌翻向前方。骨膜剥离应从远侧开始，逐渐剥向近侧，以使从腓骨斜向起始的肌纤维连同骨膜一并剥开。然后，在显露的腓骨干上判明准备截取的腓骨段，在其近端及远端各钻一排小孔，用骨刀将这些小孔间分别一一凿断，最后连成一线而将腓骨凿断。避免不先钻孔而直接一次性将腓骨凿断，因为这样会使腓骨劈裂，也可用线锯或摆动锯锯断腓骨。有时，需要将从腓骨中段后侧面进入腓骨的滋养动脉予以结扎。若需切取腓骨上段以替代桡骨远端或腓骨远端时，在切口的近端要避免损伤腓总神经。首先在股二头肌腱远端的后内侧显露腓总神经，向远侧追踪到腓总神经围绕腓骨颈之处。

在此处，腓总神经被腓骨长肌的起点所覆盖。用刀背对向此神经，以刀刃将架越神经的薄层腓骨长肌条索切断。然后将腓总神经牵向前方。继续做骨膜下分离时，注意勿损伤在腓骨和胫骨之间经过的胫前血管（图3-31）。

3. 缝合　先缝合深筋膜，再缝合皮下组织及皮肤。切取腓骨上段时，宜将股二头肌腱缝到邻近的软组织上。

（四）肋骨的切取

1. 切口　沿拟切取的肋骨作一长切口。

2. 取骨　切开筋膜及肌肉直至肋骨。切开肋骨骨膜，用肋骨骨膜剥离器进行骨膜下剥离。用骨剪剪断肋骨，将其取出。

3. 缝合　分层缝合切口。当需一段肋骨植骨时，可切取游离的第十二肋骨。

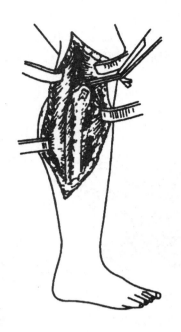

图 3-31 腓骨上段的显露和切取

三、骨移植的方法

（一）松质骨移植术

松质骨移植的优点是刺激成骨作用大，爬行代替过程快，抗感染力较强，且可制成碎骨片，填充于骨端间的任何裂隙，消除植骨空腔的形成。因此，其应用范围较广，缺点是松质骨质地较软，内固定作用弱。故临床上常需与皮质骨移植或金属内固定合用，一般松质骨移植多用于骨肿瘤或炎症刮除后形成的骨腔填充、关节融合、骨折不愈合、骨缺损等。此外，在血供不良的骨折行切开复位（如胫骨下 1/3 骨折）时也可用松质骨碎片移植于骨折断端间，以促进骨折愈合。

髂骨有较多优质的松质骨，需用大量松质骨时可从髂骨采取；亦可取自肋骨。需用少量松质骨时，则可在病骨邻近的骨端采取，但含脂肪较多，质量较差。

松质骨移植常与其他手术合用，用以填充骨腔缺损和促进骨的愈合，病灶显露后在其周围钻孔，只钻通一侧皮质骨，各个钻孔排成矩形，再用骨刀切开各孔间的骨质，即可取下一块皮质骨，将病变组织搔刮干净后，将松质骨填入。如病变位于负重区，应加用适量皮质骨移植，轻轻打压后，按层缝合（图 3-32）。

（二）皮质骨植骨术

上盖骨移植是取皮质骨板固定于两段病骨上、促使骨愈合的手术。皮质骨板坚硬，临床多用以治疗长管骨骨干的骨折不愈合、骨干缺损以及关节融合手术时的关节外植骨。这种植骨术除有刺激成骨作用外，主要利用其内固定作用。实际应用时常并用松质骨移植，以填充空隙及加强刺激成骨作用。上盖骨移植术的缺点是骨移植后受骨区的直径要增粗，伤口缝合困难，同时皮质骨的抗感染能力弱，有潜在感染的患者最好不用。

依病骨的部位选用合适的显露途径，显露病骨的两端，切除骨端的硬化骨质和瘢痕组织，凿通或钻通骨髓腔，使两骨端形成新的创面。然后将移植的皮质骨板置于承受骨的表面，植骨面应选在承受骨无弯曲或弯曲较小的一面，并将该面的皮质骨凿去一薄层，其面积应稍大于移植的皮质骨板，这样可使移植骨与承受骨密切接触，有利于固定和加速愈合。在骨端复位并放好移植的皮质骨后，用螺钉固定。然后，在骨缺损区和移植骨的周围，用松质骨碎块填充所有的缝隙和缺损，根据具体的操作方法可分为单片骨上盖骨移植术、双重骨上盖骨移植术及带松质骨的上盖骨移植术（图 3-33、图 3-34、图 3-35）。

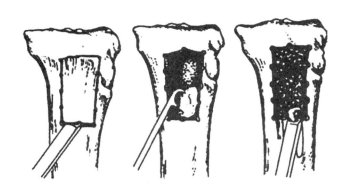

图 3-32　松质骨填充植骨术

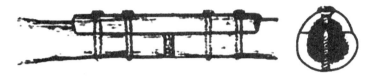

图 3-33　单片骨上盖骨移植术

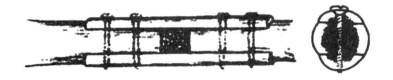

图 3-34　双重骨上盖骨移植术

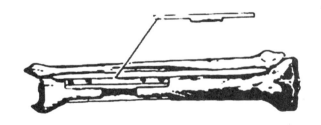

图 3-35　带松质骨的上盖骨移植术

（三）嵌入骨移植术

融合关节时常在关节内融合的同时并用嵌入骨移植作关节外融合，以促进骨愈合和加强固定。关节内融合后将关节置于功能位，先在组成关节的短骨上凿一骨槽或骨隧道，再在组成关节的另一长骨上取一条等宽的、长度为短骨骨槽或隧道一倍的长条骨片，跨过关节嵌入骨槽或插入隧道。如在关节组成骨上不能采取骨片，也可单纯凿槽，另取自体或异体骨片嵌入，然后用螺钉作内固定（图 3-36）。这一方法的优点是植骨后病骨的直径不增粗；其缺点是需要有一定的设备（如双锯片电锯），内固定作用不如上盖骨移植术可靠，有骨缺损者应用此手术则更不牢靠，因此多用于无骨质缺损的骨折不愈合及各种关节融合术。

（四）支撑植骨术

以诱导骨生成的松质骨和起支撑作用的皮质骨充填病损区，促进血管再生和支撑软骨下骨，这种植骨术适应于椎体骨折、关节面塌陷骨折以及股骨头坏死后钻孔减压的支撑植骨。

（五）吻合血管的骨移植

吻合血管的骨移植解决了传统方法难以治愈的大段骨缺损，同时可修复合并软组织广泛损伤的疑难病症。缩短了移植骨的愈合时间，成功率高，比传统的骨移植有较大的优越性。即使带肌蒂骨块移植，也受骨块不能很大及不能远距离移植的限制。吻合血管的骨移植则不受这些条件所限，起到了过去传统骨移植方法不能起到的作用。在此基础上，目前还有应用吻合血管的骨膜移植术（图3-37），治疗骨不愈合或骨缺损的疗效满意，吻合血管的骨移植保存了移植骨的血供，骨细胞和骨母细胞是成活的，使骨移植的愈合过程转化为一般的骨折愈合过程，不经过传统骨移植后死而复生的爬行替代过程，而且可同时带有皮瓣，用于合并软组织缺损的Ⅰ期修复。不足之处是，术者必须熟悉显微外科技术，手术操作较复杂，手术时间长，有失败的可能，而且对供区的损害较大，甚至影响患者的外观。因而，不能完全取代传统的骨移植术，可应用于传统方法治疗有困难或治疗效果不满意的病例。例如，先天性胫骨假关节经传统骨移植方法治疗失败者、创伤所致的大段骨缺损伴有软组织缺损者，特别是低度恶性肿瘤需连同部分正常骨和软组织一并切除者，较为适合吻合血管的骨或骨皮瓣移植。如受区有经久不愈的伤口，原则上应待伤口完全愈合后3～6个月时再施行吻合血管的骨移植。对受区因局部放射治疗、感染和严重创伤所致的血管条件差者，则应该慎重选用。

腓骨、髂骨和肋骨是常用的吻合血管的骨移植供区。根据其形状和结构的不同，在应用上又有所不同。例如，腓骨是直的皮质骨，对于修复四肢长骨的缺损优于肋骨。对股骨可用双根带血运的腓骨移植。

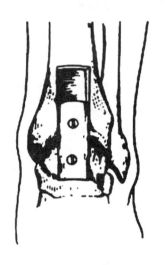

图3-36　踝关节融合术的嵌入

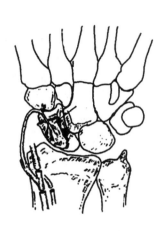

图3-37　游离骨膜移植修复舟状骨骨不连

（六）组织工程修复

利用自身骨髓，经过体外培养及定向成骨诱导分化后，再种植到高孔隙率的可吸收支架材料上，形成生物活性"人造骨组织"，然后再移植到体内修复大节段的骨缺损。经组织学切片、微循环造影等多项检测证明：置入的"人造骨组织"与正常骨组织无异，形成了正常的哈佛系统，其微血管丰富，骨髓腔完全再通。

四、植骨床的处理

仔细准备植骨床是保证植骨融合成功的关键，否则可能导致植骨融合的失败、假关节形成导致内固定的断裂及畸形的再发和加重。在术中除充分显露植骨床外，如骨干的骨折不连，需切除骨折断端及周围的瘢痕组织，咬除骨断端的硬化骨，用骨钻将髓腔钻通，植骨融合时，最好掀开植骨骨床或除去表层骨皮质，避免软组织混杂在植骨中，对于骨缺损的修复，应注意植骨条、块应排列紧密，避免空腔形成。而在脊柱植骨融合时则应注意：①不能仅行椎板外、椎板间植骨，应同时行关节突间及横突间植骨；②需有足够的植骨量；③彻底清除植骨部位的软组织；④椎体间植骨时应彻底刮除软骨板；⑤仔细准备植骨床。术中切除椎板背侧和棘突上所有的软组织，并以骨凿将椎板凿成鳞状的小骨瓣，以增加植骨床的面积，尽可能清除小关节的软骨面，使术后小关节可发生自发性融合。同时，应避免融合骨的生长过程受到异常的应力干扰，方能提高植骨的融合率（图3-38，图3-39）。

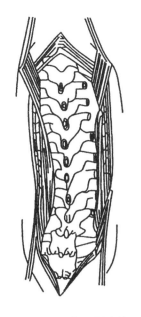

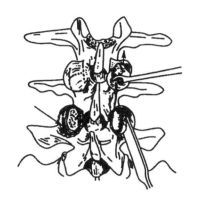

图 3-38 脊柱植骨床的显露　　　图 3-39 脊柱关节突关节软骨面的去除

第六节　微创技术

传统手术要求充分显露手术部位，以彻底切除病灶、恢复解剖结构和生理功能。但在充分显露的同时，也给患者带来了必然的创伤，包括皮肤的美容学损失，病灶邻近组织的破坏、出血、疼痛、受累组织结构功能丢失和需要康复期，以及一系列缘于手术打击所造成的身体反应。从事传统手术的外科医生，一直期望着通过提高手术技术，减少手术损伤，降低手术并发症的发生率，骨科微创技术就是应其要求而应运而生。骨科微创技术如经皮穿刺椎间盘切除术早在 20 世纪 70 年代就已经应用于临床，但微创外科技术（minimally invasive surgery，MIS）作为一种新的手术概念，最早源自 20 世纪 90 年代初期的微创冠脉搭桥（minimally invasive direct coronary artery bypass，MIDCAB），它不仅仅强调手术的小切口，而且强调在保证获得常规外科手术疗效的前提下，通过精确的定位技术，减少手术对周围组织造成的创伤和对患者生理功能的干扰，降低围手术期并发症，促使患者早日康复。近年来，随着内镜技术、各种影像与导航技术及骨科器械的不断发展与更新，微创技术日益成熟，骨科微创技术在临床上得到了越来越广泛的应用，其涉及的领域和手术种类也不断得到拓展，一些微创手术已经比较成熟，并成为骨科的定型手术。虽然通过微创技术治疗的患者可直接体会到快速的康复与良好的美容效果，但各种微创技术的开展必须具备相应的条件，并需经过专门的培训与考核后才可应用于临床。微创技术的适应证、长期疗效、经济性及临床应用价值还存在相当大的争议，但随着骨科器械的不断改进、新型固定材料与融合替代物的出现，还有内镜成像、计算机影像导航与立体定向以及电脑控制机械手臂等技术的不断完善，将会显著提高微创技术的准确性、成功率与临床疗效。微创技术将会是外科手术发展的一个方向，在后面的相关章节中将会有对相应微创技术的详细介绍，下面仅简要对骨科常用的微创技术作一介绍。

一、关节疾病的微创手术治疗

关节镜在骨科的应用已有 80 年历史，是外科内镜手术中起步较早的一种。由于受到技术和条件等限制，在相当长的一段时间内主要作为一种诊断手段，未得到重视和发展。直到 20 世纪 70 年代彩色闭路电视监视系统开始应用后，关节镜下手术才得以发展。特别是近二十年来，随着各种关节镜下切割、缝合、固定等专用器械的开发，以及微型电动刨削系统、钛激光器、低温组织气化仪等高科技配套仪器的应用，使得关节镜手术的应用范围迅速扩大，其微创手术带来的优越性进一步得到体现和重视，成为骨科中发展最快的三大领域之一。关节镜技术显著深化了人们对关节局部解剖结构、生理及病理的认识，拓展了关节疾患的诊疗范围，极大地提高了关节疾病的诊治水平。

目前关节镜手术应用最多的是膝关节、肩关节和踝关节，其他如髋关节、肘关节、腕关节、掌指关节、指间关节、颞颌关节及椎间关节等也均可应用。常见的镜下手术有各种关节炎的滑膜切除，滑膜瘤、软骨瘤的切除，关节内骨赘和游离体的摘除，老年性、创伤性关节炎的关节清理，各种半月板损伤的修补、部分切除或成形，交叉韧带损伤、肩袖或盂唇损伤的修补及重建，关节内骨折的复位固定，髌骨半脱位和肩关节脱位的松解或修补，腕关节三角纤维软骨损伤的修整，肩峰下撞击综合征、腕管综合征的减压和松解。近年来还开展了关节镜下关节软骨面的修复，包括软骨面的刨削、骨膜移植，软骨或骨软骨移植，细胞移植以及细胞因子和人造基质植入，异体半月板移植，目前除人工关节置换外几乎各种关节手术均可在关节镜下完成。

由于关节镜手术的创伤小，对骨关节正常结构的破坏干扰少，手术操作更为精细准确，可以最大限度地保留和修复关节内组织，大大减轻患者的痛苦，明显缩短康复周期，使关节功能得到更快、更好的恢复。由于关节镜技术的不断发展，使得各种关节病的诊断、治疗和疗效都发生了根本变化，关节镜外科已逐渐发展成为一门相对独立的分支学科，微创手术目前已成为运动性关节损伤的主要治疗手段，对提高运动员的竞技水平、延长国家优秀运动员最佳竞技状态的时间等都具有极为重要的意义。近年来四肢小关节诸如腕、指、趾、足距下等关节微创手术的开展，有效地提高了运动性小关节损伤的诊断和治疗水平，解决了运动损伤后长期踝、腕、趾、足距下关节疼痛的治疗问题。

随着关节外科的发展及医疗器械的技术革新，近年来出现了微创全髋和全膝关节置换新技术，微创全髋关节置换目前有两种方法："单切口"技术与"两切口"技术。"单切口"技术采用常规的改良外侧入路或后入路，常规手术切口通常需要做 15 ～ 20cm 的手术切口，而微创技术仅需 8 ～ 10cm 的手术切口，通过特殊设计的拉钩与器械，减少对髋关节周围正常组织的解剖；"两切口"技术通过其中一个切口植入股骨假体，另外一个切口植入髋臼假体，手术过程中需用 C 形臂或导航技术监视。两种手术技术都需要借助一些特殊的拉钩、手术工具来完成。微创全髋关节置换手术具有以下优点：周围组织创伤小、出血少、患者康复快、住院时间短，"两切口"手术 24h 后患者即能出院。

自 1974 年第一例全膝置换手术以来，全膝置换技术如截骨与软组织平衡技术日益成熟，远期临床疗效非常满意。微创全膝置换技术始于单髁置换技术，20 世纪 90 年代后期，Repicci 和 Eberle 等倡导通过有限的外科显露进行单髁置换。随着技术与器械的不断改进，微创单髁置换对于单间隙病变取得了满意的疗效，也为微创全膝置换奠定了基础。Tria 等首先将微创全膝置换技术应用于临床，该技术不仅仅切口小（常规手术的1/3）、美观，而且强调不干扰伸膝装置与髌上囊，患者手术后疼痛少、功能康复快，显著降低了常规全膝手术后的关节康复锻炼时间，明显缩短了患者的住院时间，初步临床疗效满意。微创关节置换技术还处于起步阶段，有一定的适应证、禁忌证，如髋关节存在明显畸形、过于肥胖者不适宜该项技术，膝关节置换仅用于 10° 以内的内翻、15° 以内的外翻及 10° 以内的屈曲挛缩畸形，但随着影像导航定位系统的不断改进与推广其将会得到广泛的应用和认同。

二、微创技术在脊柱外科的应用

脊柱微创技术是指应用于脊柱外科领域，并需借助医学影像、显微内镜等特殊仪器和手术器械对脊柱疾患进行诊治的方法和技术。应用于脊柱外科领域的微创技术主要分为两类：一是指经皮穿刺脊柱微创技术，1934 年 Ball 经脊柱后外侧入路行椎体穿刺活检术，开创了脊柱外科经皮穿刺脊柱微创技术的先河。随后的 30 年，经皮穿刺脊柱微创技术只限于用作脊柱疾患的诊断手段。直到 1964 年 Smith 首先报道了在 X 线透视下经皮穿刺进入病变的椎间盘，将木瓜凝乳蛋白酶注入，使髓核溶解而间接减压治疗椎间盘突出症，这是经皮穿刺微创技术用于脊柱外科疾患治疗的开端。随后 Hijikata 于 1975 年首创了经皮穿刺髓核摘除术，其后有 1985 年 Onik 设计的经皮髓核切吸术以及 Choy 于 1987 年报道的经皮穿刺激光气化的治疗方法等。上述方法均由于适应证相应较窄，自 1999 年后国外文献报道已较少见。1987 年法国 Galibert 等首先报道经皮椎体成形术治疗椎体血管瘤，继之 Deramond 等将此技术用于椎体肿瘤及骨质疏松性锥体压缩性骨折的治疗。Theodorou 等用经皮穿刺气囊椎体成形矫正疼痛性椎体压缩性骨折畸形，对缓解疼痛、矫正畸形取得了满意疗效。Varge 则利用计算机辅助经皮髂骨穿刺成功地切除 12 例骶骨多节段肿瘤，随着技术的日益成熟，其在脊柱肿瘤和椎体骨质疏松性压缩性骨折的治疗中具有良好的应用前景。二是指需借助内镜系统进行操作的脊柱微创技术，即通过窥镜在镜下进行病变切除和椎管减压，从而达到直接切除病变并解除神经根压迫的目的。内镜系统辅助下的脊柱微创技术，主要是应用胸腔镜、腹腔镜、椎间盘镜及关节镜对颈、胸、腰、骶椎疾患进行治疗。颈椎微创技术已广泛应用于经颈前方、侧前方和后方椎板间隙及椎间孔入路的颈椎间盘切除、神经根管减压、颈髓内肿瘤切除、椎管内骨赘切除等。胸椎微创技术主要是在胸腔镜辅助下经胸腔及胸膜腔外行胸椎间盘切除、胸椎穿刺活检、胸椎及椎旁肿瘤切除、结核病灶清除、胸椎核心减压融合修复重建术，以及僵硬型脊柱侧凸前路松解、融合、胸廓内成形术和轻中型脊柱前路固定。内镜辅助下开展的腰椎微创技术主要有在腹腔镜辅助下开展的经腹腔及腹膜后入路腰椎间盘切除术、全腰椎间盘置换术、腰椎骨折前路减压融合术、显微内镜辅助下的腰椎板切除减压术、经椎间盘镜腰椎间盘切除术、腰椎骨折前路减压融合术、经关节镜腰椎间盘切除术，以及计算机辅助下腰椎前路融合经椎板螺钉内固定术等。与开放性手术相比，脊柱微创技术的优点主要是术中出血少、麻醉耐受性好、术后镇痛药用量少、椎管手术入口周缘瘢痕形成小、康复快、住院时间短、脊柱稳定性好等。脊柱微创技术用于椎间盘疾病的治疗是较为成熟的技术，但目前对于椎间盘的最佳切除量、选择椎间融合、人工椎间盘置换还是人工髓核植入等，还没有一致的意见。

从脊柱微创技术应用之日起，该技术引起的并发症问题就引起骨科界的高度重视。尽管文献报告此类手术与开放性手术相比并发症的发生率显著降低，但相关并发症的报告仍见于微创技术的各个领域。如经皮椎体成形术治疗椎体骨质疏松性压缩性骨折注射骨水泥时，注射区域可出现骨水泥的热损伤，一旦骨水泥渗漏入椎旁肌肉，可引起局部疼痛和异物反应而导致活动受限；渗漏入椎间孔可引起神经根受压，症状严重者需手术减压；渗漏入静脉可引起全身毒性和（或）过敏反应；渗漏入下腔静脉可导致肺、脑栓塞等致命性的并发症出现。而内镜辅助下的颈椎微创手术可能发生椎动脉、胸导管损伤、硬脊膜撕裂等并发症；经胸腔镜辅助下经前路胸椎微创手术出现的并发症包括术后肋间神经痛、肺不张、肺大泡、气胸、皮下气肿、乳糜胸、椎体螺钉错位等；经腹腔镜腰椎微创术可能导致血管损伤出血、椎间盘炎、马尾神经损伤及输尿管损伤、逆向射精等。

三、微创技术在骨折治疗中的应用

传统的骨折治疗强调解剖复位、坚强内固定的生物力学观点，客观上使内固定承受更大的应力。导致内固定失效的危险性加大，由于过分强调机械固定的效用，实践中应力遮挡、局部血运破坏影响骨折愈合、钢板下骨质疏松、骨萎缩、骨愈合延迟、再骨折等问题屡屡发生。而人们在非直接复位内固定术中观察到：牵拉主要的骨折块，充分利用骨折块与软组织之间的联系可达到良好的轴线复位，由于不剥离软组织与骨膜从而减少了手术创伤，保护骨组织的生机。微创钢板接骨术（minimally invasive plate osteosynthesis，MIPO）是近年骨折生物学内固定术的一个新进展，通过一小切口建立皮下隧道，用间接复位技术使骨折复位并作钢板内固定。由于不做广泛的切口及广泛的软组织剥离，同时对髓腔内的血液循环产生较小的干扰，其最大限度地保持了骨折处的生物学完整性，生物学完整性即组织结构的维持与血液循环的保护，并据此提稳定有效的力学结构——机械固定。临床应用显示其创伤小、操作简单并具有优良的效果。近年来，也有学者在关节镜下行关节骨折的治疗（图 3-40），通过镜下的操作减少了手术对关节的创伤，有利于患者术后的功能恢复，临床应用疗效满意。

尽管目前新型仪器设备性能的改善和手术技艺的提高已经大大促进了微创技术的发展，但整个骨科领域仍有很多疾病的治疗不能达到理想的微创要求，即使在先进的影像设备引导下，利用先进的关节镜或腔镜进行手术，虽然切口变小，但在患者体内操作的范围和显示仍不完全满意，同时其智能化程度较低，其所带来的创伤不能忽视。当下需要不断改进、发展相应的器械和技术，来推动微创技术的发展。

微创技术的主要目标是最大限度地减小手术的侵袭性，但不能不加选择地盲目使用，如果在并发症和术中改行开放手术比率均较高的情况下应用，则无疑会增加患者的痛苦，而且丧失了微创手术的优越性。因此严格掌握微创手术的适应证，在具备相应技术和经验的前提下进行各种微创手术，是保证和提高微创手术疗效的关键。

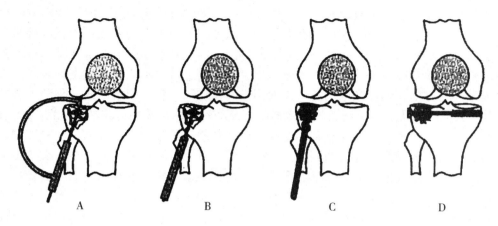

图 3-40　关节镜下胫骨平台骨折的复位、内固定

A. 放置定位器，打入导针；B. 经导针放置钻孔；C. 置入套管撬拨并植骨

D. 拧入拉力螺钉

微信扫码

◆临床科研

◆医学前沿

◆临床资讯

◆临床笔记

第四章

手部损伤

第一节　处理原则

手部骨折与脱位是常见病、多发病，但在门急诊常发生漏诊或处理不当，如腕舟骨骨折初诊时没有注意，当患者因腕肿痛多次到门诊检查时才发现。此时已形成骨折不愈合，给治疗增加了难度。又如，第 2 ~ 5 腕掌关节脱位也经常发生漏诊，晚期常造成手的功能障碍和疼痛，这除了有些损伤在诊断上有一定难度外，思想上不够重视也是重要的原因。有人认为手部骨骼是小骨头、小关节，即使发生了骨折脱位，也无足轻重。其实手是人们生活和劳动的主要器官，手的损伤和疾病将会严重影响人们的生活和工作。特别是用手从事精细操作的人。为此，我们强调应当重视手部骨折与脱位的诊断并掌握正确的处理原则。

一、要早期复位

骨折与脱位，在伤后 24 小时之内，复位容易。如果时间延长，由于骨折或脱位部位的出血，血肿机化，损伤软组织渗出、水肿等原因，使骨折脱位复位困难。如时间超过 3 周，则骨折脱位部位周围的软组织已发生纤维化，组织变硬，复位将更加困难。受伤 2 个月以上，则由于韧带及软组织的挛缩，将形成固定畸形，有的骨折已有畸形愈合，此时手法复位显然已不可能。

骨折早期复位、妥善的固定、使骨折顺利愈合，就可以尽快转入康复治疗，以使手部功能获得更快的恢复。脱位后早期复位，可使损伤的软组织尽快愈合，一般 2 ~ 3 周后即可进行功能锻炼，可明显减少关节僵硬。

二、要解剖复位

手部骨折，要尽量做到解剖复位，不能有成角、短缩、旋转或移位。由于手部解剖精细，骨折复位欠佳将直接影响手部功能。如属关节内骨折，即使留有轻度成角或移位，由于关节的倾斜或移位骨质的阻挡，都会造成关节的活动障碍。另外，由于手部背侧软组织少，骨折的成角或移位很容易看出，使外观受到影响。

三、要牢固地固定

手部骨折，无论是使用外固定或内固定，都要求牢固可靠，以维持骨折的解剖复位，便于及早开始功能锻炼，最后达到骨折愈合、功能恢复。如骨折固定不牢固，骨折会重新移位，造成畸形愈合。除非有特殊需要，一般均应将患肢固定在功能位，固定的范围要适当，范围过小达不到制动骨折的目的，范围过大又影响正常关节的活动。

四、要以恢复手的功能为主要目标

治疗骨折脱位的最终目的是恢复手部功能，而骨折获得愈合、脱位得到复位是最基本的条件。对于手部功能恢复的问题，在治疗开始时就应给予充分注意，如骨折的制动，应在功能位，可防止韧带和关节囊的挛缩。在进行手术治疗时，应避免过多剥离软组织，并采用操作简便、固定牢固又不影响手指活动的内固定器材。无论是内固定或外固定，都应避免不合理的、过长时间、过大范围的固定。骨关节损伤治疗的好坏，不能单凭 X 线片上骨折复位及愈合结果来衡量，还应检查手部感觉、运动等功能情况，以及能否完成日常生活和工作等来全面评价其治疗效果。

五、要重视康复治疗

无论骨折或脱位，都需要对患手进行一段时间的固定。骨折愈合后，由于软组织的损伤、疼痛、水肿等原因造成的关节僵硬、肌肉萎缩、肌腱粘连等骨折病将会严重影响手的功能。如果此时停止了治疗，患手将失去很多功能，甚至成为一只废手！因此，在骨折、脱位治疗后，应尽快转入康复治疗。康复治疗可以改善患手的血液循环，减轻水肿，增大关节活动度以及改善患手的感觉等，使手的功能得到恢复。20 世纪 70 年代以后，骨科医生更加重视康复治疗，完善的康复科纷纷成立，有关康复的书籍也陆续出版。因此，大量的骨科患者也得到了更好的治疗。

第二节　远节指骨骨折

远节指骨骨折可分为三种类型：爪粗隆骨折、指骨干骨折以及指骨基底骨折。

一、爪粗隆骨折

骨折常见于压砸伤，暴力直接作用在手指指端，造成骨折。骨折分为简单及复杂型。简单型骨折移位较少，可为闭合性骨折，但常伴有软组织损伤。此类病例，软组织伤的修复及预防感染应放在比治疗骨折更重要的地位。骨折块由于与连接皮肤和骨膜间的纵形韧带相连，又有指甲的支持而多比较稳定。

复杂型骨折，为粉碎开放性骨折。骨折块有较多的移位。清创时应将小块、分离的骨折块切除，但应避开切除过多的骨质，否则可能造成骨不愈合及甲床基底的缺失，而间接影响指甲的生长及功能。

爪粗隆因为有指甲作为支托，骨折一般不需要做制动。如发生骨折不愈合，因对功能影响不大，也不需特殊治疗。

二、指骨干骨折

指骨干骨折多由压砸伤造成。可有横行、斜形、纵行和粉碎性骨折，此处由于没有肌肉及韧带的牵拉而移位较少。但无论是哪种类型的骨折，任何有意义的移位都应进行复位。手法整复时需用骨折远端去对接近端，一般复位并不困难。复位后可将手指固定在屈曲位。有些开放骨折，由于甲床可能嵌入其中，难以整复，应做切开复位，修复甲床，并用克氏针纵行穿入固定骨折，但注意不要穿过远侧指间关节，以免损伤关节面；也不要损伤甲根，以免指甲生长畸形。

因末节指骨的骨质及髓腔细小，做克氏针内固定时，往往只需一根，行纵向、斜形固定，不必用两根甚至多根克氏针固定。

三、指骨基底骨折

指骨基底骨折均为关节内骨折。骨折可发生在指骨基底的掌侧、背侧或侧方，大多数为撕脱伤造成。伸指肌腱撕脱骨折最常见，尤以 50 岁以上者多见。伸指肌腱两侧束在中节指骨远端汇合后，止于末节基底背侧。当暴力强烈屈曲远节手指时，可发生撕脱骨折。有时力量不大，仅在掏耳朵或手指伸直位时轻轻撞击一下，就造成了断裂。骨折片大小不一，可以小如针尖，大的可包括大部分关节面。新鲜骨折（1周以内）经整复后，可以用石膏或支具将近侧指间关节屈曲，远侧指间关节过伸位固定6～8周，然后去除固定，开始活动。屈曲近侧指间关节，可以使近侧指间关节至远侧指间关节的一段伸肌腱侧腱束松弛；远侧指间关节过伸，则可使骨折对合，以利愈合。撕脱的骨折片如不超过关节面的1/3，可用上述外固定方法治疗；如骨折片超过关节面的1/3，且伴有远侧指间关节脱位者，可行切开复位，用钢丝或不锈钢针内固定；或行闭合复位后，用不锈钢针进行闭合穿针内固定，但如骨折块较小，则闭合穿针困难较大。如骨折块很小，可将其切除，然后用钢丝将肌腱固定在止点上。

掌则的撕脱骨折，为指深屈肌腱附着在远节指骨基底处受暴力造成。常并发有远侧指间关节掌板的破裂。X线片上，可见到手指掌侧的骨折片。骨片的部位，视撕脱肌腱回缩多少而不同。如骨折块小于关节面的1/3，可将其切除，并使用钢丝将撕脱的肌腱重新固定在其止点部；骨折块超过关节面的1/3者，可做切开复位及骨折内固定。

侧方撕脱骨折，多由指间关节侧方受直接外力或旋转暴力所致，常伴有关节囊或韧带撕裂。骨折片多较小，移位不多。可在伸直位固定患指，3周后做主动功能练习；如骨折块较大，移位较多，关节有侧方不稳，可做切开复位，用克氏针或螺丝钉做内固定。

第三节　近节与中节指骨骨折

中节指骨骨折多发生于直接暴力，如机器伤、压砸伤等。骨折的移位受两种力量的影响，即损伤的外力和手指肌腱的牵拉力。如骨折线位于指浅屈肌腱止点的远端，由于指浅屈肌腱的牵拉，使近端骨折块屈曲，同时由于指伸肌腱在远节止点的牵拉，使远端骨折块背伸，则骨折向掌侧成角。

骨折线位于屈指浅肌腱止点远侧，骨折向掌侧成角治疗可采用手法复位，将骨折远端进行屈曲以获得复位，用石膏或绷带卷在屈指位固定。

若骨折线在指浅屈肌腱止点的近端，由于指浅屈肌腱的牵拉，使远端骨折块屈曲，而指伸肌腱中央腱束在中节指骨基底背侧止点的牵拉，可使近端骨折块背伸，则骨折向背侧成角。

整复时需将骨折远段伸直复位，用石膏托将伤指固定在伸直位。

上述两种骨折在整复时牵拉手指力量不要太大，要与骨折成角相反方向屈或伸手指，同时按压移位的骨折块使之复位。因为在骨折成角的对面一般有骨膜相连，相连的骨膜可起到张力带的作用，有利于骨折复位及愈合，不应在复位过程中将其破坏。

为了避免手指在伸直位外固定过久而影响关节功能，或损伤为开放性骨折需做清创术时，均可采用直视下复位不锈钢针内固定或微型钢板固定。但我们认为在中节指骨，由于其骨骼小，周围又有肌腱、韧带包绕，使用钢板必然影响肌腱的滑动和关节的活动，因此不提倡在中节指骨使用钢板。

近节指骨骨折在指骨骨折中最常见，常为直接暴力造成，如压砸、挤压、打击等。骨折线可有横形、斜形、螺旋形、纵形等。近端骨折块由于骨间肌的作用呈屈曲位，远端骨折块由于伸肌腱中央腱束在中节指骨止点的牵拉作用呈背伸位，使骨折向掌侧成角。

治疗可用手法整复、外固定。对某些闭合性稳定性骨折，也可采取闭合复位。整复时将伤指轻轻牵拉，使骨折断端分开，术者用另一手指从掌侧向背侧按压，矫正成角，然后在牵引的情况下逐渐屈曲，掌指关节屈曲45°，近侧指间关节屈曲90°，指尖对着舟骨结节，由前臂至患指末节，用石膏托固定，还可用绷带卷固定，卷的粗细可视手的大小而定，以握住后掌指关节及指间关节符合上述角度为合适，有些粉碎骨折也可用此法固定。

手法复位外固定失败者以及斜形骨折不稳定者，或是开放性骨折需做清创者，可考虑行切开复位内固定。

1. 克氏钢针内固定　用钢针内固定时，逆行穿针法比顺行穿针更容易，即先将钢针从骨折远端穿入远端骨折段，从皮肤穿出，复位骨折，再将钢针打入近骨折段，针尾留在远端骨折段皮肤外。一般单纯骨折使用两根克氏针即可达到固定目的，粉碎骨折则可用多根针固定。

另外，在穿针时还要注意要保护关节，如横形骨折，用交叉克氏针固定时，尽量避免穿过关节面，以使关节活动不受影响。Massengill 于 1979 年指出，交叉克氏针通手指中心轴的背侧穿入，其固定强度要大于从中心轴穿过者。斜形骨折，复位后可使钢针与骨折线呈垂直方向穿入。

克氏针作为一个异物，在内固定器材中是比较小的。另外，手术中不需要广泛剥离软组织，术后不妨碍关节活动，患指可早期开始功能锻炼，又不需要再次手术即可拔除。虽然不锈钢针的内固定作用尚不够理想，但鉴于以上优点，现在仍在广泛使用。

不锈钢针固定法如应用不当，不容易维持精确的解剖复位；也不能产生骨折块间的加压作用，而且可能使两骨折块间出现缝隙；针尾留在皮肤外边，虽然便于取出，但也可能成为感染源。

2. 切开复位钢丝内固定　为了克服不锈钢针的缺点，以求更稳定的制动，Robertson 于 1964 年提出用钢丝做内固定的方法。即利用两根平行或相互交叉成 90° 的钢丝，垂直于骨折线做环绕固定骨折。

此法对横形骨折较为适用，对斜形、螺旋形或粉碎性骨折也常应用钢丝捆绑或协同钢丝一起使用。用钢丝固定骨折，需在骨折两端分别钻两个孔，然后钢丝穿过两边骨孔平行或互相交叉成 90° 固定。手术时剥离软组织较多，操作较复杂，且其固定牢固程度不如钢板及螺丝钉。

钢丝固定骨折后还会因为所钻骨孔处的骨质吸收而造成固定松动。另外，骨折愈合后，由于骨痂的包裹，钢丝取出时常很困难或钢丝断裂遗留在骨中。因此，单纯指骨骨折使用钢丝固定的很少。

3. 复位、螺丝钉或微型钢板内固定　对斜形或螺旋形骨折，用螺丝钉做垂直于骨折线的固定，手术操作比较简单，软组织剥离少，固定牢固，术后可用石膏托短时间固定，或不做外固定而允许手指做有限制的早期活动。其缺点是螺钉可能干扰肌腱的滑动，或皮下有异物隆起，对横形及粉碎性骨折不宜使用。在骨折块较小时使用螺丝钉可能将小骨折块拧裂，故也不宜使用。骨折愈合后还需二次手术将其取出。尽管螺丝钉固定方法较好，但鉴于以上缺点，在使用上仍受到很大限制。

微型钢板固定牢固，可控制骨折块间的旋转，有的钢板还有加压作用。因此，术后可做早期活动。对横形、短斜形的骨干骨折均可使用，但接近关节的骨折，由于在关节侧无法容纳钢板而不宜使用。中节指骨较短小，周围有肌腱和韧带包绕，钢板固定后会影响肌腱的滑动，因此不宜使用。使用钢板固定手术操作复杂，需广泛剥离软组织，术后又妨碍肌腱的滑动，而且需要二次手术取出，因此，使其应用受到一定限制。

狩猎者骨折(game keeper thumb)：此为拇指近节基底尺侧的撕脱骨折，多由于暴力作用在拇指尺侧，使拇指过度向桡侧外展，附着于基底尺侧的拇收肌猛烈牵拉，可造成撕脱骨折。伤后拇指肿胀，掌指关节尺侧压痛，拇指活动受限。X 线片可见拇指近节尺侧有一小撕脱骨折块，但多半折块不大。

骨折如无移位，可行外固定 4 周即可，否则可手术治疗。如骨折块小于基底关节面的 10% ~ 15%，可将骨块切除，然后再用钢丝以可抽出缝合法将韧带断端牵至骨缺损处，做韧带止点重建。如果骨折块较大，可行切开复位，克氏针或钢丝内固定，4 周后开始活动。

第四节　掌骨骨折

掌骨骨折可分为掌骨头、掌骨颈、掌骨干及掌骨基底骨折。

一、掌骨头骨折

有三种类型的骨折。

1. 常见的掌骨头骨折　多在手握拳位，掌骨头受直接打击所致。也可发生在机器的压轧伤。骨折常影响到掌骨关节面，故属关节内骨折。第 2、5 掌骨头骨折比第 3、4 掌骨头骨折多见，可能因为第 2、5 掌骨位于手掌边缘，容易受伤之故。

骨折类型有斜形、纵形、横形等。损伤多为闭合性，骨折愈合后，如关节面不平滑，则可影响关节活动；晚期，由于关节面反复磨损，还会造成创伤性关节炎。

治疗要根据骨折移位情况，如骨折稳定，关节面平整，可用石膏托固定掌指关节于屈曲位。3周后，解除制动做主动功能锻炼。

有移位的骨折，因骨折块在关节内，又无肌腱或韧带的牵拉，复位比较容易。使关节在伸直位，轻轻牵拉该指，并使手指侧偏，轻轻挤压掌骨头，可使向两侧移位的骨块复位。屈曲掌指关节，向背侧推顶掌骨头，可使向掌侧移位的骨折块复位。

如手法复位失败，可行切开复位及不锈钢针内固定术。但应注意，掌骨头处为松质骨，骨折复位后，钢针打入应准确，争取一次成功，否则反复穿入，会使钢针松动，固定不牢或失败。一般钢针可保留3～4周，然后去除固定，开始活动。

2. 关节软骨骨折　此种损伤多由紧握拳时拳击较锐性物质所致，如牙齿、玻璃等，致使关节软骨破碎。多为开放性损伤，能从伤口看到破碎之软骨面。应彻底清创，应摘除脱入关节内的小骨折片，较大的骨折块可在复位后用石膏托做短时间固定，然后开始活动。

3. 掌骨头粉碎性骨折　多发生于较大暴力的损伤，常并发有相邻的掌、指骨骨折及严重的软组织损伤。

骨折移位不明显，关节面尚平整者，可用石膏托固定3～4周后开始主动功能练习。有移位的骨折在治疗上比较困难，可行切开复位，以多根较细的不锈钢针分别将骨折块固定；若骨折块较小，钢针粗，贯穿骨折块时容易碎裂。固定后，一旦骨折初步愈合，即可开始活动以防关节僵直。如掌骨头严重粉碎、短缩，已无法使用内固定时，可用骨牵引3～4周，然后开始主动功能练习。

二、掌骨颈骨折

以第5掌骨最多见，因多发生在拳击者，故又称"拳击者骨折"，其次是发生在第2掌骨。当握拳时由纵向暴力施加在掌指关节上，传达至掌骨造成掌骨颈骨折。

正常掌骨颈向背侧轻度成角，称"颈干角"。Lowdon（1985）测量过正常人的颈干角，第5掌骨在斜位片上平均为25°，骨折后由于骨间肌的牵拉，常加大向背侧的成角。真正的侧位片上由于掌骨的重叠很难看清骨折线，故常用斜位片来诊断骨折。

第1掌骨颈骨折很少见。第2～5掌骨颈骨折因为有掌骨间韧带和骨间肌的固定而很少有大的移位。

骨折常在掌侧嵌插并向背侧成角。检查时可在掌指关节近端背侧触及一疼痛的隆起，如骨折成角不大，也可以没有隆起。因为疼痛，使手指的屈、伸活动受到限制。骨折后，还常出现手指旋转畸形。在手指伸展时，无明显的功能障碍，握拳时，患指可与相邻手指相互交叉，影响功能。

根据外伤史，结合体征及所拍摄正、斜位X线片，一般诊断无困难。但应注意：如骨折向背侧成角，在正位X线片上，由于骨质有嵌插，骨折线不易看清；侧位X线片上，又和其他掌骨相重叠，不易发现骨折，很容易贻误诊断。

稳定性骨折，且成角在30°以内者，对手的外观及功能都没有明显影响，可用石膏托固定腕关节于轻度背伸、掌指关节屈曲50°～60°、指间关节在休息位。6～8周，拆除石膏，鼓励患者活动患手。有的患者可能有15°～20°的掌指关节伸展受限，一般锻炼2～3个月后即可恢复正常。

掌骨颈不稳定性骨折，常有较大的成角畸形，可用手法整复。因为掌指关节侧副韧带附着于掌骨头两侧背部，掌骨颈骨折后，若在掌指关节伸直位牵引，则可使侧副韧带以掌骨头的止点处为轴，使掌骨头向掌侧旋转，反而加重掌屈畸形。整复时，必须将掌指关节屈曲至90°，使掌指关节侧副韧带处于紧张状态，使近节指骨基底托住掌骨头，再沿近节指骨纵轴向背侧推顶，同时再在骨折背部向掌侧加压，即可矫正畸形。

掌指关节屈曲90°，以近节指骨推顶掌骨头，使骨折复位整复后，用背侧石膏托将掌指关节制动于屈曲90°及握拳位。4周后，拆除石膏，开始活动。

还可用经皮克氏针固定。先将骨折复位，然后经皮在远骨折段横行穿入不锈钢针，用相邻的正常掌骨头固定。如第 5 掌骨颈骨折，可固定在第 4 掌骨上；第 2 掌骨颈骨折，可固定在第 3 掌骨上。钢针应从掌骨头侧副韧带止点处穿出，若穿过韧带中部时，则会限制掌指关节屈伸活动。

对成角超过 30° 的骨折，如手法整复困难或属开放性骨折，可行切开复位、不锈钢针内固定。因此处骨折线紧靠关节囊，无法使用钢板或螺丝钉，故仅能使用克氏针，但在使用时应注意，钢针不可反复穿插，因掌骨头为松质骨，反复穿针会使针孔扩大，固定不牢，造成固定失败。钢针应从掌骨头背侧两边穿出，不能损伤关节面，也不能穿过中央的伸指肌腱或两侧的侧副韧带。

三、掌骨干骨折

因为相邻掌骨间的韧带及骨间肌起着稳定的作用，故孤立的掌骨干骨折比较稳定，移位较少。掌骨干骨折发生在第 3、4 掌骨者较多，可能和这两指较长有关。作用在手或手指上的旋转暴力，常致成斜形或螺旋形骨折；由纵轴方向的暴力传达至掌骨上时，多造成横形骨折。

稳定性骨折，可使用石膏托将患手固定在腕轻度背伸、掌指关节屈曲、指间关节于休息位，6～8 周后去除石膏，练习手部活动。

骨折端有短缩或旋转时为不稳定性骨折。可行手法复位后用石膏管形固定。但很多斜形或螺旋形骨折，复位后采用石膏固定很难防止畸形重新出现，应行切开复位及内固定。

斜形或螺旋形骨折可用不锈钢针垂直骨折线固定。为控制骨折块旋转，常需用 2～3 根钢针或螺钉作为内固定。

不稳定性掌骨骨折，也可经皮用钢针横行穿过远、近骨折块固定在相邻完整的掌骨上。斜形或螺旋形骨折也可使用螺丝钉或微型钢板固定。

四、掌骨基底骨折

掌骨基底骨折多有腕掌关节骨折脱位。常发生在第 1、4、5 腕掌关节，因为第 1 腕掌关节活动度最大，关节孤立，缺乏保护，故受伤机会较多，第 4 和第 5 腕掌关节分别可屈伸 15° 和 20°，位于手尺侧边缘，容易受伤。

除第 1 腕掌关节外，其他腕掌关节相互间有韧带相连，骨折后移位较少。

腕掌关节的骨折，多由于纵向撞击力量作用在掌骨，传达至腕掌关节处，造成腕掌关节骨折及脱位。虽然骨折移位不多，但如治疗不当，常会遗留局部疼痛、隆起以及因屈、伸指肌腱张力失衡使手指活动受限。

手法整复后，以短臂石膏托固定。第 2、3 腕掌关节因其活动度小，骨折后移位少，复位后稳定，容易固定；而第 4、5 腕掌关节活动度大，复位容易，但固定困难，因而可行经皮或切开复位后不锈钢针内固定。

第五节　拇指掌骨骨折

第 1 掌骨因与其他掌骨间无韧带相连，活动度最大，受伤机会多，故第 1 掌骨骨折很多见。第 1 掌骨的掌骨头及掌骨干骨折和其他掌骨骨折一样，在诊断、治疗上没有更多的特殊点需要强调，但拇指的掌骨基底及第 1 腕掌关节却有不同的特点：其一是在诸掌骨基底骨折中，80% 是发生在第 1 掌骨（Gunther，1984）；其二是在解剖上，第 1 腕掌关节面与其他腕掌关节不同，第 1 掌骨基底关节面在桡尺方向是凸出的，在掌背方向是凹陷的，而大多角骨远端在桡尺方向是凹陷的，这样，使腕掌关节成为马鞍状，且关节囊及其周围韧带松弛，关节有较大的活动范围。在掌骨基底尺侧髁和大多角骨之间，还有一个较强的斜形韧带，以稳定关节。拇指几乎参加手部的所有功能活动，受伤机会多。因此，拇指腕掌关节周围的骨折较多见且较复杂，拇指掌骨骨折主要需强调的是围绕腕掌关节的骨折。Green 和 OBrien 将第 1 掌骨基底骨折分为两型。

1）关节外骨折：多为横形及斜形骨折，以横形者多见。骨折远段因拇长屈肌及拇收肌的牵拉，向掌侧、尺侧移位；骨折近段因拇长展肌的牵拉向桡、背侧移位。骨折呈向桡、背侧的成角畸形。

治疗可行手法整复，在牵拉拇指的情况下，用手指从骨折部的背侧、桡侧向掌、尺侧按压，以纠正畸形，术后可在拇指功能位用石膏托外固定。如骨折整复不良，可在第1掌骨基底部遗留一骨性突起，遗留压痛，如畸形角度较大，还会影响拇指的伸展角度。

如骨折线为斜形、不稳定或整复不良，可行切开复位、克氏针内固定。应注意在穿针时，不要损伤腕掌关节。对斜形骨折也可用螺丝钉固定。由于此处骨折线距关节较近，不宜使用钢板。

2）关节内骨折：包括两种类型，即 Bennett 骨折和 Rolando 骨折。

（1）Bennett 骨折：常由作用在拇指纵轴线上的暴力所致，骨折线自掌骨基底内上斜向外下，进入腕掌关节内。掌骨基底内侧形成一个三角形骨块，由于掌骨基底尺侧的掌骨钩与大多角骨间有韧带相连，故此骨块仍保留在原位，或骨折块仅稍有旋转。而骨折远端因失去了与近侧骨折块的连续性，再加上拇长展肌的牵拉而滑向背侧及外侧，造成第1腕掌关节脱位。大多数近端骨折块小于掌骨基底关节面的1/3。

Bennett 骨折比较容易漏诊，因为在手的正位 X 线片上，实际上是拇指的侧位，但骨折块往往位于掌骨基底偏掌侧，骨折块容易被第2掌骨基底遮盖，且骨折块又较小，往往容易被忽略。在手的侧位 X 线片上，实际上是拇指的正位，其骨折块正好被第1掌骨所遮挡，也不易被发现骨折。因此在门诊常常发现漏诊的患者。

检查时应结合外伤史，可发现患指肿胀、疼痛。应特别注意在 Bennett 骨折患者有腕掌关节脱位现象，当按压脱位的腕掌关节时很容易复位，当松开手指或做捏指动作时很快又出现脱位。要认真阅读 X 线片，必要时可拍手部斜位 X 线片，以便观察骨折块。

治疗：Bennett 骨折的治疗比较困难，其特点是复位容易、固定难。复位时，可在外展位牵引拇指，同时向尺、掌侧压迫掌骨基底，骨折极易复位。但放松牵引后也极容易发生再脱位。反复操作数次，术者熟悉复位感觉后，先于基底部放一软垫保护，自前臂至拇指近节上一石膏管形，在石膏未凝固前，进行手法复位。术者一旦感觉骨折已复位时，可将拇指掌骨置于外展、掌指关节轻度屈曲位，直到石膏硬固为止。术后拍 X 线片，若骨折复位满意，制动5周左右，多可愈合。

在整复过程中，手法上容易犯的错误是：当外展和背伸掌骨时，不是把力量放在掌骨基底部，而是用力将拇指的掌指关节外展及背伸。掌指关节外展和背伸的结果，由于推顶的作用，常常反使掌骨本身呈内收和掌屈。如此操作，骨折不但不能复位，相反会加重骨折移位的程度，对此要特别注意。

还可在透视下复位后，经皮穿入不锈钢针，将两骨折块固定在一起。若近端骨折块较小，不易穿钢针固定时，复位后可将第1掌骨远骨折段固定在大多角骨或第2掌骨基底上。

Bennett 骨近端的小骨折块，由于韧带的牵拉常有某种程度的旋转，使闭合复位十分困难，常需切开在直视下复位。可用细长螺钉或钢针从远骨折块桡背侧斜向掌尺侧穿入，与小骨折块固定。

切口可选第1腕掌关节背侧短斜形切口或第1腕掌关节掌侧沿大鱼肌外缘的 L 形切口，但我们认为后一切口较好，用此切口可更好的暴露小骨折块。

术后用短臂石膏管形或石膏托将拇指固定在休息位，5周后拆除石膏，8～10周拔除钢针，开始活动拇指。

（2）Rolando 骨折：为第1掌骨基底的 T 或 Y 形粉碎性骨折，可伴有关节半脱位。

治疗：如关节面尚平整，复位后可用石膏托固定。如果骨折有移位，且骨折块较大，应使用内固定。如骨折粉碎严重，且骨折块较小，无法做内固定者，可行纵向牵引，并用石膏托保护。

（3）其他腕掌关节骨折：腕掌关节的骨折，多由于纵向撞击力量作用在掌骨，传达至腕掌关节处，造成腕掌关节骨折及脱位。虽然骨折移位不大，但如治疗不当，常会遗留局部疼痛、隆起，由于骨折或脱位后的成角畸形，还可导致掌骨头短缩及向掌侧倾斜，同时由于屈、伸指肌腱张力失衡，从而使手的外观及功能受到明显影响。

治疗可行手法整复后，以短臂石膏托固定。第2、3腕掌关节因其活动度小，骨折后移位少，复位后较稳定，也容易固定；而第4、5腕掌关节活动度大，复位容易，固定困难，因而可经皮或切开复位后用不锈钢针做内固定。

第六节　指间关节脱位与韧带损伤

一、指间关节脱位

指间关节脱位多由于手指过度伸展损伤所致，其次是受侧方外力造成，因过度屈曲所致者极少。体征多表现为远位指骨向近位指骨背侧脱位，同时向侧方偏移。临床上近侧指间关节脱位比远侧指间关节脱位者常见。

根据外伤史以及伤指所出现的畸形、局部症状及 X 线片，很容易作出诊断。

可在指神经阻滞麻醉或不用麻醉下，牵引手指同时轻度屈曲，脱位的指骨很容易复位。部分患者就诊时已自行复位，但应注意，如复位后关节有明显侧方不稳者，应及时手术修复侧副韧带；如早期未行修复，晚期有症状者，也应做修复手术。

手法复位或手术修复后的手指，用石膏托固定4周，然后做关节活动。

有的指间关节脱位很难整复，因破裂的掌板、指深屈肌腱以及侧副韧带和肌腱等结构嵌入其中，使手法整复失败，此时应早期行手术切开复位，术中只要将嵌入关节内的组织拉出，关节即可顺利获得复位。

陈旧性指间关节脱位，手法整复多不能成功，手术切开复位容易造成关节僵直及疼痛。因此，对陈旧性指间关节脱位，若无明显症状，且不太影响工作和生活时，可不进行特殊处理；若关节疼痛、无力，应做关节融合术。

对已经僵硬且有疼痛的关节，有人建议行人工关节置换；或用足趾的跖趾或趾间关节进行游离移植，以恢复指间关节的活动，但效果均不理想。

二、指间关节侧副韧带损伤

指间关节为单向活动的屈伸关节，关节两侧有侧副韧带以维持稳定。因指骨头关节面侧面呈半圆形，关节无论处于伸直或屈曲位，侧副韧带都保持同样的紧张状态，只有少许的被动侧方活动。

当手指远端受到侧方外力或扭力时，由于近侧指间关节比远侧指间关节力臂长，所受的外力更大，因而发生侧副韧带损伤的机会比远侧指间关节多。

伤后关节出现梭形肿胀、疼痛、屈伸活动受限、局部压痛，被动侧方活动关节时疼痛加重。若侧副韧带已经断裂，则有明显的侧方不稳，出现"开口征"阳性表现。加外力拍正位 X 线片，可见伤侧关节间隙增大。

早期部分韧带损伤，无明显关节不稳，可行伤指伸直位制动，使损伤的关节囊及侧副韧带得以愈合，4周后开始练习活动。但需3～4个月才能使指间关节处肿胀消退、疼痛消失及恢复正常的活动范围。在恢复生产期间可配合理疗及关节主动功能锻炼，避免侧方搬弄手指及再受外伤。否则，可造成侧副韧带松弛，再次断裂，或指间关节遗留长期梭形膨大。

如侧副韧带完全断裂，应早期行手术缝合，特别是示、中指桡侧侧副韧带，因用手指做捏、握动作时，上述部位承受从桡侧来的外力较大，手术适应证就更强些。术后，均用无衬垫石膏管形固定手指于伸直位4周。

第七节　拇指掌指关节脱位和韧带损伤

　　拇指掌指关节是由近节指骨基底、掌骨头、掌板、桡尺侧籽骨、侧副韧带以及副侧副韧带和关节囊所组成的多轴关节，具有屈、伸、内收、外展、回旋和旋转运动。但由于掌骨头横径大，关节面宽阔，侧方偏斜运动的幅度明显小于手指的掌指关节。

　　掌骨头略呈四边形，曲率小，横径小于前后径，掌侧关节面内有两个与籽骨成关节的小面，这两个小面有时突出，在关节背侧脱位后可影响掌板恢复原位。籽骨一般为两个，分别位于掌板的桡、尺侧并接受拇短屈肌和拇收肌的抵止。侧副韧带起自掌骨头的侧方偏背侧，止于近节指骨基底偏掌侧，关节屈曲时，韧带紧张，伸直时松弛，是维持关节侧方稳定的重要结构。副侧副韧带薄而平，由掌骨头止于掌板和籽骨。在关节尺侧，拇收肌腱止于尺侧籽骨和近节指骨基底的尺侧，并有部分纤维加入指背腱膜的尺侧扩展部。在桡侧，拇短展肌腱和拇短屈肌腱除了止于桡侧籽骨和近节指骨基底桡侧外，也有部分纤维并入指背腱膜的桡侧扩张部。这些结构对关节的稳定也有一定的作用。

　　拇指掌指关节脱位和韧带损伤包括：尺侧侧副韧带损伤、桡侧侧副韧带损伤和关节脱位三种类型。

一、尺侧侧副韧带损伤

　　拇指掌指关节过度桡偏和背伸的暴力，常会导致尺侧侧副韧带及掌板的不全性断裂或完全性断裂。

　　断裂多发生在指骨基底附着部，有时可并发基底撕脱骨折。侧副韧带断裂后，指背腱膜的尺侧扩张部往往会置于断端间，妨碍韧带愈合。

　　过去英国狩猎场的看护人，常有拇指掌指关节尺侧侧副韧带慢性损伤，与他们经常徒手宰杀小猎物的职业习惯有密切的关联。因此，Campbell 将此种损伤称之为"狩猎场看护者拇指"（gamekeeper thurrib）。有些学者认为使用"滑雪者拇指"（skier thumb）来表示尺侧侧副韧带的急性损伤似乎更贴切，因为滑雪杖与拇指的撞击是其常见的原因。

　　伤后，关节尺侧肿胀，疼痛并有明显的压痛，关节活动受限。将掌指关节被动桡偏时，如果侧偏角度有明显增大（大于健侧10°），则提示韧带完全性断裂，否则可能是不全性断裂。这项应力检查应在局部浸润麻醉后进行，以免因疼痛、肌肉痉挛而限制关节偏斜使结果呈现假阴性。此外，还应做双侧对比，以减少个体差异的影响。除了在掌指关节伸直时做侧方偏斜应力检查之外，还要在掌指关节屈曲时做侧方偏斜应力检查，因为侧副韧带在关节伸直位时是松弛的，关节的侧方稳定还有周围其他结构的支持，不易确定侧副韧带是否断裂。

　　尺侧侧副韧带断裂后，在应力下拍拇指正位X线平片，可见掌指关节尺侧间隙增宽，关节面不平行。在做应力下拍片检查之前，应先做常规X线平片检查，以免不知道骨折存在而使之移位。与韧带损伤并发的骨折，多为近节指骨基底的撕脱骨折，骨折块大小不等。利用掌指关节造影和关节镜来诊断侧副韧带损伤，虽有报道，但似乎无明显的临床意义。

　　治疗方法如下。

　　1. 急性不全性断裂　不需手术治疗，仅用短臂拇人字管形石膏将掌指关节固定在稍屈位4～6周即可，固定时间的长短与损伤的严重程度成正比。

　　2. 急性完全性断裂　应及时进行手术修复。如并发有撕脱骨折，无论骨折有无移位，都应进行手术探查和修复。在关节的尺背侧做纵向弧形切口，切断拇收肌与指背腱膜的连接，显露损伤的韧带。如断裂发生在韧带的实质部，可用丝线进行褥式缝合，术后使关节处于轻度屈曲位固定；若损伤为指骨基底附着部的撕脱，可行钢丝可抽出式缝合以重建韧带止点；小的撕脱骨折块可以切除，使韧带断端与骨缺损处直接对合，撕脱骨折块较大时，可用克氏针做固定，如克氏针固定不够牢固，还可加用钢丝联合固定以恢复韧带的原有张力。

　　有时，骨折块很大，约占基底关节面的1/3，同时也有韧带断裂，这种骨折不属撕脱骨折，而是剪式应力所致的骨折。手术时，除了修复断裂的韧带之外，也还要用克氏针或钢丝固定骨折。关闭切口前，吻合指背腱膜尺侧扩张部的断端,术后给予短臂拇人字石膏固定 5 ~ 6 周。

3. 陈旧不全性断裂 单纯的不全性断裂常常被忽略,直到疼痛症状加重时才来就诊。被动活动,如果没有关节不稳现象,可先用石膏制动 4 周,以后再予以理疗。数月后症状可能逐渐消退。

4. 陈旧完全性断裂 如果无创伤性关节炎,关节活动良好,可行韧带重建,入路同上。充分暴露掌骨头和指骨基底后,在尺侧面距关节面 0.5cm 处,各钻一个横行穿透掌骨和指骨的孔洞,然后将游离的掌长肌腱穿行于内,两断端在尺侧抽出,稍拉紧后做重叠缝合。短臂拇人字管形石膏固定 5 ~ 6 周后,开始功能锻炼。术后关节屈曲活动可能会有所减少。有创伤性关节炎的陈旧断裂,宜行关节融合术。

二、桡侧侧副韧带损伤

较少见。多为门窗挤压或竞技暴力所致。损伤局部有肿胀、疼痛和压痛,向尺侧推压指骨时可见关节尺偏运动幅度增加。

急性损伤的治疗与尺侧韧带损伤相同。正常时,由于桡侧受力较尺侧小,因而疗效也较好。陈旧性损伤,可将拇展短肌止点前移 1cm,使其止于拇指基底的桡侧,用以维持关节桡侧的稳定。

三、拇指掌指关节脱位

远比手指掌指关节脱位多见,其中背侧脱位多于掌侧脱位。

(一)背侧脱位

常为关节过伸暴力所致,掌板多从膜部撕裂,并随指骨一起向掌骨头背侧移位。此种损伤,桡、尺侧侧副韧带常不断裂,而是随指骨基底滑向背侧。但是如果损伤时暴力偏向一侧,也可导致一侧韧带断裂。临床上,可分为简单性脱位和复杂性脱位。

1. 简单性脱位 又称半脱位。掌指关节常常呈过伸畸形,40° ~ 90° 不等,既不能主动屈曲,也不能被动屈曲。X 线侧位平片可见近节指骨基底坐落在掌骨头背侧,与掌骨头关节面仍有接触,掌侧间隙稍有增宽。

2. 复杂性脱位 近节指骨长轴差不多与掌骨平行,只有轻度过伸,还可在大鱼际远端掌侧皮肤见一凹陷,系关节向背侧牵拉掌侧筋膜及皮肤所致。主动和被动屈曲均受限。X 线平片上可见掌指关节间隙明显增宽,其中有籽骨影。此时,掌骨头向掌侧脱位,常穿破掌侧关节囊直达于皮下,关节囊纵行裂口可夹住掌骨头;另外,掌指关节处籽骨可能嵌在两关节面之间,拇长屈肌腱也可能绕住掌骨头。在此情况下,越是牵拉拇指,上述的一些组织越是紧张,结果常将掌骨颈卡住,使脱位的关节难以复位。

治疗:简单性脱位,闭合复位多可成功,手法是被动屈曲腕关节和拇指指间关节,以放松拇长屈肌腱,然后背伸掌指关节并由背侧向远侧推挤近节指骨基底,同时屈曲掌指关节直到复位。如复位开始即施以纵向牵拉,有可能会加大掌板的背向移位,变简单脱位为复杂脱位;关节囊、拇长短屈肌腱等结构也会因此而紧张,夹持掌骨颈,阻挡复位。因此,复位时不要做单纯的纵向牵引。复位后用石膏托将掌指关节固定于屈曲位 3 周。过早的锻炼可干扰掌板的愈合,使掌指关节出现过伸不稳。在实施固定之前,应仔细检查有无侧副韧带损伤,如有断裂,应同时予以处理。掌骨头掌侧与籽骨相对的小关节面有时凸起,可阻挡撕裂的掌板恢复原位,导致闭合复位失败。此时,手术治疗则不可避免。

复杂性脱位,闭合复位极难成功,但还是应在手术室臂丛麻醉完全后先试行一次闭合复位,失败后再行切开复位。手术多采用拇指桡侧纵形切口,在掌板与侧副韧带结合部纵向切开,将嵌夹在关节面之间的组织,如关节囊、籽骨、拇长屈肌腱等推开,掌骨头即容易由关节囊的纵形裂口处推回。如掌骨头仍不能复位者,可在嵌夹于两关节面之间的关节囊纤维软骨板处做一纵形小切口,则掌骨头很易推回。复位后,切开的关节囊不需缝合,仅缝合皮肤即可。术后固定同上。急性脱位因诊治延误而变为陈旧脱位的情形并非少见。此时,如果患者要求改善功能,切开复位是唯一可供选择的治疗方法,但治疗效果往往较差。

（二）掌侧脱位

极罕见，往往并发侧副韧带损伤，治疗以切开复位为主。

第八节　拇指的腕掌关节脱位

拇指腕掌关节位于第1掌骨基底和大多角骨之间，由两个相互对应的鞍状关节面所组成。冠状面观，基底关节面隆凸；矢状面观，凹陷。大多角骨远侧关节面的形状则与之相反，但曲率稍有减小。拇指腕掌关节的关节囊和韧带厚而松弛，关节面并不贴合，故关节的活动范围较大，除屈伸、内收外展、回旋外，还有轴向旋转运动，即第1掌骨随着关节屈伸而呈现旋前旋后运动。关节周围的韧带共有4条：①外侧韧带：较宽，起、止于大多角骨和第1掌骨基底的外侧部；②掌侧韧带：起自大多角骨结节，然后向远侧斜形止于第1掌骨基底的掌尺侧结节；③背侧韧带：也为斜形，起自大多角骨背侧部，止在第1掌骨基底掌尺侧结节；④第1掌骨间韧带：很短，起自第2掌骨基底桡背侧部，呈扇面状止于第1掌骨基底尺侧部，并有纤维与掌、背侧韧带汇合，止在第1掌骨基底掌尺侧结节，此韧带有制约第1掌骨基底向桡侧脱位的作用。但也有人认为，掌侧韧带对第1腕掌关节的稳定更重要。

单纯的腕掌关节脱位较少见，临床上见到的多为半脱位。当第1掌骨处于轻度屈曲位时，作用于其上的纵向暴力可使掌骨基底向桡背侧脱位。有时，可并发掌侧基底撕脱骨折。但由于有掌侧韧带和第1掌骨间韧带的附着和牵拉，基底掌侧部相对稳定，这一纵向暴力更易导致掌侧基底骨折，即 Bennett 骨折脱位。

急性单纯性脱位，予以纵向牵引和向掌侧推挤掌骨基底，可以很容易获得复位，然后经皮穿针将关节固定于充分旋前位，最后再用拇人字管形石膏做固定。6周后，去石膏，拔针，开始主动活动。但拔针后仍有个别患者会再次发生脱位或半脱位。因此，拔针后还应佩戴保护性石膏4～6周，活动锻炼也应循序渐进，不可操之过急。

陈旧性半脱位，应进行切开复位和韧带重建。手术可在掌骨近端1/2沿大鱼际肌桡侧缘做纵形切口，在腕远侧横纹处弯向尺侧，然后再沿桡侧腕屈肌向前臂延伸，止于腕上2～3cm处。从骨膜下显露第1掌骨基底掌侧面，骨膜外显露大多角骨掌侧部，显露和游离桡侧腕屈肌腱，在前臂远端将肌腱的桡侧半切断并向远端劈开，使其成为远端附着在第2掌骨基底，近侧端游离长约6cm的腱条，将脱位的掌骨复位，然后用细克氏针将拇指固定在功能位，但要注意针的位置对后面所要进行的钻孔不要有妨碍。用直径2.5mm的钻头由第1掌骨基底背侧（拇长展肌腱止点尺侧）向掌侧钻孔，将预制好的腱条由背侧口进入，经拇长展肌腱的深面绕至腕掌关节掌侧并抽紧，然后将腱条与入口处的骨膜、拇长展肌的止点缝合在一起。在接近止点处，将腱绕经桡侧腕屈肌腱的尺侧半，抽紧后折回，与第1掌骨基底的骨膜、韧带缝合在一起。术后，予以石膏托外固定。4周后，去除固定物，开始进行主动活动。并发创伤性或退行性关节炎的脱位，可做关节成形或融合术。

第九节　手部骨折与关节损伤的康复

一、概述

手是非常精细的工作和感觉器官，也是重要的表情器官，由于手的功能特点，其受损的机会很多。

据文献报道，每3起人身伤害事故中就有1起累及手部，且多为骨关节的损伤，功能损害也较复杂。手是上肢的终末器官，在离躯体较远距离进行工作，需要有肩、上臂、肘、前臂的协同配合，手的康复常需包括整个上肢的康复。

手部运动功能非常精细复杂，但其基础仍在于关节活动度和肌力两个因素。如没有中枢神经系统损伤造成协调功能破坏的话，只要关节活动度和肌力恢复到一定水平，各种精细复杂的技能动作就不难恢复。事实证明，关节活动度和肌力恢复到正常值的 50% 左右，就可以顺利进行各种日常生活活动和从事相当复杂的手工操作的工作。因此手的康复应从手部关节活动度和肌肉力量锻炼入手。

手部损伤后的外科治疗近年来有迅速的发展，但精湛的手术也只是为手功能的恢复创造必要的条件与可能，术后还需要系统的康复治疗便可能转变为现实，从而使手术达到预期的目的。故必须像重视手术一样重视术后的康复治疗。

复位、固定和功能锻炼是现代医学治疗骨折与脱位的三个主要环节。功能锻炼是康复治疗的主要手段。各种类型的骨折，包括开放性骨折和非开放性骨折；涉及关节和不涉及关节的骨折；稳定的和不稳定的骨折，以及各种情况的关节脱位，经妥善复位、固定处理后均应及时开始康复治疗。康复治疗应包括局部的和全面的功能锻炼。理疗也被广泛使用。尽早开展康复治疗有助于功能恢复，防止和减少后遗症、并发症。骨折与脱位的骨科治疗和康复治疗的目的一致，都是为了功能恢复。因此两者必须密切配合，骨科治疗时应考虑到功能恢复，内外固定应利于早期活动，在骨科处理后应及时开始合理与充分的康复治疗，功能锻炼应尽早开始。

二、康复治疗基本方法

手、腕部骨折后康复治疗一般分两期进行。

（一）第一期：也称愈合期

手部骨折或脱位等急性损伤经骨科处理后 2 ~ 3 天，创伤反应开始消退，肿胀和疼痛减轻，无其他不宜活动的情况，即应开始康复治疗。

1. 第一期康复治疗的基本作用

（1）骨折经过复位，固定与处理后达到临床愈合一般需时数周，在这期间，手部被迫制动，缺少应力刺激。而一定的应力刺激能活跃局部血液和淋巴循环，是维持组织正常代谢所必需的。一定的应力刺激所产生的生物电能帮助钙离子沉积于骨骼，防止骨质脱钙，促进骨质愈合。应力刺激包括对肌腱与韧带的牵拉作用和重力作用。

（2）维持一定的肌肉收缩是促进肌肉生理作用的最佳方法，能有效地预防固定手被迫制动而引起的肌张力降低和肌萎缩。有资料表明：卧床休息 1 周可使肌力减退 20%，又有实验显示，1 名男子的握力为 50kg，当他的上肢与手制动 1 周后，握力降低为 40kg，2 周后降为 32kg，3 周后降为 25kg。经持续制动后，再给予康复锻炼，其恢复缓慢，即使用 100% 最大肌力做每日一次锻炼，其肌力恢复也仅为每周增加 10%。故必须尽早使伤区肌肉开始适当的收缩，以有效地预防失用性肌萎缩。

（3）维持伤区邻近肌肉的适当活动，关节活动能牵伸关节囊及韧带，防止关节挛缩。关节运动并能改善关节的血液循环，促进关节内滑液分泌与循环，从而预防和减轻因长期制动所引起的失用性关节挛缩、关节软骨挛缩变性、关节腔变窄、滑液量减少与关节内粘连。在运动间歇期，要注意保持各关节的功能位。

（4）骨折与脱位往往同时损伤肌肉、韧带、关节、血管、神经、淋巴、结缔组织和皮肤与软组织，产生局部血肿，局部血肿压迫使肌肉收缩受到影响，甚至会发生肌肉反射性痉挛；局部血肿压迫使静脉与淋巴回流障碍，静脉淤血，体液大量渗出，形成粘连。若肌被膜与肌纤维粘连，会严重影响肌肉收缩与伸展功能。局部血肿压力继续增高时，会影响动脉血供，使骨折愈合迟缓。康复治疗能够促进血肿及渗液的吸收，维持邻近肌肉或肌腱活动幅度，预防和减轻粘连。

2. 运动疗法　第一期康复治疗的基本方法是运动疗法

（1）骨折与损伤部位的近端与远端未被固定的关节应做所有运动轴上的活动，主要是主动运动，必要时进行助力运动，争取逐步达到正常活动幅度。上肢应特别注意保持肩关节外展、外旋和掌指关节屈曲与拇外展的正常活动幅度。

（2）在被固定的区域，当骨折复位基本稳定，无明显疼痛时，即可开始有节律的肌肉等长收缩练习，以减缓失用性肌萎缩。主动的肌肉收缩能使肌腹和肌腱向近端滑移，是防止与减轻粘连的重要措施之一。

在受伤部位近端与远端未被固定部位肢体做按摩治疗，有利于消肿、预防和减轻粘连。

（3）手部骨折后，实施切开复位，坚强可靠的内固定手术，于术后第三天即可开始做伤区关节全范围的、不引起剧烈疼痛的主被动运动，根据患者的反应及局部体征，逐步扩大活动幅度及用力程度。每次练习重复次数宜少，每日进行 2 ~ 3 次。

（4）当骨折涉及关节面时，于固定 2 ~ 3 周后，即应每日取下外固定物，做受累关节不负重的主被动运动。运动后，再予固定，每日 1 ~ 2 次。开始时幅度不宜过大，重复次数也宜少，以后再逐渐增大运动幅度相运动程度，并逐渐增加重复次数。

不负重的关节主被动运动使关节软骨面受到轻柔的挤压与摩擦，是一种良好的生理刺激，可促进关节软骨面的修复，并使之更合乎生理状态，并有可能使关节面上修复的结缔组织向软骨分化，形成新的关节软骨。若受损的关节面在愈合过程中静休不动，缺少应力刺激，则由骨痂覆盖关节面，使关节面上出现粗糙不平的新生骨痂，成为产生创伤性关节炎的病理因素。

受损关节的主被动运动能有效地改善关节内血液循环，促进关节滑液分泌与流动，防止关节内粘连形成。

（5）为维持机体正常的生理功能，需使患肢未受伤的关节保持正常活动，这一点非常重要。临床医师在做处理时，如固定和包扎，应考虑到不要对可允许活动的关节设置运动障碍，例如不恰当地扩大外固定范围；手部损伤后，持续地用绷带或三角巾将上肢悬吊于胸前等，应一日数次将患肢离开吊带做肩与肘的主动运动。

3. 物理疗法

（1）愈合期物理治疗的目的：①消除淤血，促进渗液吸收，减少瘢痕粘连；②改善局部血液循环，活跃细胞代谢，促进骨折愈合。

（2）常用方法：①冷疗：冷刺激可使组织温度下降，周围神经传导冲动受阻，因而具有镇痛作用；同时冷刺激可使血管收缩，因而减少受损组织的出血量；冷刺激可以改变血管通透性，具有防止水肿及渗出的作用。手部创伤急性期（伤后或手术后 3 周），局部采取冷疗，能够起到良好的消肿止痛、减轻组织水肿的作用，从而有效防止关节僵直。可采用冷空气治疗、化学冰袋冷敷等治疗手段；②脉冲电磁场：脉冲电磁场（pulsed electromagnetic fields，PEMF）由美国著名矫形外科专家 Bassett 提出并成功地应用于临床治疗，有显著的治疗效果。其基本原理在于可变电磁场能诱发导体中的电压和电流，磁场在骨折断端间诱发微电流，产生治疗作用。目前，PEMF 常用参数：磁感应强度为 2×10^{-4}T，诱发电压为 10 ~ 15mV/cm。PEMF 临床应用取得了满意的效果。Adams 等用 PEMF 治疗 54 例腕舟骨不愈合患者，平均治疗 4 个月，愈合 37 例，愈合率 69%，其中舟骨近端 1/3 骨不愈合的愈合率为 50%，中、远端 1/3 骨不愈合的愈合率为 73%；③超声治疗：实验证实低能超声可促进骨痂成熟，加速骨折愈合。超声波的治疗原理主要与超声机械压力波介导生物活性有关，其直接作用是通过细胞膜的机械变形，间接作用是通过细胞变形引起的电效应。每平方厘米小于 0.1 瓦的小剂量超声波有助于骨痂形成。但骨骺未封闭的小儿忌用；④透热疗法：能使深部组织充血，改善局部血液循环，活跃细胞代谢，消炎、消肿，有助于骨痂形成，可选用短波、超短波、微波等电疗法。建议待创伤或手术急性反应期过后使用（术后、伤后 48 ~ 72 小时），以减少充血、出血而加重原有的损伤；⑤直流电离子导入疗法：可提高局部钙、磷浓度，促进骨折愈合；⑥光疗：目的在改善局部血液循环和营养，促进局部渗液和代谢产物的吸收，活跃细胞代谢，促进组织再生。常用的有：红外线，紫外线等。

（二）第二期：也称恢复期

骨折基本愈合，外固定物去除后进入此期。此期康复治疗的主要目的是争取关节活动度与肌力的最充分和最迅速的恢复，并要求恢复手部日常生活、工作与学习的能力。要求使用康复医疗的所有手段，如运动疗法、作业治疗、物理治疗，必要时要借助康复医学工程（支具和矫形器）的帮助。

1. 恢复关节活动度的康复治疗

（1）运动疗法：是恢复手部关节活动度康复治疗的基本措施。方法以牵引受累关节内外痉挛与粘连的纤维组织为主，各轴位运动依次进行。目的是恢复一只无痛性、全范围活动的手。一只伸直僵硬而不能屈曲的手是毫无用处的。为了适应日常活动的需要，首先，手应该有抓握和对指的功能，其次是手的伸直。一般情况下，手各部位功能的重要程度应该是：①桡尺关节：旋前＞旋后；②腕关节：伸腕＞屈腕，尺偏＞桡偏；③手指：依次是：掌指关节屈，指间关节伸，掌指关节伸及指间关节屈；④拇指：腕掌关节外展、内旋、掌指关节屈伸和指间关节屈伸。运动疗法包括：被动运动、助力运动、主动运动、被动牵伸运动。

（2）物理治疗：恢复期物理治疗的主要作用是促进局部血液循环，松解粘连、软化瘢痕；还可以松弛肌肉，解痉止痛。在做功能锻炼以前，先做理疗，有助于锻炼的进行，在做关节功能牵引时同时做热疗，可明显地提高牵引疗效。

常用的理疗方法：①温热疗法：蜡疗、中药熏洗、温水浸浴、泥疗；②光疗法：红外线；③电疗法：直流电碘离子导入、音频；④超声波：用直接接触移动法。

（3）恢复关节活动范围康复治疗的注意点：①治疗要包括该关节的所有运动轴位或运动平面；②要活动到最大幅度，但须避免引起剧烈疼痛；③运动应采取中等强度、较长时间或多次重复的方式；④关节活动范围的练习可以一日多次进行；⑤关节活动范围练习必须和肌力练习同步进行，以免影响关节的活动范围及日常生活；⑥关节活动范围练习禁忌暴力，暴力可引起组织损伤，反复损伤、渗液、肿胀可使局部纤维组织增生；暴力会导致韧带及其附着点撕脱，乃至骨折。

2. 恢复肌肉力量的康复治疗

（1）肌肉力量练习是恢复和增强肌肉功能的唯一途径。恢复肌肉力量的康复治疗第一步要确定主要和次要受损肌群，以及该肌群现有功能水平。再根据功能检查状况制定切实可行的肌力练习计划。

当肌力较弱不能抗地心引力时（2级）可做助力练习、水平位主动练习和摆动练习、本体促进法和生物反馈练习。

肌力能抗地心引力时（3级）肌力练习应以主动运动和本体促进法为主。

当肌力能够抗部分负荷时（4级），肌肉力量练习应以抗阻练习为主。抗阻练习可用橡皮筋、弹簧等一些特制器械进行，常用渐进抗阻练习法。肌肉练习的方式可选用等长练习、等张练习和等速练习。

（2）进行肌肉力量练习的要点：①肌力练习必须遵循"超级恢复"原则——既不能间隔太长，也不宜过于频繁；②肌力练习效果与练习者的主观努力密切相关，故而要求患者理解和配合；③要求制订适宜的练习计划。清晰讲解练习目的、方法和要求，不断用语言与信号强化指令，随时鼓励练习者努力练习；④肌肉练习不应引起疼痛，疼痛指示损伤，且疼痛会反射地抑制肌肉收缩，对恢复肌肉功能不利。

三、手夹板

手夹板主要用于保持不稳定的肢体于功能位，提供牵引力以防止挛缩，防止和矫正肢体畸形以及补偿肢体的肌力，帮助无力的肢体运动等，从而达到减少伤残程度，增进功能的目的。夹板按其功能分为固定性（静止性）和功能性（动力性）两类。固定性手夹板没有可动的组成部分，主要用于固定肢体于功能位，限制异常运动，故常用于治疗手部骨折脱位、关节炎、手术后暂时性制动等。功能性夹板允许肢体有一定程度的活动，从而达到治疗的目的。手夹板是手外科治疗的重要组成部分，被广泛用于临床。

（一）手舟骨固定夹板

功能及用途：①固定舟骨骨折；②允许腕、拇指、腕掌关节及掌指关节活动。

（二）伸腕固定夹板

功能及用途：①固定腕关节；②预防腕偏斜；③预防及矫正腕关节挛缩；④缓解疼痛。

（三）掌骨固定夹板

功能及用途：①1～5掌骨骨折的固定；②缓解疼痛。

（四）伸指夹板

功能及用途：①保持 PIP 和 DIP 关节伸直位；②对于近节指骨骨折，夹板保持 MP 关节 90°屈曲，指间关节伸直位。

（五）动力型近节指间关节伸直夹板（指夹板）

功能及用途：①矫正指间关节屈曲挛缩；②协助 PIP 关节伸（例如：伸腱中央腱修复术后）；③侧副韧带撕裂伤后，PIP 关节练习运动；④提供抗阻 PIP 关节屈曲。

（六）侧副韧带固定夹板

功能及用途：①侧副韧带损伤后，维持 PIP 关节对位；②允许 PIP 关节主动活动。

四、手部骨折康复治疗概述

（一）腕部骨折与损伤

1. 通则　①早期康复与制动可以减轻不适与肿胀；②腕关节不能过屈与尺偏，以减少正中神经在腕管受压；③宜于早期手指活动，制动只能到远掌横纹，必须容许所有掌指关节充分活动；④粉碎性骨折或桡骨远端不稳定骨折可用带牵引的装置，既可利于骨折复位，又可使手指活动不受限；⑤悬吊常常妨碍整个上肢的活动和静脉回流，结果造成肩 – 肘 – 手综合征。故最好少用；⑥所有不制动的上肢关节均应经常进行全范围的活动：将手举过头每天至少 50 次，手握拳每天至少 1 000 次。

2. 慢性肿胀的处理　手外伤难免相当长时间的制动，结果导致关节的肿胀和僵硬，其处理要点如下：①间歇性加压：促进静脉与淋巴回流，典型治疗是使用弹力袖套 45 分钟，压力 8.8kPa（66mmHg），加压 30s，间歇 30s，上述参数可因人而异。②关节松动术：一般在损伤足够稳定，但不一定完全愈合后方能开始关节松动（即活动到被动 ROM 的极限）。③主动运动：去除石膏后立即开始，

除了掌屈背屈运动外特别注意旋转运动和尺桡侧运动。主动运动不能达到全关节范围的活动或活动范围不再增加时则增加辅助运动，辅助运动的极限是适度的疼痛。④各项主动运动最好与生活活动相结合，与日常的衣食住行结合，这样患者比较有兴趣而不易感到枯燥和乏味。应当逐渐增加运动阻力以恢复肌力。

（二）手部骨折

手骨折 45% ~ 50% 为远节指骨骨折，30% ~ 35% 为掌骨骨折，15% ~ 20% 为近节指骨骨折，8% ~ 12% 为中指指骨骨折。

通则：①手部骨折首先是复位，而后是固定。手固定的正确位置是：掌指关节屈 60° ~ 70°，指间关节屈 10° 或中立位。此位置的优点是指关节韧带的张力最高，可以防止关节严重挛缩。但是此位置易致手内在肌挛缩，故应及早进行手内肌肌腱牵伸治疗；②最重要的是防止掌指关节僵硬，各种具体骨折的治疗中都必须包括此关节的运动治疗。

五、各部位骨折整复后的康复治疗

（一）掌骨骨折

1. 第 1 掌骨基底骨折

1）骨折分类

（1）不经过关节的拇指掌骨基底骨折，复位后用石膏托或弓形夹板固定 4 周，陈旧性骨折的轻度移位或成角畸形对拇指功能影响不大。

（2）通过关节的拇指掌骨基底骨折（Bennett 骨折），复位容易但固定困难，常需手术切开复位内固定，2 周后拆线，6 周后去除钢板和石膏。

2）固定期康复治疗要点：①伤手示、中、环小指主被动运动。开始时以被动为主，用健手辅助伤手进行指间关节的屈伸运动。待局部疼痛消失后，以主动活动为主。每日 3 次，每次活动时间以局部无疲劳为宜；②局部按摩，对伤手软组织进行揉搓挤捏，每日 3 次，每次以局部有明显热感为宜。

3）骨折愈合后康复治疗要点：①拇指外展、内收、对掌及屈伸活动练习。开始时以被动为主，用健手握住拇指进行，运动幅度不应过大，以骨折部位不痛为限，每日 2 次，每次 30 分钟；②1 周后以主动活动为主，运动幅度逐渐增大；③做关节主被动运动前，先进行蜡浴或蜡饼的局部蜡疗。石蜡具有

热、润滑和可塑性的作用，可软化僵硬的瘢痕和关节。

2. 其他掌骨基底骨折　骨折移位明显给予复位，石膏固定 4 周。

3. 掌骨干骨折　骨折复位后，用前臂至近节手指石膏固定 6 周。指间关节可自由活动。

4. 掌骨颈骨折

（1）骨折复位后，用石膏或夹板固定 3 ~ 6 周，维持腕关节 15° ~ 20° 伸直位，MP 关节 70° 屈曲，IP 一般不固定（假如没有指骨旋转问题）。

（2）固定期，以拇指和健指的被动运动为主。1 周后可主动运动，防止指骨端剪力影响骨折愈合。腕、肘、肩关节的主动运动。

（3）3 ~ 6 周去除夹板，伤指 HP 关节开始运动，先进行被动附加运动，松动关节，继后改为主动 + 助动运动，当 MP 关节活动范围明显改善时，可开始主动抗阻运动训练。伤后 8 周，进行肌力、耐力训练。

掌骨骨折并发症主要有：过度背侧水肿致伸肌腱粘连、关节囊挛缩、内在肌挛缩。

（二）指骨骨折

1. 分类

（1）近节指骨骨折：骨折整复后，掌指关节屈曲 45°，近侧指间关节屈曲 90°，用背侧石膏固定 4 ~ 6 周。

（2）中节指骨骨折：骨折复位后，向掌侧成角者应屈曲位固定；向背侧成角者应伸直位固定 4 ~ 6 周。

（3）末节指骨骨折：整复后用石膏或夹板，将近侧指间关节屈曲 90°，远端指间关节过伸位固定 6 周。

2. 指骨骨折康复治疗要点

1）固定期

（1）术后第二天开始健指主动活动。若健指与伤指的屈曲活动没有牵连关系，则可以主动运动；若有牵连则以被动活动为主。每次活动应达到最大范围。

（2）腕关节、前臂的主动活动。

（3）待伤指疼痛肿胀开始消退，伤指开始被动的屈伸活动。活动范围应根据骨折部位和症状。若中节、远节指骨骨折，MP 关节活动范围可大些；若近节指骨骨折，MP 关节活动会影响骨折愈合，所以不宜活动 MP 关节。

2）外固定去除后

（1）重点是指间关节屈曲练习。若骨折愈合好，先进行被动附加运动，继之以被动生理活动为主，主动为辅。若骨折愈合不满意，活动时，应该用手固定保护好骨折部位，然后进行指间关节的被动活动。

（2）待指间关节的挛缩粘连松动后，以主动运动为主，助动为辅。直至各个关节活动度恢复到最大范围。

（3）末节指骨骨折，骨折愈合后，指端常并发过敏，需脱敏治疗，可用不同质地物质摩擦、敲打和按摩指尖。

六、手部关节损伤康复治疗

（一）康复治疗注意事项

（1）所有主动、被动运动应该轻柔缓慢，任何情况下，运动不应该增加患者受伤局部肿胀。运动必须在患者能够接受的范围内进行。

（2）控制水肿是关节损伤治疗的重要组成部分。在某些慢性关节肿胀，甚至在急性损伤期后，冷疗和弹力绷带是控制水肿的有效方法。弹力绷带应以对角线方向缠绕，从远端到近端方向，指甲应暴露在外，以便观察手指血运的变化。

（3）伤指以外的肢体部分必须保持主动活动，避免发生因制动而产生的僵硬纤维化等严重并发症。

（4）关节损伤和手内在肌解剖关系密切，一旦条件许可，应尽早开始手内在肌运动。

（5）当 PIP 关节练习时，应该用临时夹板固定 DIP 关节，并且用手维持 MP 关节伸直位。这样做，有助于作用力集中在 PIP 关节，有利于 PIP 关节屈曲。然后，去掉 DIP 的夹板，维持 PIP 关节伸直位，活动 DIP 关节。在 PIP 关节损伤中，由于斜束支持韧带的短缩，减少了 DIP 关节活动度，因此活动 DIP 关节很重要。

（二）不同关节损伤的康复

关节损伤分为韧带损伤、掌板损伤、关节脱位。

1. 韧带损伤的康复治疗

（1）关节韧带损伤中 PIP 关节发生率最高，并且桡侧多于尺侧，通常伴有掌板损伤。

（2）康复治疗目标是维持关节的活动度。韧带损伤后，需固定 2 ~ 3 周。关节固定 15° ~ 20° 屈曲。使用铝条或石膏条夹板，背侧夹板比较掌侧夹板固定要好，不会松动。这种夹板可允许关节掌侧活动，并且不影响 MP 关节和 DIP 关节活动。夹板固定期间，注意预防夹板并发症发生。

3 周去除夹板，使用联指弹力指套，将伤指和邻指联在一起 1 ~ 2 周，主动练习屈伸，但禁止任何侧方活动。直至疼痛消失后，方可解除指套。

MP 关节韧带损伤通常发生于桡侧副韧带损伤。固定范围是从 PIP 关节至前臂中段。MP 关节置放 45° ~ 50° 屈曲，固定 2 ~ 3 周。MP 关节轻度屈曲位，允许 IP 关节自由活动。

拇指 MP 关节侧副韧带损伤多见于尺侧，其处理不同于其他手指，由于软组织嵌入骨与韧带之间，常需手术修复。术后拇指固定 5 ~ 6 周，拇外展 45° ~ 50°，IP 关节轻度屈曲位，允许 IP 关节自由活动。去除外固定后，开始主动和主动助动运动练习，逐渐增加到患者耐受度为止。10 ~ 12 周内韧带损伤还不稳定，伤后 6 ~ 12 个月患者会感到伤指不适及无力。因此，设计练习方案时应考虑到这个患者的具体情况，循序渐进。

2. 关节脱位的康复治疗 PIP 关节脱位可发生在背侧、外侧和掌侧。关节脱位常伴有软组织损伤。

背侧脱位主要累及掌板损伤，可能有小骨片撕脱。用夹板固定 3 周，PIP 关节屈曲 20° ~ 30°。3 周后，改用背侧阻挡夹板 1 ~ 2 周，在夹板范围内主动练习。背侧脱位如果处理不当会产生鹅颈畸形或 PIP 关节屈曲挛缩的并发症。

关节侧方脱位常伴有侧副韧带和掌板抵止点的撕裂。用手指夹板固定 2 周，PIP 关节屈曲 20°。继后伤指与邻指固定在一起，在背侧阻挡夹板保护下，主动运动练习。关节主动运动稳定，但侧方不稳定的关节需要夹板固定 3 周。

关节掌侧脱位，使近节指骨头不全性或完全性突入伸腱装置，这种损伤采用伸直位夹板固定 4 ~ 6 周，保证伸腱装置愈合，去除夹板后主动练习屈伸动作。

骨折脱位的治疗要视骨折大小而采取不同的方案。假如骨折块大，关节不稳定，而需要手术治疗。手术后，石膏固定手指，PIP 关节屈曲 30° ~ 35° 位固定 3 周，3 周后开始练习活动，并且佩戴背侧阻挡夹板 1 周，术后 5 周在控制范围内轻柔伸直运动练习。假如 8 周后关节未达到伸直位，可采用动力牵拉夹板，协助伸展关节。假如，闭合复位满意，关节稳定者，关节固定 2 周，继后改用背侧阻挡夹板 1 周，允许关节伸直活动。

MP 关节脱位少见，一般发生在示指或小指的 MP 关节。由于软组织嵌入关节间隙，大多需要手术复位。手术后，关节固定 3 周，3 周后方可伸展关节。

微信扫码
◆ 临床科研
◆ 医学前沿
◆ 临床资讯
◆ 临床笔记

第五章

上肢骨折

第一节　锁骨骨折

锁骨骨折很常见，很久以来人们都认为，锁骨自身的强大的修复能力可使骨折很快地愈合，对于锁骨骨折不愈的关注是近期出现的，它现为成人锁骨中段的移位骨折产生的骨折不愈合会导致进行性肩部畸形、疼痛、功能障碍和神经血管问题。成人锁骨外侧端移位骨折愈合是很困难的，首先应考虑手术治疗。对于成人锁骨中段移位骨折治疗的一项近期研究表明：这种骨折也可能会发生骨折不愈合和延迟愈合。

（一）解剖

胚胎期锁骨是第一块骨化的骨头，大约在孕 5 周骨化，也是唯一一块从间充质原基（膜内化骨）骨化的长骨。也有一部分关于锁骨组织胚胎学的研究报道说骨化是由两个独立分开的骨化中心进行的：

锁骨大约 80% 是由内侧（胸骨）端骨骺生长形成的。锁骨胸骨端干骺部的骨化出现在青春期中期，在常规摄片中很难被发现。锁骨肩峰端干骺部通常不骨化。胸骨端骨骺和肩峰端骨骺可能一直保持到 30 岁也不封闭，特别是胸骨端干骺部，女性要到大约 25 岁时才封闭，男性要到大约 26 岁时才封闭。所以，青少年患者和年轻患者的肩锁关节脱位或胸锁关节脱位很可能是骨骺分离损伤。锁骨内侧弧度与外侧弧度的交界点位于锁骨距胸骨端大约 2/3 的地方，这一点位于喙锁韧带锁骨止点的内侧缘，也是锁骨主要营养血管的入口处。

锁骨是由非常致密的骨小梁构成的。在横断面上，锁骨外侧处的截面是扁平的，中部的截面是管状的，内侧截面是呈扩张的棱柱状的。

锁骨与躯干间的连接是由坚强的肋锁韧带和胸锁韧带来稳定的。锁骨下肌也可对锁骨提供部分的稳定。肩胛骨附近的锁骨外侧端的稳定性由喙锁韧带和肩锁韧带承担。斜方肌止点的上部和三角肌起点的前部分别通过与锁骨后方和前方的连接进一步稳定锁骨外侧端。只要在创伤性损伤中上述的韧带和肌肉关系不被破坏，在这些部位的锁骨骨折还是倾向于相对稳定的。

在骨折移位和骨折不愈合的患者中，最常见的畸形包括肩胛带短缩，肩下垂，肩内收和肩内旋。造成畸形的作用力包括通过喙锁韧带作用于锁骨远端骨折块的肩关节自身的重力和附着在锁骨上的肌肉和韧带的作用力。胸锁乳突肌锁骨头止于锁骨内侧部的后方，内侧骨折块由于胸锁乳突肌锁骨头的作用下被抬高，胸大肌可产生肩关节的内收活动和内旋活动（图 5-1）。

锁骨畸形的弧度是向上的。置于锁骨上方的钢板可以作为张力带，因此，它既可使结构稳定，又可抵抗作用于锁骨的力，有利于锁骨骨折的愈合。

（二）功能

锁骨有助于增强上肢过头顶的活动，尤其是需要力量和稳定性的动作。锁骨同时是许多肌肉附着的骨架，保护其下走行的神经血管结构，并传导辅助呼吸肌的作用力（如胸锁乳突肌）到胸廓上部。锁骨还使颈部基底部显得美观漂亮。

先天性锁骨缺如的儿童患者有显著的功能缺陷，有些研究已经提示：单独的畸形愈合（特别是短缩）能导致疼痛和功能受限。

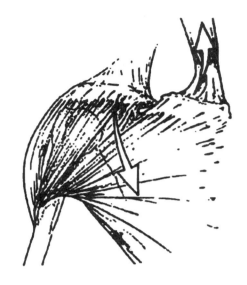

图 5-1 锁骨骨折移位机制

（三）分型

锁骨骨折分为锁骨中部骨折与锁骨内侧端或外侧端骨折，根据 Allman，Rowe 和 Neer 的描述，为了分型的需要，锁骨被分成 3 部分。

Neer 在对锁骨远端骨折的研究中，认为把发生在斜方韧带近侧止点外侧的锁骨骨折定义为锁骨远端骨折，并把它分成两种类型。Ⅰ型骨折表现为斜方韧带的锥状韧带保持完整，并附着于内侧骨折块，因此它提供了骨折的稳定复位。Ⅱ型骨折是指锥状韧带仍附着于远端骨折块而斜方韧带断裂，它不能维持内侧骨折块的复位。

Rockwood 将锁骨远端Ⅱ型骨折分成 2 个亚型。把锁骨远端骨折中斜方韧带和锥状韧带仍附着于远端骨折块的骨折称为ⅡA 型骨折，把喙锁韧带破裂造成内侧骨折块不稳定的骨折称为ⅡB 型骨折。

Neer 提出，锁骨远端骨折偶然也和肩锁关节外展有关，并且他把这种骨折称为Ⅲ型骨折（图 5-2）。

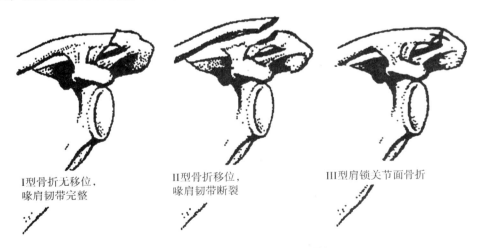

I型骨折无移位，喙肩韧带完整

II型骨折移位，喙肩韧带断裂

III型肩锁关节面骨折

图 5-2 锁骨骨折——远端 1/3 骨折

锁骨内侧端骨折不是很常见，几乎无一例外地都采用对症治疗。Craig 把锁骨内侧端骨折分成 5 型，即很少移位骨折（Ⅰ型），移位骨折（Ⅱ型），关节内骨折（Ⅲ型），骨骺分离骨折（Ⅳ型）和粉碎性骨折（Ⅴ型）。锁骨内侧端损伤类型的描述和研究报道很少，目前还不清楚不同类型对治疗和预后的影响。

（四）损伤机制

在青春期和成人患者中，锁骨骨折几乎都是中能量损伤或高能量损伤造成的，例如高处重物坠落，机动车事故，运动损伤，对肩关节重击损伤。在儿童和老年患者中，锁骨骨折常常是由低能量创伤造成的。

（五）流行病学

1987年，Malmo报道在所有骨折中锁骨骨折占4%，而在所有肩部骨折中它占35%。发生在锁骨中1/3部位的骨折占76%，这个数字与以前的研究报道相似。锁骨内侧端骨折只占锁骨骨折的3%。虽然许多已发表的研究报道说发生率在1%～6%，这些骨折的大部分发生在青春期和年轻成年男性患者和老年患者中。在75岁后，锁骨外侧端骨折和锁骨内侧端骨折的发生率陡然增加，这些数据提示当出现骨质疏松时，这些部位更易发生骨折。

（六）损伤评估

低能量至中等能量的创伤造成的锁骨骨折很容易被诊断，少数伴有并发症。骨折并发畸形和肿胀常常很明显，虽然在影像学检查前锁骨内侧端骨折或外侧端骨折同锁骨从相邻的关节脱位之间的鉴别是困难的，但锁骨上的骨折部位通过视诊和触诊通常能被发现。

即使是高能量损伤所致，开放性锁骨骨折也是不多见的，开放性锁骨骨折是对锁骨的直接暴力打击造成的。经常可出现主要的骨折块或翻转的粉碎骨折块将局部皮肤顶起。

有报道称锁骨骨折可以伴发神经血管损伤，气胸和血胸。锁骨骨折导致的臂丛神经损伤，晚期功能障碍主要是内侧束受累，像这样的根性牵拉伤通常发生在高能量损伤患者中，而且相对来说预后不良。

血管损伤通常是不明显的。它们可以是隐蔽的损伤或是小的刺伤，受累的动脉或静脉可在几周内甚至几年内以动脉瘤、假性动脉瘤或栓塞的形式表现出来。

当高能量损伤造成锁骨骨折（例如机动车事故、高处摔下）时，必须首先对威胁生命的损害进行评估，锁骨骨折、胸锁关节脱位或肩锁关节脱位同时伴有肩胛骨外侧平移可表现为肩胛胸廓间分离，这种损伤常常联合伴有严重的神经血管损伤。

对锁骨下静脉的压迫，甚至是血栓形成可以出现在损伤后的早期阶段。有报道说在锁骨骨折后，锁骨下静脉的血栓形成会发生肺栓塞。

（七）放射学评价

锁骨的前后位摄片可以确诊大多数锁骨骨折，它应该能够区分移位骨折和无移位骨折或移位很小的骨折。为了进一步评估锁骨骨折移位的程度和方向，锁骨斜位X线片是有必要的。Quesada推荐向头侧倾45° X线片和向尾侧倾45° X线片，这种X线片通过提供垂直相交的投影能方便进一步的评估。锁骨内侧端骨折的特点很难在这张片上反映出来，而常常需要做CT检查。

Neer建议使用应力位X线片（X线片时双手各施加10磅的重量）来评估喙锁韧带的完整性，使用45° 前斜位和45° 后斜位X线片来评估移位程度。

（八）锁骨骨折的处理

1. 锁骨中段骨折

（1）非手术治疗：为了达到闭合复位，在大多数病例中，当锁骨内侧骨折块向下压时，锁骨远端骨折块必须向上、向外和向后复位。血肿内阻滞（往骨折断端注射10ml 1%的利多卡因）就能提供足够的麻醉，但在一些患者中，需进行清醒时镇静或全身麻醉。Edwin Smith Papyrus所描述的复位技术，一直沿用到现在，并指出当双肩向外和向上伸展时，在仰卧位患者的肩胛骨之间放置一只枕头。另一种骨折复位的方法是在患者取坐位时，医师在患者肩胛骨之间用膝盖或用握紧的拳头压住躯干并控制方向，将双肩向后和向上牵引。

为了维持锁骨骨折的复位和对患者进行制动，通常采用横"8"字绷带固定，伴或不伴有患肢悬吊；一些同意Dupuytren和Malgaigne观点的人，同Mullick一样认为使锁骨骨折达到准确复位和制动是"既不必须也不可能的"，所以，他们提倡为了舒适，可使用简单的上臂悬吊，并放弃复位的任何尝试。

横"8"字绷带的优点在于上臂可以在限制的范围内做自由活动。缺点包括增加了不舒适感，需要经常不断地调节绷带位置和反复的对患者进行随访，它也有潜在的并发症，包括腋窝处的压疮和其他一些皮肤问题，上肢水肿和静脉充血，臂丛神经瘫痪，畸形加重和可能增加骨折不愈合的风险。

（2）手术治疗：锁骨骨折传统上是不鼓励的。根据 Neer 的报道，2235 例锁骨中段骨折并采用保守方法治疗的患者中只有 3 例（0.1%）出现骨折不愈合；然而，45 例锁骨骨折并立即采用切开复位内固定治疗的患者有 2 例（4.6%）发生骨折不愈合。Rowe 发现在闭合保守治疗中有 0.8% 的患者出现骨折不愈合，相比之下，手术治疗有 3.7% 的患者出现骨折不愈合。建议只有当锁骨骨折发生明显移位时切开复位内固定术才是必要的，这种情况在高能量损伤中较为典型。对较严重的锁骨骨折治疗的选择足以能解释手术和非手术治疗骨折愈合率是不同的。

随着内固定的发展，人们开始有兴趣在初次治疗时就采用手术治疗的方法。近期有报道称锁骨骨折不愈合采用切开复位内固定和骨移植治疗可取得良好效果，并指出如果操作得当，内固定治疗锁骨骨折应该不会妨碍骨折愈合。

许多学者报道了下列患者在采用钢板固定后已取得良好的治疗效果：开放性锁骨骨折；锁骨骨折严重成角畸形妨碍闭合复位；锁骨骨折患者并发多发性损伤。尤其是同侧上肢创伤或双侧锁骨骨折的患者。特别是肩胛胸廓分离和所谓的"浮肩损伤"，"浮肩损伤"表现为并发有移位的锁骨骨折和肩胛颈骨折，它们被公认为是锁骨骨折切开复位和钢板螺钉内固定的重要指征。

在出现神经血管问题时，行切开复位内固定术的优点尚不清楚。当然，如果血管修补需行切开暴露时，应进行锁骨的内固定治疗，但急性的神经血管损伤并发锁骨骨折是非常罕见的。最常见到的血管问题是上臂的静脉淤血，它并不伴有深静脉血栓形成、动脉瘤或假性动脉瘤。

在锁骨骨折后产生的臂丛神经急性损伤也是极其罕见的。臂丛瘫痪则是手术干预的适应证，它的产生和骨折后一段时间内由于骨折对线不良而产生的过多骨痂有关。在这些情况下，应考虑行切开复位再对线，切除突出的骨痂并使用骨折内固定治疗。

在行锁骨切开复位内固定治疗时，建议使用钢板和螺钉固定。虽然锁骨的髓内固定技术取得了良好的效果，但由于锁骨自身存在的弧度、骨质密度大和髓腔不明显这些特点，使这种技术变得比较困难。

为了防止固定针移位引起的并发症，髓内固定装置已进行了改良；然而即使这样，尤其是当固定针发生断裂的时候，固定针还是会移位。

在锁骨的上表面，我们运用 3.5mm 的有限接触动力加压钢板（LCDCP 钢板，Synthes，Paoli，PA）。

在两侧主要骨折块上至少要分别固定 3 枚螺钉。如果骨折类型允许，骨折块间的加压螺钉能大大地增强结构的稳定性。

如果对固定的安全性有信心的话，在术后的 7～10d，用吊带固定患肩，这样可使患者感到比较舒服。允许短时间的被动肩关节钟摆样操练，可去除吊带进行操练。过头顶无阻力的肘关节屈曲度的操练常在术后 6～8 周时进行，这种运动可一直持续到骨折愈合。因此，可以允许患者进行渐进性的力量训练，也可逐步地进行过顶的全范围活动。在手术治疗 3 个月后患者可恢复正常工作和生活。

大多数患者不需要取出钢板；然而，突出的内固定可导致皮肤问题。对于那些患者，最好还是取出钢板，但至少要在损伤后 12～18 个月，并且在腋顶后突位摄片上要看到钢板下骨皮质已获得重塑。

2. 锁骨远端骨折 轻度移位或无移位的锁骨远端骨折在对症治疗的同时，用吊带悬吊固定治疗。

虽然有报道说一些锁骨远端骨折的患者发生骨折不愈合，但是不愈合发生的机会是极其低的。

Neer、Ldwards 等报道了移位锁骨远端骨折的患者采用手术治疗，在术后 6～10 周所有患者骨折都愈合了，相关的并发症也不多。这些患者中功能障碍的时间也缩短了，在相对较短的时间内恢复到了全范围的肩关节活动度和功能。

手术内固定治疗锁骨远端骨折的其他技术还包括喙突锁骨螺钉固定和将喙突移位固定到锁骨上。AO/ASIF 协会推荐使用张力带钢丝固定，即两根克氏针钻入锁骨上表面，避免干扰肩锁关节。

使用张力带钢丝技术来治疗锁骨骨折，沿 Langer's 皮纹切开皮肤后即形成一较厚皮瓣，这样可暴露锁骨远端和肩峰。经肩峰的克氏针可临时固定复位后的骨折。两根坚强，光滑的克氏针通过肩峰的外缘倾斜后穿过肩锁关节和骨折处到达锁骨中部坚实的锁骨背侧骨皮质。用 18 号钢丝穿过骨折内侧锁骨上的钻孔，环形绕过克氏针的针尾后打结，针尾需弯曲180°并转向下方后埋入肩峰。如果发现斜方韧带和锥形韧带都破裂了，那么就要努力缝合修补断裂的韧带。放置引流后缝合伤口。术后处理和锁骨中段骨折的处理不同，术后患者需吊带持续悬吊固定至少4～6周。

3. 锁骨近端骨折　关于锁骨内侧段骨折非常少见，大多数医生对此经验有限。大多数学者提倡开始时用非手术保守治疗，如果症状持续存在，可考虑行锁骨内侧切除术。考虑到在这区域内植物打入和移位所带来的风险，基本上很少考虑手术治疗。

（九）并发症

1. 骨折不愈合及畸形愈合　保守治疗锁骨骨折在损伤后6个月内的不愈合率是不同的，大多数是高能量损伤的结果。基于这些患者所表现出的骨折不愈合，人们提出的风险因素包括初始创伤的严重程度、骨折的粉碎程度和发生再次骨折。骨折块的移位程度是骨折不愈合最重要的风险因素。锁骨中段骨折不愈合比锁骨远端骨折不愈合要常见得多，这一事实可能归因于锁骨中段骨折总体上来说更常见的缘故。

锁骨骨折的一期手术治疗会伴有骨折不愈合的风险。虽然当代的一系列报道说新鲜锁骨骨折在内固定治疗后有很高的愈合率，但他们认为手术失败的原因是不正确的技术操作造成的，包括所使用的钢板太小或太短和过多的软组织剥离。

锁骨骨折不愈合可能伴有神经血管问题，包括胸廓出口综合征、锁骨下动静脉受压、锁骨下动静脉血栓形成和臂丛神经瘫痪。锁骨骨折不愈合的患者神经血管功能不良的发生率在不同的报道中差别比较大，从较少的6%到较多的52%不等。

在锁骨骨折不愈合的治疗中，我们要区别重建手术和补救手术。前者手术是通过对锁骨对线和完整性的恢复来达到以下目的，即缓解疼痛解除神经血管受压和增强功能。后者手术的目的是通过锁骨切除、成形或避免和其他结构相撞（例如，第1肋骨切除）来达到缓解症状。虽然，已尝试用电刺激治疗锁骨骨折不愈合，但这种技术应用的适应证还是很少。锁骨骨折不愈合的典型症状是伴有肩关节畸形的功能受限和神经血管并发症，这一点并没有被电刺激治疗所提及。

随着内固定技术的不断发展和改进，重建手术的效果也得到了改善，以至于补救手术现在很大程度上已成为历史。只有在以下情况下我们才考虑做锁骨部分切除，即患者有锁骨的慢性感染，或非常远端的锁骨骨折不愈合。小的锁骨远端骨折块可以被切除，并且喙锁韧带必须附着于近侧骨折块的外侧端且保持完好。

锁骨骨折不愈合的治疗包括用螺钉固定胫骨或髂嵴的植骨块，和用髓内固定法，这种方法仍有一些提倡者，目前所用的方法是采用坚强钢板和螺钉固定。有作者建议使用钢板固定，手术技术和康复方案也已在前文描述过。关于锁骨中段骨折不愈合治疗的几点意见值得大家进一步探讨。

在增生肥大型骨折不愈合中，丰富的骨痂可以在切除后留作植骨之用，在一些病例中，如果量够的话，就不需要髂骨移植。骨折不愈合的部位并不需要清创，因为在稳定的内固定后纤维软骨会进行愈合。如果骨折线是斜形的话，有时在上部放置钢板外还可以在骨折块间用拉力螺钉固定骨折。

萎缩型骨折不愈合表现为硬化的骨折断端，之间嵌有纤维组织，而假关节形成假的滑膜关节。在这时需要切除骨折块的两个断端和嵌入的组织。在这种情况下，小的分离常常不能帮助控制骨折块和维持所需的长度的对线。一块雕塑成形的三面皮质髂骨块需被植入分离处，以确保长度和对线的恢复并促进骨折愈合。

在传统上讲愈合不良主要被认为是影响到局部的美观。一些报道认为伴有锁骨骨折块骑跨的患者在肩关节功能方面存在着不小的困难。此外，对压迫臂丛神经或锁骨下动、静脉也有报道，原因是锁骨骨折对线不良造成肋锁间隙狭窄。在受伤后数周或数月内因为增生的骨痂使得愈合不良的骨折造成神经肌肉的受压症状。

2. 血管神经损伤　急性血管神经并发症是罕见的；它们通常发生在典型的肩胛胸廓分离损伤或发生在与锁骨骨折无关的损伤（如臂丛神经牵拉损伤）。神经血管功能失常是由胸廓出口处狭窄造成的，骨折对线不良时它发生在受伤后最初的2个月内，或由于骨折不愈合产生增生肥厚的骨痂而发生在几个月后甚至数年后。

当肋骨锁骨间隙狭窄时，真性锁骨下动脉瘤可作为狭窄后动脉瘤而发生。移位的锁骨骨折块导致的锁骨下动脉小的刺破损伤是十分罕见的。偶尔，在数月至数年后由于假性动脉瘤的压迫，它可产生臂丛神经功能失常。

在以前，由肥大型骨折不愈合造成的压迫而产生的神经血管症状被错误地认为是交感神经引起的持续疼痛（肩 – 手综合征）。锁骨上神经的损害会导致前胸壁疼痛。

3. 手术治疗的并发症　尽管在锁骨近端下方有重要的解剖结构，手术中的并发症还是罕见的。Eskola 和同事报道了 1 例锁骨骨折不愈合的患者在接受手术治疗时发生的并发症，包括锁骨下静脉撕裂，气胸，空气栓塞和臂丛神经瘫痪。另一方面，钢丝和固定针一旦插入移位行走，它可最终在腹主动脉、主动脉升部，主动脉和心包中导致致命的心脏压塞，肺动脉，纵隔，心脏，肺内被发现，甚至在椎管内被发现。

第二节　肱骨近端骨折

肱骨近端骨折是较常见的骨折之一，占全身骨折的 4% ~ 5%。AO 组织根据骨折线的部位用 A、B、C 来表示骨折的分类（关节外或关节内），使用 1、2、3 来表示骨折的严重程度（图 5-3）。Codman 提出了肱骨近端 4 个部分骨折的概念。Neer 在其基础上，提出了肱骨骨折的四部分分型，是目前使用最广泛的临床分型系统。它是以骨折块的移位来进行划分的，而不是骨折线的数量。如图 5-3 中所示，Neer 把肱骨近端分为 4 个部分：肱骨头、大结节、小结节和肱骨干。采用超过 1cm 或成角 >45° 的标准，诊断几部分骨折。但要注意移位可能是一个持续的过程，临床上需要定期的复查。Neer 分型（图 5-4）对肱骨近端骨折的类型有相对严格的标准：如果骨折骨块或骨块所涉及的区域移位 <1cm 或成角 <45°，就定义为 1 部分骨折；两部分骨折的命名是根据移位骨块来认定的；在 3 部分的骨折和骨折脱位中，由于力学平衡的打破，外科颈骨折块会产生旋转移位，骨折类型的命名仍旧是依照移位结节的名称来确定；4 部分骨折分为外展嵌插型，典型的 4 部分骨折以及四部分骨折脱位。关节面的骨折分为头劈裂型和压缩型。

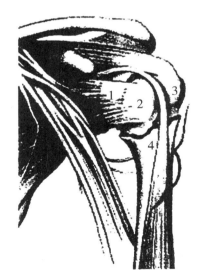

图 5-3　肱骨近端骨折的 4 部分

1 部分骨折（移位较小）没有骨块移位超过 1cm 或成角大于 45°，而非骨折线的数量决定。2 部分骨折是根据移位骨块来命名的，包括 2 部分解剖颈骨折、2 部分外科颈骨折（A 压缩，B 无压缩，C 粉碎）、2 部分大结节骨折、2 部分小结节骨折和 2 部分骨折脱位。3 部分骨折中有一个结节是产生移位的，头部的骨折块则会产生不同方向的旋转。分为 3 部分大结节骨折、3 部分小结节骨折和 3 部分骨折脱位。

4部分骨折包括外展嵌插型4部分骨折、真正的4部分骨折和4部分骨折脱位。还有2种特殊类型的涉及关节面的骨折，关节面压缩和关节面劈裂图5-4肱骨近端骨折4部分分型。

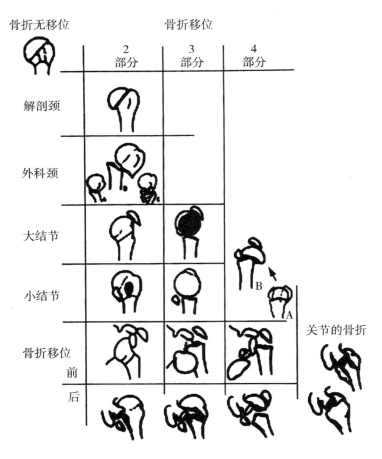

图 5-4　肱骨近端骨折的 4 部分分型

（一）1部分骨折

80%的肱骨近端骨折属于1部分骨折，骨折块有较好的软组织的包裹，可以允许早期的锻炼。1部分骨折中，肱骨头缺血坏死的发生率非常少见。有学者认为的缺血坏死就是由于结节间沟处的骨折造成了旋肱前动脉分支的损伤。

（二）2部分的肱骨近端骨折

1. 肱骨外科颈骨折　2部分外科颈骨折可以发生在任何的年龄段。胸大肌是引起畸形的主要肌肉组织，由于肩袖组织的作用，关节面的骨块处于中立位。对于外科颈骨折，还有3种临床亚型。压缩、无压缩以及粉碎。有压缩类型的骨折：其成角的尖端往往朝前方，而对侧的骨膜常常是完整的。对这种类型的治疗可以视患者的需要进行复位。无压缩类型的骨折：胸大肌牵拉肱骨干向前内侧移位，而肱骨头还是处于中立位的。这种类型常常会引起腋动脉和臂丛神经的损伤。因此，闭合复位后还需要进行评判。①骨折复位而且稳定；②骨折复位，但是不稳定；③骨折复位不成功。对于粉碎的类型，骨干部的碎片部分可能会被胸大肌牵向内侧，肱骨头和结节部分的骨块是处于中立位。一般这种类型的骨折对线尚可，但由于外科颈处粉碎，稳定性较差，多需要手术治疗。有些作者认为，移位不超过肱骨干直径的50%，成角小于45°，都可以采取非手术治疗。保守治疗是采用复位后颈腕悬吊的方法，固定肩关节7～10d。在固定期内，要求其恢复手、腕、肘的功能。在10d后的随访中，重点是判断骨折端是否有连接的迹象。若疼痛缓解让患者在悬吊保护下进行钟摆样运动。在3周或4周后，复查X线如果没有进一步移位迹象，可以开始进行辅助的练习，6周后开始主动的锻炼。

若骨折成角＞45°、移位＞1cm或超过肱骨干直径的50%的患者；或有神经血管损伤的患者；复位后不稳定或复位失败的患者；开放性的骨折的患者；多发性创伤的患者都需要采用手术治疗。

手术的方法大体包括闭合复位经皮固定和切开复位内固定两种。对于骨折可以通过手法复位，但是不稳定的患者，可以考虑复位后，在 C 臂机的监视下，用克氏针进行固定。它的适应证是：可以进行闭合复位的不稳定的两部分骨折，而且患者的骨质要良好。克氏针固定的优点是：创伤小，减少由于组织剥离而带来的坏死 。缺点：会增加周围血管神经结构的潜在威胁和后期克氏针的游走 。在技术上，要求外侧克氏针的进针点要远离腋神经的前支，且要在三角肌的止点之上，避免损伤桡神经。前方的克氏针要避免损伤肌皮神经、头静脉和二头肌长头腱。而且要求患者的依从性要非常好，以便于手术之后的随访。如果在术中，复位不理想，可以用 2.5mm 或 2.0mm 的克氏针，从大结节处钻入至肱骨头，把它作为把持物来帮助复位。然后，从肱骨干向肱骨头方向置入克氏针进行固定。

文献的研究表明，上下方向各 2 枚克氏针的固定，可以达到稳定的效果。手术后，患者要制动 3 周，直到克氏针移除后。在这段时间，要注意观察患者克氏针的情况，同时要注意有无局部皮肤受压和坏死出现。3 周克氏针取出前，只可以进行手肘的锻炼。一旦克氏针取出后，就可以进行吊带保护下的肩部钟摆样活动。以后的功能操练可以按照康复计划来进行。

存在骨质疏松的患者；外科颈骨折处粉碎的；依从性差的患者；有特殊运动要求的患者，可以直接切开复位。采用的手段可以有许多种，如髓内钉、钢板、螺钉、钢丝、钢缆、非吸收的缝线等。从固定的强度来说，钢板的固定较为牢靠。在手术时要尽可能少地切除周围的软组织以保护血供，这也是治疗的原则之一。

手术时通过三角肌、胸大肌间隙进入，在浅层的暴露中要首先确定喙突和联合肌腱的位置，因为在其内侧是重要的神经血管。其次，要确定肱二头肌长头的位置，把它作为手术中定位的标志。对于一些骨质疏松的患者，可以采用非吸收的缝线，把缝线穿过肌腱的止点和远端骨干上预先钻的孔进行固定。

钢丝和钢缆虽然也能同样达到这样的固定目的，但是术后往往会产生肩峰下的撞击症。手术后，无不稳定的情况下，可以早期被动操练，主动活动开始于术后 6 周。

2. 肱骨大结节骨折　大结节的骨片可以因为冈上肌的牵引而向上移位，也可以因为冈下肌和小圆肌的牵引向后内侧移位。向上的移位，在正位片上很容易发现，向后、向内的移位则在腋路位上容易发现，有必要的时候，还可以做 CT 进一步检查。

大结节骨折移位超过 1cm 的患者，都留下了永久性的残疾，而移位在 0.5cm 或更少的患者，预后则较好。但现在观念认为对于年轻患者若移位 >0.5cm，需行手术复位。目前认为大结节复位位置的好坏会直接影响后期的外展肌力和肩峰下撞击症的发生概率。早期积极修复远比不愈合后再进行手术治疗的效果要来得好。

对于大结节骨折伴随有脱位的患者，我们常常把着重点放在盂肱关节的脱位上，有时会忽略大结节的骨折。有作者进行过统计，在盂肱关节脱位的患者中，有 7% ~ 15% 伴有大结节骨折。

大结节手术的方法有多种多样，可以使用克氏针、螺钉、钢丝、钢缆等。目前，有报道采用关节镜引导的经皮复位技术取得了早期良好的随访结果。也有作者报道采用关节镜技术治疗急性创伤性盂肱关节脱位并发大结节骨折的病例。虽然，关节镜技术已经今非昔比了。然而，许多作者认为对于骨折块比较小，有明显的移位，以及骨块有回缩的病例，还是需要进行切开复位手术的。当结节较粉碎或存在较小的撕脱骨折，螺钉固定相当困难时，可以使用 8 字缝合技术。Levy 的报道认为，大结节的骨块越小，所取得的治疗结果就越差。大结节骨折可以被看作是骨性肩袖的撕脱，采用一般的肩袖修补入口就可以。当带有骨干部分的骨折，就需要采用三角肌、胸大肌间隙的入口。

康复：大结节骨折术后，如果稳定性良好，则可以立即进行被动的前屈、钟摆样运动以及外旋训练。但是，主动的运动需要等到 6 周后或影像学上出现早期愈合的表现。

3. 小结节骨折　2 部分的小结节骨折较少见，它通常伴有 2 或 3 部分的肱骨近端骨折或作为骨折脱位后的一部分。

X 线和 CT 扫描可以帮助诊断小结节骨折的大小及移位方式。在分析 X 线结果时要和钙化性肌腱炎、骨性的 Bankart 进行鉴别。

小结节骨折的治疗包括手术和非手术治疗。Ogawa K 等报道了 35 例通过切开复位内固定方法治疗的急性小结节骨折，均取得良好的长期结果。对于影响结节间沟以及有二头肌脱位趋势的小结节骨折都可以进行切开复位的手术治疗。有些作者把 5 ~ 10mm 的移位作为标准，对 >1cm 的移位均应该进行手术固定。采用的切口为三角肌胸大肌切口，在处理肩胛下肌和小结节时要防止内侧的腋神经损伤或因手术引起的粘连。把骨块复位后，可以采用张力带、螺钉等的固定方法。如果，小结节骨片过小，导致无法确切固定的，则可以将之切除。但是，肩胛下肌需要与肱骨近端进行修复，保持肩袖组织的功能完整。

一般来说术后被动外旋最多至中立位为止。术后 6 周，如果 X 线显示骨折有愈合迹象，则可以进行外旋 45°，完全上举的动作。3 个月后，通过康复训练，力量可以完全恢复。

4. 解剖颈骨折　不伴有结节移位的孤立的解剖颈移位骨折非常罕见，但是这种骨折类型所引起的不连接和缺血性坏死的风险又非常高。临床上如果发现此类骨折，就需要进行手术。对于年轻患者，在术中能够达到解剖复位的，可以采用钉板系统进行固定，螺钉固定在中央部及软骨下骨是最牢固的；对于年龄较大的患者或术中不能达到解剖复位的年轻患者，则需要进行半肩关节置换术。

（三）3 部分的肱骨近端骨折

3 部分的骨折在肱骨近端骨折中占 10%，老年人、骨质疏松患者的发病率较高。男性：女性 =1：2。3 部分骨折的缺血坏死率为 12% ~ 25%。在 3 部分大结节骨折中，肩胛下肌使肱骨头出现内旋；在 3 部分小结节骨折中，冈下肌使肱骨头外旋，胸大肌会使肱骨干内旋内收。有时，二头肌长头腱会嵌顿在骨折碎片间。对于 3 部分骨折无软组织嵌顿的可以进行闭合复位，采取保守治疗。特别在老年患者中，不主张进行反复的闭合复位。因为其骨量较差容易造成骨片更加粉碎。而且，反复的手法复位会增加神经损伤和骨化性肌炎的发病率。如果患者无法耐受麻醉或者对肩关节功能预期值要求不高的高龄患者，则可以进行保守治疗。Zyto 等对 9 例 3 部分骨折的患者进行 10 年的随访，平均年龄 66 岁，平均的 constant 评分为 59 分，其中，4 例没有遗留残疾，3 例留有轻度残疾，2 例留有中度残疾。所有的患者都能接受最终的结果。

3 部分不稳定的肱骨近端骨折，可选择手术治疗。切开复位内固定的优点在于相对保存了原有关节的结构。其与半肩置换相比，不存在后者的一些缺点，如：大结节分离、假体松动、神经损伤、肩胛盂的磨损、异位骨化以及深部感染等。而其缺点在于软组织的剥离增加了缺血坏死和骨不连的概率及内固定术后的并发症。对于老年粉碎性的或骨质严重疏松的 3 部分骨折患者，可应用半肩关节置换术。

早期，Neer 所进行的半肩关节置换术取得了较好的疗效，然而，其后再也没有作者得出像他一样好的结果。有报道提出，随着患者年龄的增加，关节置换的效果就越差。由于钢板系统的不断改良，微创技术的提出，采用内固定技术治疗此类骨折也取得了令人满意的结局。

但是，在选择切开复位内固定治疗之前，需要注意两方面的问题：骨的质量；肱骨头的状态。骨的质量包括骨质疏松及骨折粉碎的程度。

（四）4 部分的肱骨近端骨折

老年人和骨质疏松患者的发病率相当高。Court-Brown 等对肱骨近端骨折的流行病学统计显示，70% 以上的 3，4 部分骨折患者年龄 >60 岁，50% 的 >70 岁。

在 Neer 的 4 部分骨折分型中，分为外展嵌插型、真正的 4 部分骨折和 4 部分骨折脱位。外展嵌插型骨折的特点是，骨折断端由于压缩，肱骨头嵌在大小结节骨折块内，由于胸大肌的牵引，骨干向内侧移位，使得肱骨头与骨干形成外展的状态。对于这种嵌插骨折特别要引起注意，它常常会演变成真正的 4 部分骨折。所以，在对移位较小的外展嵌插型 4 部分骨折的保守治疗期间，早期的随访相当重要。

对外展嵌插型骨折的治疗，如果关节的骨折块没有向外侧移位，说明内侧的骨膜组织仍然是完整的，内侧的血供没有受到太大的破坏。对这种移位较小的骨折，可以采用保守治疗或切开复位内固定。

对肱骨近端真正 4 部分骨折的治疗则首选假体置换手术。而希望采用闭合复位的保守治疗是不明智的，除非患者不能耐受手术或不同意手术。

外展嵌插型的骨折缺血坏死率低于真正的 4 部分骨折，也未必要采用假体置换的治疗方式；即使发生了缺血坏死，只要达到解剖复位坚强固定后期的功能还是可以接受的。

（五）骨折－脱位

骨折脱位可以是2部分、3部分以及4部分的。在临床处理上，一般先处理脱位，再进行骨折的固定。对于2部分的骨折脱位，可以采用闭合或切开复位的方法。3部分的骨折脱位大多数情况下采用切开复位内固定，除非肱骨头周围没有或很少有软组织附着或老年骨质疏松患者，可以采用关节置换手术。4部分的骨折脱位首选关节置换手术。

（六）特殊类型的关节面骨折

这种类型的骨折包括关节面压缩和劈裂骨折。关节面压缩的骨折常常伴随有肩关节的后脱位，治疗主要依据肱骨头缺损的范围。对于年轻人，缺损范围<40%的尽量采用内固定的方法。关节面劈裂或压缩超过40%的骨折通常要采用关节置换手术来治疗。

第三节　肱骨干骨折

肱骨干骨折是一种常见的损伤，约占全身骨折的1%，常由典型的直接暴力所致，也可见于旋转暴力较大的体育运动，如投掷、摔跤等。尽管大多数肱骨干骨折可以采用非手术治疗，但仍然有很多关于手术治疗适应证的报道。最终患者能否获得满意的疗效，取决于是否能在骨折类型和患者的要求之间选择一个合适的治疗方案。

（一）解剖

肱骨干近端呈圆柱形，起于胸大肌止点的上缘，远端至肱骨髁上，近似于三棱柱形。3条边缘将肱骨干分成三个面：前缘，从肱骨大结节嵴到冠突窝；内侧缘，从小结节嵴到内上髁嵴；外侧缘，从大结节后部到外上髁嵴。前外侧面有三角肌粗隆和桡神经沟，桡神经和肱深动脉从此沟经过。前内侧面形成平坦的结节间沟。前外侧面和前内侧面远端相邻的部位为肱肌的附着点，后面形成一个螺旋形桡神经沟，其上方和下方分别为肱三头肌的外侧头和内侧头。

肱骨干的血液供应来自肱动脉的分支。从肱动脉发出的一支或多支营养血管、肱深动脉或旋肱后动脉提供肱骨干远端和髓内的血液供应。鼓膜周围的血液循环也是由这些血管和许多小的肌支以及肘部动脉吻合支构成的。在手术治疗骨折的时候必须小心避免同时破坏髓内和骨膜周围的血液供应。

（二）分型

肱骨干骨折通常是以骨折线的位置和形态、损伤暴力的大小以及并发软组织损伤的程度来分类。

根据解剖部位可将肱骨干骨折分为：胸大肌止点近端的骨折、胸大肌和三角肌止点之间的骨折以及三角肌止点以远的骨折。不同位置水平的骨折，由于肱骨干肌肉附着的不同而产生不同角度的移位。发生在胸大肌止点近端的骨折，近骨折段在肩袖肌的作用下外展外旋；发生在胸大肌和三角肌止点之间的骨折，三角肌牵拉远骨折端而向近端和外侧移位，近骨折端在胸大肌的作用下内收；发生在三角肌止点以远的骨折，近骨折段外展，远骨折段在肱三头肌和肱二头肌收缩的作用下向近端移位。

目前应用最为广泛的是AO分型，将其分为简单型（A型）、楔形（B型）和复杂型，每一种骨折类型又根据骨折线的位置和形态分为不同的亚型（表5-1～表5-3）。

（三）诊断

1. 病史及体格检查　首先要明确受伤机制，以便对患者病情的判断提供重要线索。对于多发伤患者，应该依据进展性创伤生命维持（ATLS）原则进行体格检查，观察患者的呼吸道是否通畅，评估呼吸、循环的复苏，控制出血，评估肢体的活动能力，在进行完这些基本的步骤之后，才可以将注意力集中于损伤的肢体上。仔细检查上臂肿胀、淤血及畸形情况。应该在不同的水平对整个肢体的神经血管功能分别进行评估。必须仔细检查桡神经、尺神经和正中神经的运动、感觉功能。

2. 影像学检查　肱骨的标准影像学检查应该包括正位像、侧位像，同时将肩、肘关节包括在内，必要时加拍斜位片。在病理性骨折中，还需要进行骨扫描、CT和MRI等检查。

表 5-1　肱骨干简单骨折（12-A）

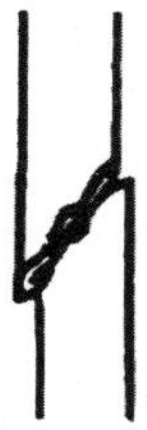 **12-A：肱骨干简单骨折**	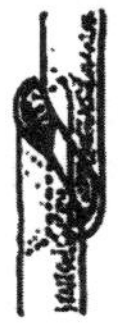 12-A1 螺旋骨折	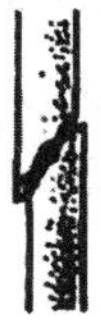 12-A2 斜形骨折（≥30°）	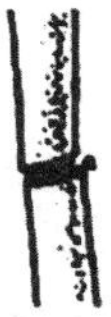 12-A3 横形骨折（＜30°）
	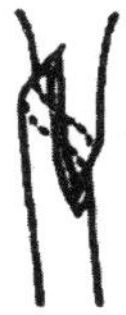 12-A1.1 近段螺旋骨折	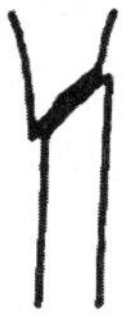 12-A2.1 近段斜形骨折	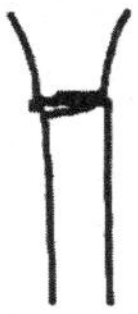 12-A3.1 近段横形骨折
	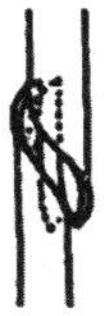 12-A1.2 中段螺旋骨折	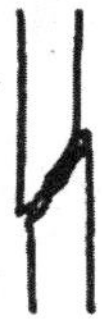 12-A2.2 中段斜形骨折	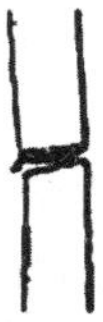 12-A3.2 中段横形骨折
	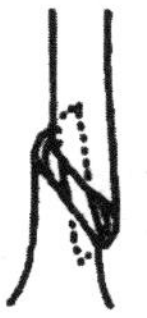 12-A1.3 远段螺旋骨折	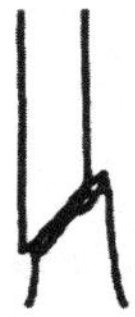 12-A2.3 远段斜形骨折	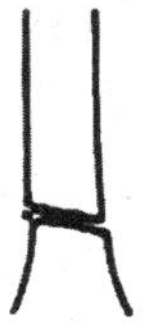 12-A3.3 远段横形骨折

表 5-2　肱骨干楔形骨折（12-B）

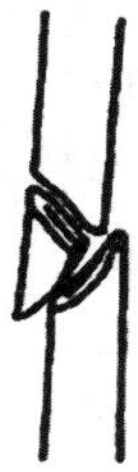 **12-B：肱骨干楔形骨折**	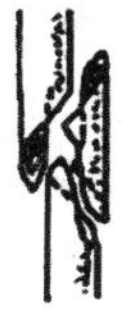 12-B1 螺旋楔形骨折	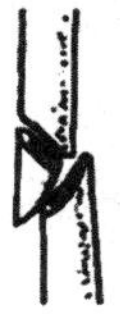 12-B2 折弯楔形骨折	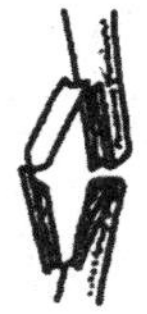 12-B3 粉碎楔形骨折
	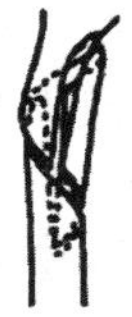 12-B1.1 近段螺旋楔形骨折	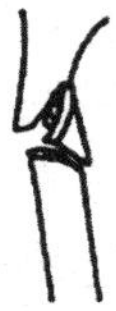 12-B2.1 近段折弯楔形骨折	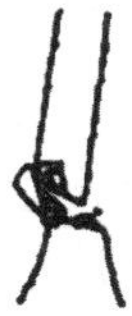 12-B3.1 近段粉碎楔形骨折
	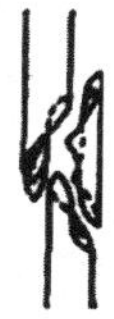 12-B1.2 中段螺旋楔形骨折	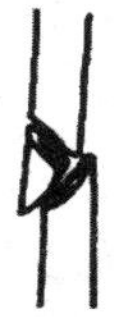 12-B2.2 中段折弯梗形骨折	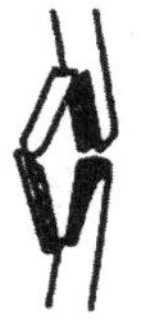 12-B3.2 中段粉碎楔形骨折
	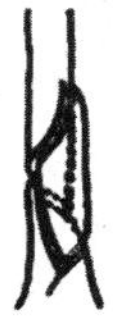 12-B1.3 远段螺旋楔形骨折	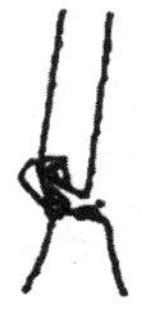 12-B2.3 远段折弯楔形骨折	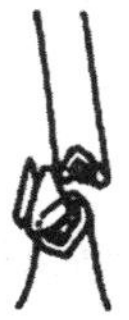 12-B3.3 远段粉碎楔形骨折

表5-3　肱骨干复杂骨折（12-C）

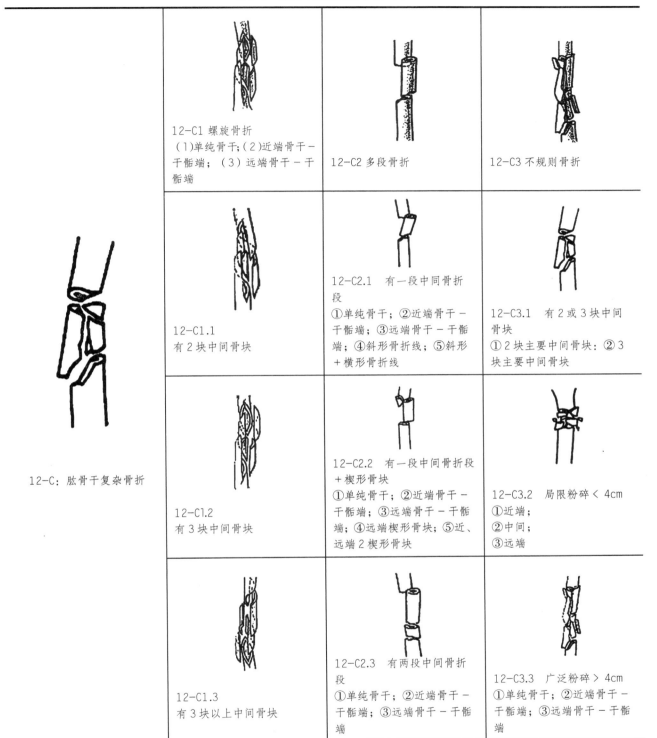

12-C1 螺旋骨折
（1）单纯骨干;（2）近端骨干－干骺端;（3）远端骨干－干骺端

12-C1.1　有2块中间骨块

12-C1.2　有3块中间骨块

12-C1.3　有3块以上中间骨块

12-C2 多段骨折

12-C2.1　有一段中间骨折段
①单纯骨干;②近端骨干－干骺端;③远端骨干－干骺端;④斜形骨折线;⑤斜形＋横形骨折线

12-C2.2　有一段中间骨折段＋楔形骨块
①单纯骨干;②近端骨干－干骺端;③远端骨干－干骺端;④远端楔形骨块;⑤近、远端2楔形骨块

12-C2.3　有两段中间骨折段
①单纯骨干;②近端骨干－干骺端;③远端骨干－干骺端

12-C3 不规则骨折

12-C3.1　有2或3块中间骨块
①2块主要中间骨块:②3块主要中间骨块

12-C3.2　局限粉碎＜4cm
①近端;②中间;③远端

12-C3.3　广泛粉碎＞4cm
①单纯骨干;②近端骨干－干骺端;③远端骨干－干骺端

12-C：肱骨干复杂骨折

（四）治疗

在制定治疗方案时，应当综合考虑患者的骨折类型、软组织损伤程度、相应的神经损伤、年龄和并发症等，以期取得良好的疗效，并降低并发症的风险。

1. 非手术治疗　绝大多数肱骨干骨折能采用非手术治疗。肱骨20°的向前成角和30°的向内成角畸形可由正常的肩、肘关节活动度代偿，肱骨也可以接受15°的旋转对位不良和3cm以内的短缩畸形而几乎不影响功能。

非手术治疗措施主要包括：悬垂石膏、接骨夹板、Velpeau吊带、外展架、U形石膏骨牵引以及功能性支具。表5-4列出了各种治疗措施的优缺点。目前，功能性支具已经基本上取代了其他的治疗措施，最常见的治疗是在骨折后的3～7d应用悬垂石膏或夹板，至疼痛减轻后换成功能性支具。

表5-4　肱骨干骨折的非手术治疗

治疗方法	优点	缺点	适应证
悬垂石膏	可以复位	不适用于横形骨折	多用于短缩骨折早期治疗
接骨夹板	操作简便、允许腕手活动	无法限制骨折短缩	无移位或轻微移位骨折的早期治疗
Velpeau吊带	在无法合作的儿童和老年患者中非常有用	限制了所有关节的活动	用于无法耐受其他治疗方式的儿童接老年人
外展架	无明显优点	很难耐受	极少应用
骨牵引	可以用于卧床患者；可以用于大面积软组织缺损	感染风险；需要严密观察；有尺神经操作可能	极少应用
功能性支具	允许各个关节活动；轻便，耐受性好；降低骨不连发生率	不适用于骨折早期复位或恢复长度	在早期使用悬垂石膏或接骨夹板后，功能性支具是大多数肱骨干骨折治疗的金标准

（1）悬垂石膏：应用悬垂石膏的指征包括短缩移位，特别是斜形或者螺旋形的肱骨中段骨折，目前多用于早期治疗以获得复位。横形骨折由于存在骨折端分离和不愈合的风险，因此不宜使用悬垂石膏。

应用悬垂石膏应当遵循以下几个原则：应使用轻质的石膏；石膏的近端应该超过骨折断端2cm，远端必须跨越肘关节和腕关节，屈肘90°，前臂旋转中立位；尽量保持手臂处于下垂状态。

（2）功能性支具：功能性支具是一种通过软组织的挤压达到骨折复位的矫形器具，通过前后两个夹板，分别和肱二头肌、肱三头肌相贴附，对骨折产生足够的压力和支撑，然后用有弹性的绷带将支具固定在合适的位置，支具套袖的远端应该露出肱骨内外髁。

应用悬垂石膏固定骨折的患者应该在3～7d，也就是急性疼痛和肿胀消失后换用功能性支具，在患者能够耐受的前提下，鼓励活动和使用伤肢。支具通常要使用8周以上，在骨折初步愈合之前，外展活动不应超过60°～70°。

功能性支具的缺点在于仍有可能发生成角畸形，特别是乳房下垂、肥胖的女性，容易出现内翻成角。其禁忌证包括：软组织损伤严重或有骨缺损；无法获得或维持良好对线的骨折以及遵从性较差的患者。

2. 手术治疗　尽管非手术治疗在大多数肱骨干骨折的患者中可以取得很好的效果，但在某些情况下，仍然需要手术治疗。手术固定有绝对和相对的手术指征（表5-5）。必须充分考虑患者的年龄、骨折类型、伴随损伤和疾病以及患者对手术的耐受程度。对于活动较多的患者，如果发生横形或短斜形骨折，非手术治疗又具有相对愈合延迟的倾向，也可以考虑手术治疗。

表5-5　肱骨干骨折的手术指征

相对指征	绝对指征
多发创伤	长螺旋骨折
开放性骨折	横形骨折
双侧肱骨干骨折、多段端骨折	臂丛神经损伤
病理性骨折	主要神经麻痹
漂浮肘	闭合复位不满意
并发血管损伤	神经缺损
闭合复位后桡神经麻痹	并发帕金森病
骨不连、畸形愈合	患者无法耐受非手术治疗或依从性不好

（续　表）

相对指征	绝对指征
并发关节内骨折	肥胖、巨乳症

手术治疗的方式包括接骨钢板、髓内钉以及外固定支架。其中，钢板几乎可以应用于所有的肱骨骨折，特别是骨干的近、远端骨折以及累及关节的粉碎性骨折，通常可以取得良好的疗效，而且术后很少残留肩肘关节的僵硬，对于肱骨干畸形愈合或不愈合，钢板固定也是一个标准的治疗方法。

1）接骨钢板

（1）手术入路：肱骨干骨折钢板内固定有几个手术入路可以使用，包括前外侧入路、外侧入路、后侧入路和前内侧入路。

前外侧入路通常用于肱骨干近、中 1/3 的骨折。切口从喙突远端 5cm 开始，沿胸肌三角肌间沟走行，沿肱二头肌外侧向远端延伸至肘关节上方 7.5cm，将肱二头肌向内侧牵开，于中轴线偏外侧将肱肌纵行劈开显露肱骨干。由于肱肌的外侧部分受桡神经支配，内侧由肌皮神经支配，因此应用此入路时要保护好支配肱肌的神经。如果将该入路用于远端 1/3 的骨折，必须小心避免在远端将桡神经压在钢板下。

后侧入路通过劈开肱三头肌显露从鹰嘴窝到中上 1/3 的肱骨。该入路特别适用于肱骨干远端 1/3 骨折，同时也适用于需要对桡神经进行探查和修复的患者。该入路缺点在于桡神经和肱深动脉跨越切口和钢板，因此存在损伤的风险。

可延伸的外侧入路于肱三头肌和上臂屈肌群之间的肌肉平面显露远端 2/3 的肱骨。该入路的优点在于不仅可以显露肘关节，还可以根据手术需要进一步向近端或前外侧延长。

前内侧入路通过内侧肌间隔暴露肱骨干的前内侧面，术中需从三头肌内游离尺神经并牵向内侧。该入路有损伤正中神经和肱动脉的风险，在骨折的内固定中很少使用这种切口，但在治疗伴有神经血管损伤的骨折时非常有用。

（2）手术方法：术前应仔细分析骨折的特点及手术部位的软组织条件，并根据骨折部位采用相应的手术入路。通常肱骨干近端 2/3 的骨折采用前外侧入路。远端 1/3 的骨折建议采用后侧入路，并将钢板放在肱骨的后侧，因为肱骨后面比较平坦，而且钢板可以向远端放置而不影响肘关节功能。

通常选用宽 4.5mm 系列 DCP，对于肱骨比较狭窄的患者也可用窄 4.5mm 系列 DCP。肱骨干远端移行部位的骨折固定比较困难，可以通过使用两块 3.5mm 动力加压钢板获得有效的固定，其中，采用 LC-DCP 对骨皮质血液循环破坏小，更有利于新生骨的形成。对横形骨折，断端之间的加压主要依靠动力加压钢板，如果是斜形或螺旋形骨折，应尽可能可在骨折端使用拉力螺钉，并用钢板加以保护。对于粉碎严重的骨折，应采用间接复位技术和桥接接骨板技术，并使用锁定钢板。在所有肱骨干骨折的内固定手术中，骨折远近两端都必须至少要有 6 层皮质，最好是 8 层皮质被穿透固定，以获得足够的稳定性。需要特别注意的是，在放置钢板之前应确认没有将桡神经压在钢板远端下。

术后第 1 周，如果内固定可靠稳定，患者就可以开始肩关节和肘关节的功能锻炼，在患者能够耐受的前提下，逐渐增加活动量。4 ～ 6 周通常禁止负重锻炼。

2）髓内钉：在肱骨干多段骨折、骨质疏松性骨折以及病理性骨折的治疗中，髓内钉更为合适。与钢板相比，髓内钉由于更接近肱骨干的中轴，因此比钢板承受更小的折弯应力，也大大减小了在钢板和螺钉上常见的应力遮挡。肱骨髓内钉可以分为膨胀钉（内稳定方式，例如 Seidel 钉和 Truflex 钉）和交锁钉（如 Russell-Taylor 钉）。当并发神经损伤、开放性骨折、伴有骨缺损或萎缩性骨不连时，如果选择该技术，应该进行切开复位置入髓内钉。

髓内钉可采用顺行入路或逆行入路。在肱骨干远端骨折中，和顺行髓内钉相比，逆行髓内钉可以显著增加早期的稳定性，提供更好的抗折弯性能和抗旋转强度。肱骨干近端骨折恰好相反，顺行髓内钉有更好的生物力学特性。

顺行入路用于治疗肱骨干中段和近端 1/3 骨折。近端呈弧形的髓内钉从大结节插入，要求骨折线距大结节至少 5 ～ 6cm。直的髓内钉顺着髓腔插入，可用于治疗更偏近端的骨折，但这种髓内钉会影响到肩袖和肩关节外侧关节软骨。入钉点在肩关节伸 30° 时于肩峰前方平行于肱骨干做纵形切口，切开喙肩韧带即可达肱骨髓腔，选取该入钉点可以避免损伤肩袖。远端锁钉可以从后向前（对与周围神经来说是最安全）、从前向后或者从外向内置入，但对于多发伤患者，从后向前置入锁钉会有一定困难。当使用外侧入路置入锁钉时，必须小心使用钝性分离到达骨面，确保桡神经不会受到损伤。

肱骨逆行髓内钉适用于累及中段和远端 1/3 的肱骨干骨折。进钉点位于距鹰嘴窝上方 1.5 ~ 2cm 的后侧皮质，并将髓内钉顺肱骨干插到距离肱骨头 1 ~ 1.5cm 的地方。

使用肱骨髓内钉有损伤神经血管的可能，主要包括三部分：在开髓和插入髓内钉时可能损伤桡神经；近端锁定时损伤腋神经；远端锁定时损伤桡神经、肌皮神经、正中神经和肱动脉。此外，使用顺行髓内钉常会在进钉点引起一些症状，如肩关节疼痛和僵硬，而逆行髓内钉则有发生肘关节功能受限以及肱骨远端部位医源性骨折的风险。

3）外固定架：外固定架很少使用，通常应用在其他现有治疗方法禁忌使用的时候，主要为严重的开放性骨折伴有大面积软组织和损伤骨缺损。外固定架采用单侧、半钉结构即可稳定骨折端，在骨折上下方各置入 2 枚螺钉，螺钉应该穿透两层皮质并在同一平面，并在直视下置入以防止神经血管损伤。其常见的并发症为钉道感染，部分患者会出现骨不连。

（五）小结

肱骨干骨折是较为常见的损伤。尽管大多数可以采用非手术治疗，但要取得良好的疗效仍需要根据骨折类型与患者需要来选择恰当的治疗方式。如果选择切开复位，对于有移位的肱骨干骨折采用钢板内固定仍然是金标准。

第四节　肱骨远端骨折

肱骨远端骨折发生率相对较低，约占所有骨折的 2% 以及肱骨骨折的 1/3，最多见于 12 ~ 19 岁的男性以及 80 岁以上的老年女性。低能量损伤多由于摔倒时肘部受到直接撞击或伸直位受到轴向的间接暴力所致，高能量损伤多见于遭受车祸或高空坠落伤的年轻患者，常为开放性骨折，且伴有并发损伤。

肱骨远端骨折的治疗常较为困难，特别是那些粉碎严重的关节内骨折，而在伴有明显骨质疏松的老年人群中，这一类型骨折的发生率呈上升趋势，因此对其治疗方式的选择提出了新的挑战。无论成人或儿童患者，对骨折不正确的治疗皆可导致显著的疼痛、畸形以及关节僵硬。为避免这一问题就需要对骨折进行切开复位以重建正常的肘关节，并进行牢固的内固定，以利关节早期的主动活动，从而达到良好的功能恢复。

（一）解剖

肱骨远端呈 Y 形分开，形成两个支撑滑车的圆柱，可依此划分为内外侧柱，这些柱终止在与滑车相连的点上，其中内侧柱的终止点较滑车远端约近 1cm，而外侧柱延伸到滑车的远侧面。滑车的功能就像肱骨远端的关节轴，位于两个骨柱之间，形成一个三角形，破坏这个三角形的任意一边，其整体结构的稳固性就明显减弱。

肱骨远端的三角形结构在后方形成一近似于三角形的凹陷，即鹰嘴窝，在肘关节完全伸直时容纳鹰嘴尖的近端。肱骨的髓腔在鹰嘴窝近侧 2 ~ 3cm 处逐渐变细，同时肱骨在内外侧柱间开始变得很薄。桡骨远端前方凹陷被一纵向骨嵴分开，分别为尺侧的冠状窝和桡侧的桡窝。这一纵嵴和滑车外侧唇缘构成内外侧柱的解剖分界线，冠状窝和滑车位于两柱之间，构成一对称的柱间弓。鹰嘴窝和冠状窝与柱间的滑车相联系，而桡窝及肱骨小头是外侧柱的一部分。

内侧柱始于此弓的内侧界，在肱骨远端以 45° 角从肱骨干上分出。此柱的近侧 2/3 为骨皮质，远侧 1/3 为骨松质构成的内上髁，截面为椭圆形，内上髁的内侧面和上方是前臂屈肌群的起点，因此内上髁骨块的准确复位和固定有助于重建肘关节的稳定。尺神经从内上髁下方的尺神经沟通过，将尺神经前置后，可以将内固定物放在后内侧柱，而且内侧柱的前侧面没有关节面，螺钉不会影响关节功能。

外侧柱在肱骨干上和内侧柱同一水平的远端分出，但方向相反，与肱骨干长轴成20°。此柱近侧半为骨皮质，后侧面宽阔平坦，是放置钢板的理想位置。外侧柱的远侧半为骨松质，起始于鹰嘴窝的中央，在向远侧延伸的过程中开始逐渐向前弯曲，在此弯曲的最远点出现肱骨小头软骨。肱骨小头向前突出，在矢状面呈180°弓形，其旋转中心在肱骨干轴心线前方12～15mm，但在滑车轴心的延长线上，此为尺桡骨同轴屈伸的解剖基础。肱骨远端的柱状概念在决定何处放置内固定物时很重要，因为术中不能从后面直接看到外侧柱的前面。

滑车是肱骨两柱间的"连接杆"，由内外侧唇缘和其间的沟组成，此沟与尺骨近端的半尺切迹相关节，两唇缘给肱尺关节提供内外侧稳定。

（二）分型

AO分型将其分为关节外骨折（A型）、部分关节内骨折（B型）和完全关节内骨折，每一种骨折类型又根据骨折线的位置和形态分为不同的亚型（表5-6～表5-8）。

表5-6　肱骨远端关节外骨折（13-A）

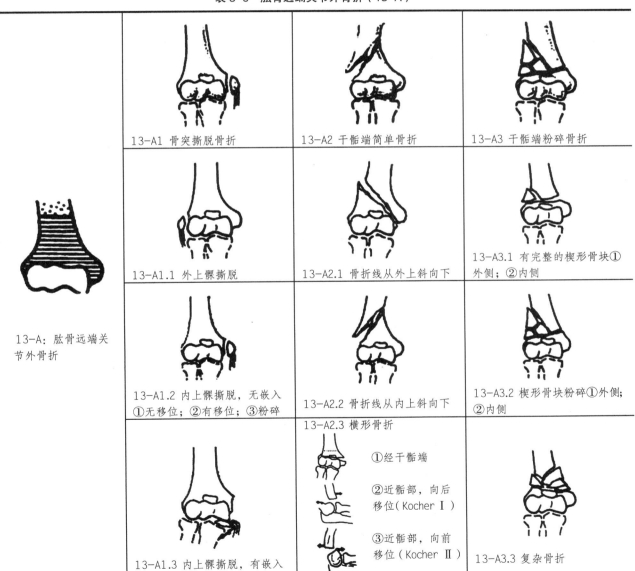

13-A：肱骨远端关节外骨折

13-A1 骨突撕脱骨折	13-A2 干骺端简单骨折	13-A3 干骺端粉碎骨折
13-A1.1 外上髁撕脱	13-A2.1 骨折线从外上斜向下	13-A3.1 有完整的楔形骨块①外侧；②内侧
13-A1.2 内上髁撕脱，无嵌入①无移位；②有移位；③粉碎	13-A2.2 骨折线从内上斜向下	13-A3.2 楔形骨块粉碎①外侧；②内侧
13-A1.3 内上髁撕脱，有嵌入	13-A2.3 横形骨折 ①经干骺端 ②近骺部，向后移位（Kocher Ⅰ） ③近骺部，向前移位（Kocher Ⅱ）	13-A3.3 复杂骨折

表 5-7　肱骨远端部分关节内骨折（13-B）

13-B1　外侧矢状面骨折	13-B2　内侧矢状面骨折	13-B3　额状面骨折
13-B1.1　肱骨小头骨折①经肱骨小头；②肱骨小头和滑车之间	13-B2.1　经滑车内侧简单骨折（Milch-1）	13-B3.1　肱骨小头骨折①不全骨折（Kocher-Lorenz）；②完全骨折（Hahn-Steinthal 1）；③带部分滑车（Hahn-Steinthal 2）；④粉碎
13-B1.2　经滑车简单骨折①内侧副韧带完整；②内侧副韧带破裂；③干骺端简单的外侧髁骨折（典型 Milch-Ⅱ）；④干骺端楔形骨折；⑤干骺端－骨干骨折	13-B2.2　经滑车沟简单骨折	13-B3.2　滑车骨折①简单；②粉碎
13-B1.3　经滑车粉碎骨折①骺－干骺端骨折；②骺－干骺端－骨干骨折	13-B2.3　经滑车粉碎骨折①骺－干骺端骨折；②骺－干骺端－骨干骨折	13-B3.3　肱骨小头＋滑车骨折

13-B：肱骨远端部分关节内骨折

　　Jupiter 分型（表 5-9）建立在肱骨远端双柱概念以及对肘关节稳定性理解的基础上，对重建手术的指导意义更大。其中，高位骨折的特征为：骨折柱包括滑车的大部分；尺骨或桡骨髁骨折而移位；远侧骨块上有足够的空间放置内固定，而低位骨折特征与此相反（图 5-5）。

表 5-9　肱骨远端骨折的 Jupiter 分型

Ⅰ.关节内骨折

　A.单柱骨折

　　1.内侧

　　　a.高位

　　　b.低位

　　2.外侧

　　　a.高位

　　　b.低位

　3.分叉处

　B.双柱骨折

　　1.T形

　　　a.高位

　　　b.低位

　　2.Y形

　　3.H形

　　4.λ形

　　　a.内侧

　　　b.外侧

　　5.多平面型

　C.肱骨小头骨折

　D.滑车骨折

Ⅱ.关节外、囊内骨折

贯穿骨柱骨折

　　1.高位

　　　a.伸展

　　　b.屈曲

　　　c.外展

　　　d.内收

　　2.低位

　　　a.伸展

　　　b.屈曲

Ⅲ.关节囊外骨折

　A.内上髁

　B.外上髁

表5-8　肱骨远端完全关节内骨折（13-C）

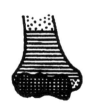

13-C：肱骨远端完全关节内骨折

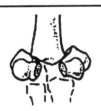

13-C1　关节、干骺端简单骨折

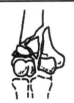

13-C2　关节简单骨折、干骺端粉碎骨折

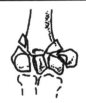

13-C3　关节、干骺端粉碎骨折

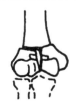

13-C1.1　轻度移位①Y形；②T形；③V形

13-C2.1　有完整楔形骨块①干骺端外侧；②干骺端内侧；③干骺端－骨干外侧；④干骺端－骨干内侧

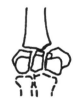

13-C3.1　干骺端简单骨折

（续　表）

13-C：肱骨远端完全关节内骨折

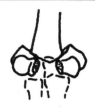

13-C1.2　明显移位①Y形；②T形；③V形

13-C2.2　楔形骨块粉碎①干骺端外侧；②干骺墙内侧；③干骺端－骨干外侧；④干骺端－骨干内侧

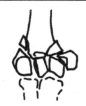

13-C3.2　干骺端有楔形骨块①骨块完整；②骨块粉碎

13-C1.3　骨骺T形骨折

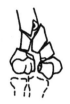

13-C2.3　复杂骨折

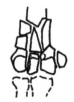

13-C3.3　干骺端复杂骨折①局限于干骺端；②累及骨干

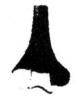

内侧柱高位骨折

内侧柱低位骨折

外侧柱高位骨折

外侧住低位骨折

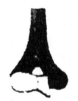

分叉单柱骨折

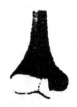

高位T形双柱骨折

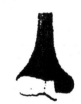

低位T形双柱骨折

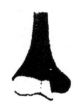

Y柱双柱骨折

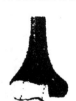

H形双柱骨折

内侧λ形双柱骨折

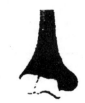

外侧λ形双柱骨折

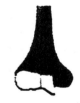

多平面双柱骨折

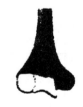

关节面骨折(肱骨小头或滑车)

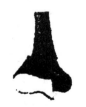

高位伸展型贯穿骨柱骨折(正位)

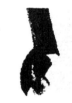

高位伸展型贯穿骨柱骨折(侧位)

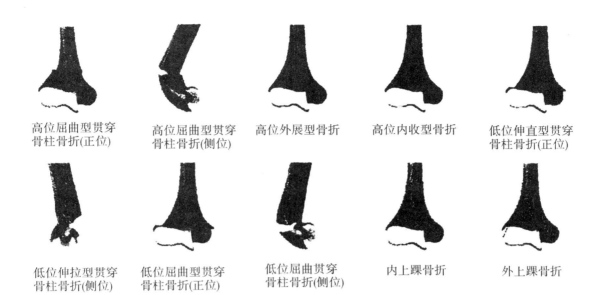

高位屈曲型贯穿 高位屈曲型贯穿 高位外展型骨折 高位内收型骨折 低位伸直型贯穿
骨柱骨折(正位) 骨柱骨折(侧位) 骨柱骨折(正位)

低位伸拉型贯穿 低位屈曲型贯穿 低位屈曲贯穿 内上髁骨折 外上髁骨折
骨柱骨折(侧位) 骨柱骨折(正位) 骨柱骨折(侧位)

图 5-5 肱骨远端骨折的 Jupiter 分型

（三）诊断

1. 病史及体格检查 仔细询问病史有助于分析损伤时组织受到外力的能量大小。患者骨质强度是关键因素，老年患者一次简单的摔倒即可造成粉碎性骨折。患者的总体病史同样十分重要，内固定手术要达到良好的效果需要患者对术后主动功能锻炼具有良好的合作性。

通常肘关节会出现肿胀，并可能有短缩畸形。查体时必须仔细检查肢体末端的血管神经状况。此外，还应注意有无开放性伤口，有 1/3 以上的病例会出现这种情况，一般在肘关节后侧或后外侧，由髁劈开后尖锐的肱骨干断端横行刺穿伸肌结构和皮肤造成的。

2. 影像学检查 应拍摄骨折部位的正侧位 X 线片，必要时加拍斜位片。在麻醉状态下拍片或透视时对患肢施加轻柔的牵引，有助于辨别骨折的形态以制订术前计划，投照健侧作为对比也有助于手术设计。隐蔽的骨折块可导致术前计划不足，对其正确的诊断依赖于丰富的临床经验。目前 CT 和 MRI 的应用价值不大，但三维重建有助于精确诊断。内固定的方式和手术入路因不同的骨折类型而异，因此对骨折进行精确分型十分关键。应力位摄片有助于骨折分型与术前计划的确定。

（四）治疗

20 世纪 70 年代以前，针对这种骨折绝大多数作者倾向于采用保守治疗，包括牵引及石膏外固定。手术也是建立在有限内固定的基础上，由于切开复位和充分的内固定不容易做到，因此手术效果通常不佳。然而随着对肱骨远端双柱状结构的认识，通过钢板和螺钉内固定能够获得足够的稳定性，从而可以在早期进行功能锻炼，因此手术治疗已成为肱骨远端骨折的常规治疗方法。

1. 手术入路 手术入路的选择取决于骨折类型。

（1）后侧入路：对于双柱骨折，最常采用鹰嘴旁肘后正中切口。患者取侧卧位或仰卧位，从鹰嘴尖近侧 15～20cm 向远端做纵行切口，在肘部向内侧弯曲以绕过鹰嘴，然后返回中线并延伸到鹰嘴尖远侧 5cm，尺神经需游离。要充分显露肱骨远端，通常需要尖端向下的 V 形尺骨鹰嘴截骨，手术结束时截骨处可用克氏针加张力带或 2 枚 6.5mm 的骨松质螺钉固定。该入路的优点在于关节面显露充分，缺点在于有一定的尺骨鹰嘴延迟愈合、不愈合的发生率，肱骨头显露欠佳，且不能用于需要实行全肘关节置换的患者。为克服这些缺点，可采用肱三头肌劈开入路，其操作相对简单，复位时可参照尺骨近端完整的滑车切迹，但肘关节面显露相对受限。也可采用三头肌翻转入路，将其在尺骨鹰嘴上的止点剥下并自内向外侧翻转，术毕于鹰嘴钻孔将三头肌止点缝回原处。该入路对外侧柱显露欠佳，一般不用于切开复位内固定术，主要用于肘关节置换。

（2）外侧入路：向近端延伸的 Kocher 入路沿肱三头肌和肱桡肌分离，并将前者自外侧肌间隔剥离，即可显露肱骨远端外侧柱。该入路可用于治疗部分外侧柱骨折，简单的高位贯穿骨折以及肱骨小头骨折。

（3）内侧入路：内侧入路可完全显露肱骨远端的内侧柱，可用于治疗单纯内侧柱、内上髁或肱骨滑车的骨折，也可与外侧入路联合治疗复杂的以及并发肱骨小头的滑车骨折。

（4）前侧入路：肘关节前侧入路在肱骨远端骨折的治疗中应用较少，因其对内外侧柱显露均有限，仅偶尔应用于伴有肱动脉损伤的患者。

2. 手术方法　应根据骨折类型仔细地进行术前计划，包括整个手术操作（抗生素应用、手术入路、植骨等），如不能精确计划内固定方式，应对所有可能采用的方法做充分准备。

（1）复位：复位是手术过程中最困难的部分，必要时可采用牵开器，临时的克氏针固定可在复位过程中提供帮助，但一般不作为最终的固定。手术过程中应做出充分的计划，以保证临时内固定物不会妨碍最终内固定物的安放。标准的方法是复位和固定髁间骨块，但如果存在大骨折块与肱骨干对合关系明显，则无论涉及关节面的大小，均应先将其与肱骨干复位和固定。

（2）固定：这些骨折的固定原则是重建正常的解剖关系以及肱骨远端三角每个边的稳定性。但必须记住，由于解剖方面的原因，某些骨折很难牢固固定，包括以下几个方面：远侧骨折块太小，限制了应用螺钉的数目；远侧骨块是骨松质，使得螺钉难以牢固固定；为保持最大的功能，内固定放置需避开关节面和三个窝（鹰嘴窝、冠状窝、桡窝）；该区域骨骼和关节面的复杂性导致钢板预弯困难。

对于累及双柱的骨折，一般采用两块接骨板才达到牢固的固定，最常选用 3.5mm 重建接骨板或 DCP，两块接骨板垂直放置可增加固定强度。如果两块钢板位置均靠后，那样钢板较弱的一侧便处于肘关节运动平面上，容易造成骨折延迟愈合及钢板疲劳断裂。固定的顺序可有多种变化，并且必须与各骨折类型相适应。通常先固定较长的骨折平面，这个骨折通常累及集中的一个柱。此外，钢板塑形及螺钉固定应当从远到近，因为远侧钢板的放置位置对最大限度发挥远侧螺钉的作用极为重要。后外侧接骨板在屈肘时起到张力带的作用，远端要达到关节间隙水平，对于肱骨小头骨折，可通过外侧接骨板应用全螺纹骨松质螺钉进行固定，需根据骨骼外形进行预弯以重建肱骨小头的前倾，最远端的螺钉指向近端以避开肱骨小头并可提供机械的交锁结构。内侧接骨板要置于较窄的肱骨髁上嵴部位，内上髁可以作为"支点"把钢板远端弯曲 90°，这样远侧的两个螺钉相互垂直，形成机械交锁结构，其力量大于两个螺钉螺纹的组合拔出力量。滑车骨折可以用加压螺钉进行牢固固定，但如果为粉碎骨折，必须小心，以防在滑车切迹上用力过度造成关节面不平整，这种情况下螺钉要在没有压力的模式下拧入。术中应尽可能保护骨块的软组织附丽。

固定完成后对肘关节进行全范围的关节活动，包括前臂的旋转。仔细检查是否存在螺钉或钢针穿出关节面而发生撞击的情况，并检查骨折块间是否存在活动。

对于骨质疏松明显、骨折严重粉碎以及骨折线非常靠近远端的老年患者，全肘关节置换也是一种选择。

（3）特殊类型骨折的固定

①高位 T 形骨折：高位 T 形骨折是最简单的可以牢固固定的类型，因其远侧骨块相对较大。其垂直骨折线最长，因而通常先用贯穿拉力螺钉固定。

②低位 T 形骨折：该型最为常见，一个特殊的难题是外侧骨块常难以固定。因此通常先固定内侧柱，用长的髁螺钉通过钢板远侧孔把内侧柱牢固固定于外侧柱，这样外侧柱上可以获得一个更近的支点。

③Y 形骨折：斜行骨折平面可使用加压螺钉固定骨块。对 Y 形骨折，钢板只能起到中和钢板的功能。

④H 形骨折：原则上讲，滑车碎块必须在远侧柱上重新对位。远侧骨块用点状复位钳复位到两个柱上。在用 40mm 或 6.5mm 螺钉固定骨块时，先用克氏针临时固定，以协助稳定滑车和防止碎块移位。

⑤内侧 λ 形骨折：该型骨折的困难之处在于外侧骨块上可利用的区域很小，内侧滑车碎块即使用螺钉固定也太小。外侧柱用 2 根 4.0mm 螺钉把肱骨小头固定到内侧柱，完成远端贯穿固定。然后用 2 根外侧 4.0mm 螺钉把同一碎骨块固定到外侧钢板，这样便可固定整个外侧柱。内侧柱用标准 3.5mm 重建钢板牢固固定。

⑥外侧 λ 形骨折：在该型骨折中，滑车是一个游离碎块，但其内侧柱完整。因此，应先把滑车骨块固定于内侧柱上，用 2 枚 4.0mm 螺钉通过钢板钉孔直接拧入滑车和小头，可以确保钢板稳定并把远侧骨块拉到一起。

⑦开放性骨折：常见于高能量创伤，如果伤口在前侧，肱动脉和正中神经有损伤的风险，应仔细检查神经血管。如果伤口在后侧，在设计手术入路时可利用肱三头肌的伤口，在这种情况下肱骨末端可能有大量的污物和碎片存在，因此需要仔细清创。

（4）术后处理：对骨折进行有效的固定后不需要石膏的辅助外固定。术后肿胀十分常见，绷带或石膏过紧可增加发生骨筋膜室综合征的风险。术后 24h 拔出引流管后开始肘关节主动活动，但禁止对肘关节进行间断性的被动牵拉。抗阻锻炼需延迟至术后 4 周开始。

（五）并发症

肱骨远端骨折常见并发症包括关节僵硬、骨不连和畸形愈合、感染以及尺神经麻痹。鹰嘴截骨的患者还有可能出现截骨部位的骨不连，应用尖端指向远侧的"V"形截骨可增加截骨面的接触面积以降低该并发症的发生率。骨质疏松严重的老年患者还容易出现内固定失败。

第五节　尺骨鹰嘴骨折

尺骨鹰嘴位于皮下，很容易在受到直接暴力而骨折。单独的尺骨鹰嘴骨折约占肘关节骨折的 10%。肱三头肌止于尺骨鹰嘴，其筋膜由内外侧向尺骨远端延伸止于尺骨近段骨膜。因此，在没有移位的尺骨鹰嘴骨折时，完整的肱三头肌筋膜能维持骨折不进一步移位。

（一）损伤机制

直接暴力是尺骨鹰嘴骨折最常见的原因。肘关节屈曲、前臂伸展位撑地以及高能量损伤都可以造成鹰嘴骨折，有时可并发桡骨头骨折以及肘关节脱位。

（二）骨折分型

鹰嘴骨折除了撕脱骨折都是关节内骨折，常见的分型有 Colton 分型、Schatzker 分型、AO 分型以及 Mayo 分型等。

Colton 把鹰嘴骨折分成两个大类：无移位骨折（Type Ⅰ）和有移位骨折（Type Ⅱ）。骨折移位小于 2mm 且屈肘 90° 时骨折仍无移位的称为Ⅰ型，患肢能对抗重力伸肘。Type Ⅱ 分四个亚型——撕脱骨折：ⅡA；斜形和横形骨折：ⅡB；粉碎骨折：ⅡC；骨折脱位：ⅡD（图 5-6）。

Home 和 Tanzer 根据他们对 100 例尺骨鹰嘴骨折的病例总结得出一种分型，并根据分型提出了相应的治疗方案。在这一分型体系里，Type Ⅰ 型骨折包括鹰嘴近端 1/3 的横形骨折和尖端撕脱骨折。Type Ⅱ 型骨折指累及鹰嘴窝中 1/3 部分的横形或斜形骨折，其中ⅡA 型为简单骨折，ⅡB 型存在第二条向远端和后方延伸的骨折线。Type Ⅲ 指累及远端 1/3 鹰嘴窝的骨折。根据他们的经验，Ⅰ 型和Ⅱ型骨折宜采用切开复位张力带内固定治疗，关节外的撕脱骨折宜采取骨块切除的治疗方法。对于ⅡB 型骨折，他们建议抬起压缩的关节面并植骨，然后用张力带钢丝固定。对Ⅲ型骨折应该采用钢板而不适宜张力带钢丝固定，因为张力带钢丝对这个部位的骨折固定效果较差。

Mayo 分型简单实用，有助于手术方案的确立。它主要基于以下 3 个要素：①有无骨折移位；②关节的稳定性；③骨折粉碎的程度（图 5-7）。

（三）临床表现及诊断

鹰嘴全长均位于皮下，骨折后往往疼痛、肿胀、畸形明显，可以扪及骨折线。正、侧位 X 线多可以清楚显示骨折的类型和关节面的情况，标准的侧位片非常重要，有助于判断有无肘关节脱位的存在。

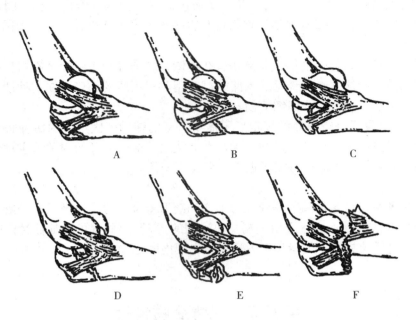

图 5-6　尺骨鹰嘴骨折的 Colton 分型（Ⅱ型）

A. 撕脱骨折；B. 斜形骨折；C. 横形骨折；D. 斜形粉碎骨折；

E. 粉碎型骨折；F. 骨折－脱位型

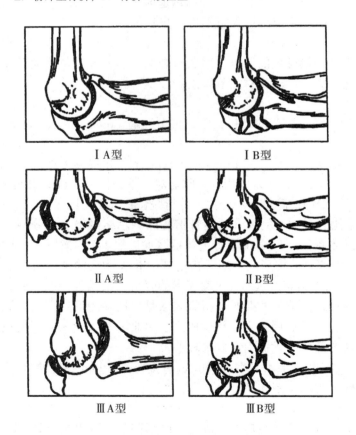

图 5-7　尺骨鹰嘴骨折的 Mayo 分型

ⅠA 型：无移位简单骨折；ⅠB 型：无移位粉碎骨折；ⅡA 型：简单骨折伴移位，肘关节稳定；

ⅡB 型：粉碎骨折伴移位，肘关节稳定；

ⅢA 型：简单骨折，肘关节不稳定；ⅢB 型：粉碎骨折，肘关节不稳定

Type Ⅰ：无移位骨折通常是简单骨折，移位 <2mm，约占鹰嘴骨折的 5%。

Type Ⅱ：有移位但肘关节稳定的骨折。分两个亚型：简单型和粉碎性。该类骨折的一个基本特点是内侧副韧带前束仍保持完整。

Type Ⅲ：有移位且肘关节不稳定的骨折。也分两个亚型：简单型和粉碎型。这类骨折常并发桡骨头骨折，有时会因肘关节自动复位而使骨科医生误认为是稳定型骨折，容易造成误治，所幸这类骨折也仅占鹰嘴骨折的 5% 左右。

（四）治疗原则

尺骨鹰嘴骨折的治疗目标：①重建关节的完整性；②保护伸肘动力；③重建肘关节稳定性；④恢复肘关节的活动范围；⑤避免和减少并发症；⑥快速康复。基于以上这几个目标，原则上所有的尺骨鹰嘴骨折都应进行内固定治疗，尤其是有移位的骨折。下面主要依据 Mayo 分型介绍一下治疗方案。

Type Ⅰ：无移位骨折。

严格来讲，为达到早期活动的目的，尺骨鹰嘴骨折都宜进行手术治疗。对于老年人的无移位骨折，也可以行肘关节半屈中立位长臂石膏后托固定。通常固定 1 ~ 2 周即可开始肘关节屈伸锻炼，治疗时应严密跟踪 X 线表现，一旦发现骨折移位应及时调整治疗方案。6 周内避免 90° 以上的屈肘活动。

Type Ⅱ：移位骨折，肘关节稳定。

（1）切开复位内固定：大部分横形骨折，无论是简单的还是伴有关节面轻度粉碎或压缩的，都可采用张力带钢丝技术固定。张力带技术通过屈肘活动将骨折间分离的力量转化为压缩力，从而使骨折块间得到加压。AO 张力带技术采用 2 枚克氏针和 8 字钢丝固定，其技术要点为：2 枚克氏针平行由近端背侧向远端前方置入，克氏针如果贯入髓腔并不明显降低张力带的加压效率，但克氏针穿过前方皮质可以防止针尾向近端滑出的风险。钢丝放置的部位对复位以及加压的影响十分关键：钻孔部位应位于距尺骨中轴偏背侧的部位，距离骨折线的位置应至少等于骨折线到鹰嘴尖的距离，不应 <2.5 ~ 3cm。钢丝在肘关节伸直位抽紧，才可以使屈肘时肱三头肌的牵拉力转化为骨折间的加压力。当有较大的碎骨块时，可以加用螺钉单独固定骨块。还有一种张力带技术，就是根据髓腔大小的情况采用 6.5mm 或 7.3mm 直径的 AO 骨松质螺钉髓内固定结合张力带钢丝的方法，虽然有生物力学实验的支持，但临床结果报道较少。

Ⅱ B 型骨折，如果骨折粉碎程度较严重，患者年龄 <60 岁，或者骨折线位于冠状突以远的，宜用塑形钢板固定。复位时应注意在粉碎骨折时，过分加压可能造成关节面短缩。这时可以参考尺骨背侧皮质的对位情况，而不应该盲目相信关节面的对合，必要时应进行植骨。

（2）切除骨折块，重建肱三头肌止点：切除鹰嘴重建止点，在撕脱骨折或严重粉碎骨折无法复位内固定的情况下仍然是一种选择。需要注意的是，重建肱三头肌止点可以造成伸肘无力、关节不稳、筋硬、可能出现骨关节炎等并发症。因此，这种治疗方案多限于对伸肘力量要求不高的老年患者。如果骨折不超过半月切迹近端 50% 的范围，尺骨近端附着的韧带没有断裂，切除骨块不会造成明显的关节不稳。另外，大部分作者都建议将肱三头肌止点前移至靠近鹰嘴关节面的部位，认为可以减少骨关节炎的发生，但最近的生物力学实验证明，止于前方大大地减弱肱三头肌的肌力，相反，止于后侧可以获得接近正常的伸肘力量，只在屈肘 90° 位时伸肘力量才有明显减弱。

Type Ⅲ：移位骨折，肘关节不稳。

因为同时存在侧副韧带断裂，所以肘关节不稳甚至脱位。尤其是Ⅲ B 型骨折，往往同时并发冠状突或桡骨头骨折或桡骨头脱位，这是一种极为复杂和不稳定的骨折类型，治疗结果也最难预料。手术的目的仍然是关节面解剖复位，坚强内固定，早期功能锻炼。在固定鹰嘴的同时，还需要处理相应的桡骨头或冠状突骨折等。对Ⅲ A 型和Ⅲ B 型骨折，因其固有的不稳定的特性，均宜采用钢板固定。O'Driscoll等提出采用后正中入路，将钢板塑形后放置在背侧固定。生物力学实验表明，单块后置钢板的抗弯强度比在内外侧同时放置两块钢板的强度更大。1/3 管型钢板不能提供早期操练所需的固定强度，且有早期松动或疲劳折断的风险，因此应选用 LC-DCP 或重建钢板。如果在后侧钢板的近端螺孔加一枚长螺钉行髓内固定，可以有效增强抗弯强度。在并发大的尺骨冠突骨块的情况下，可先通过鹰嘴部的骨折线暴露和固定冠突，然后再完成尺骨鹰嘴的固定。这样可以防止因尺骨冠突骨折而肘关节后方不稳的情况发生。

另外，如果骨折太碎，钢板和螺钉仍不足以牢固固定骨折，可以在近端加用张力带钢丝。对于部分ⅢB型骨折也可以切除骨折块，这包括老年病例、皮肤软组织活力较差，以及近端骨块严重粉碎等情况。

行后侧钢板及张力带钢丝加强固定，桡骨头假体置换后肘关节稳定。该病例没有固定尺骨冠突。

内固定选择：张力带钢丝和钢板螺钉系统张力带钢丝技术被广泛应用于尺骨鹰嘴骨折的治疗。张力带钢丝将牵张力转化为骨折端的压应力，起到复位和促进骨折愈合的作用。但由于尺骨鹰嘴位于皮下部分，内固定物对软组织和皮肤的刺激较大。一项调查表明约24%的患者主诉与内置物有关的疼痛，32%的人因为内置物的刺激而影响关节功能恢复。当然，其中约有一半的患者在去除内置物后症状得到改善。

钢板固定同时兼有张力带和支撑的作用，材料的发展使钢板比以前更薄但强度并不减弱，所以内置物的刺激相对张力带钢丝系统为小。Bailey 等随访25例用钢板固定的 Mayo Ⅱ型和Ⅲ型的患者，结果除了旋后活动与健肢相比有统计学差异，其他方向的活动及肘关节力量都没有统计学差异。

Hume 等做过一个前瞻性研究，他们分别采用钢板和张力带钢丝固定移位的尺骨鹰嘴骨折，结果发现钢板与张力带相比，在维持骨折复位（没有台阶或分离）方面（95% vs 47%）、影像学结果（优86% vs 47%）、临床结果（优63% vs 37%）均优于后者。6个月后两者的活动度相等，张力带固定组有42%的患者存在内置物刺激症状。在一项比较各种固定方法力学强度的实验中，人们发现双侧打结的张力带钢丝对横形骨折最为稳定，钢板和张力带对斜形骨折的固定同样有效，而对粉碎骨折宜采用钢板固定，因为其固定稳定性最好。

（五）术后处理

如果骨折固定稳定，应在术后第二天开始肘关节屈伸活动。有条件的话可以在术后 3d 内，在臂丛神经持续阻滞下进行肘关节锻炼。罗比卡因对运动的阻滞作用较弱，适合术后镇痛使用。早期肘关节屈伸以主动活动为主、被动活动为辅，练习应缓慢到位，到达屈、伸极限位时维持 3 ~ 5s，每次练习重复5组，每天重复3次。4周内应避免过度屈肘，8周后可以适当增加力量训练，但要避免强力被动活动以防止异位骨化的发生。操练的强度控制在练习后患部不出现明显的发热、肿胀、疼痛情况下。一旦出现这种现象，应减少运动强度，局部冷敷和服用非甾体消炎类药治疗。如果骨折固定的强度不太可靠，或仍然存在肘关节不稳定的因素，可以石膏固定 2 ~ 3周逐渐开始功能操练。肘关节对长期固定的耐受要弱于膝关节和腕关节，早期活动对恢复关节功能意义重大。

（六）并发症

鹰嘴骨折的并发症包括肘关节屈伸活动受限，畸形愈合、骨不连、尺神经症状以及创伤性关节炎等。前臂伸直受限 10° ~ 15° 十分常见，这常常与关节制动和内置物刺激疼痛影响操练有关。克氏针置入对侧皮质可以有效地防止克氏针尾部退出对三头肌及皮肤软组织的刺激，有利减少内置物刺激引发的并发症。另外，15 ~ 25 年后肱尺关节骨关节炎的发生率高达 20% ~ 50%。

第六节　桡骨头骨折

桡骨头骨折占全身骨折的 1.7% ~ 5.4%，占肘部骨折的约 33%，其中 1/3 并发其他损伤。

（一）损伤机制

常见于手掌向下，前臂伸展、旋前撑地，力量由掌心传递至肱桡关节，多引起桡骨头前外侧部分骨折。骨折的严重程度取决于肱桡关节承受的应力，最大可达身体重量的 90%。内侧副韧带可因受到强大的外翻应力而撕裂，造成更严重的外翻不稳；或因上臂的内旋，外侧副韧带、关节囊相继撕裂，肱骨滑车撞击尺骨冠状突造成尺骨冠状突骨折，造成肘关节骨折脱位，即所谓"恐怖三联症"（Terrible triad）；当受到以纵向应力为主的外力时，下尺桡关节的韧带、骨间韧带相继断裂，形成典型的桡骨轴向不稳定（Essex-Lopresti 损伤）。

（二）骨折分型

桡骨头骨折的分型众多，目前常用 Mason-Hotchkiss 分型（图 5-8）。

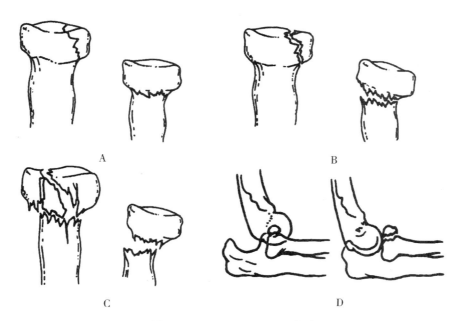

图 5-8 Mason-Hotchkiss 分型

A（Mason Ⅰ 型）：骨折无移位或移位 <2mm；B（Mason Ⅱ 型），骨折移位 >2mm 或骨

折块面积 >1/3 关节面；C（Mason Ⅲ 型）：粉碎性骨折，无法通过内固定加以重建；

D（Mason Ⅳ 型）：桡骨头骨折并发肘关节脱位

Type Ⅰ 型：没有移位的骨折，桡骨头或桡骨颈骨折没有移位或移位 <2mm，无需手术治疗。

Type Ⅱ 型：有移位的桡骨头骨折或桡骨颈骨折，包括以下几种情况：①关节面骨折移位 >2mm，关节活动受到机械性阻挡；②骨折粉碎程度不严重，允许内固定治疗；③有移位的简单骨折，骨折块较大（>30% 关节面）。

Type Ⅲ 型：严重的桡骨头粉碎骨折或桡骨颈骨折，无法重建，需要行桡骨头切除。

Type Ⅳ 型：桡骨头骨折并发肘关节周围其他损伤，包括：尺骨鹰嘴骨折，尺骨冠状突骨折，内、外侧副韧带损伤，肘关节脱位，骨间膜损伤联合下尺、桡关节脱位（Essex-Lopresti lesion）等。

（三）临床表现及诊断

患者往往有明确的撑地外伤史，肘关节外侧肿胀、压痛明显。前臂旋转和屈伸受限，如果并发肘关节脱位或侧副韧带损伤，肘关节可明显畸形。对桡骨头骨折的患者还要重点检查前臂和腕关节，在 Essex-Lopresti 损伤的病例中，患者的远端尺桡关节有压痛，旋转时疼痛加重，前臂有胀痛感，此时需对比拍摄双侧的腕关节中立位正位片，以判断有无桡骨的上移。MRI 可有助于判断骨间膜的撕裂。X 线片包括常规的肘关节前后位和侧位片，如果患者桡骨头处压痛明显而 X 线平片无法看到明确的骨折线，可以加拍肘关节的外斜 45° 位片。另外，拍摄前后位时球管投照方向略向近端倾斜，投射中心仍位于肘关节处（肘关节斜正位片），可以清楚地看到桡骨头的关节面以及在关节面上的骨折线情况。标准侧位片上的脂肪垫阴影，特别是在桡骨头前方和肱骨髁后方的阴影表明有关节腔内血肿存在，是桡骨头隐匿性骨折的一个线索，是加拍桡骨头特殊位 X 线片的指征，必要时也可以拍摄 CT 以明确诊断。

（四）治疗原则

1. 功能治疗　对 Ⅰ 型骨折采用短暂固定后早期进行屈伸和旋转功能操练（功能治疗）可以获得更好的肘关节功能，操练以主动活动为主，辅以适当的被动活动。操练方法：以屈肘为例，患肘达到屈曲极限时在健肢或理疗师帮助下维持 5s 左右为一组，重复 5 组，每天 3 次。如患肢出现明显肿胀、发热等现象，则需减少运动量并适当辅以局部冷敷。治疗过程中可每周随访 X 线表现，防止操练中出现骨折移位。

2. 内固定治疗

（1）内固定治疗的指征：关节面塌陷或分离超过 2mm、骨折类型不太复杂的 Mason Ⅱ 型骨折是切开复位内固定的最佳适应证。对于大部分 Mason Ⅳ 型骨折，固定桡骨头更可以改善肘关节的稳定性并允许肘关节早期操练，但是采取内固定治疗方法的前提是手术能够提供足够强度的固定，允许早期活动而不用担心骨折移位或坏死。这取决于骨折粉碎的情况以及手术医生的手术能力，也取决于采用的内固定方式。

（2）手术入路：最常用的是 Kocher 入路，由肘肌和尺侧腕伸肌之间进入，在关节囊的浅面锐性分离尺侧腕伸肌和指总伸肌、桡侧腕伸肌。由于神经界面位于肘肌（桡神经）与尺侧腕伸肌（骨间后神经）之间，不会干扰相关肌肉的神经支配，分离软组织时注意保持前臂旋前以使骨间背侧神经向前方移位，防止神经损伤。关节囊切口应位于外侧副韧带尺骨束（LUCL）的前方，这样可以防止切断 LUCL 造成肘关节不稳，并能在术后缝合环状韧带后保证外侧副韧带复合体的完整性。骨折通常位于桡骨头的前外侧，这通常就是所谓的桡骨头固定的安全区（非关节面区），手术中一个简易的判断方法是找到桡骨茎突和 Lister 结节组成的 90° 区域，在桡骨头平面与之相对应的 90° 范围即是桡骨头骨折内固定的安全区。在安全区内放置钢板不会引起术后撞击和前臂旋转受限。螺钉即使在安全区内置入时也应做埋头处理，以防前臂旋转时刺激环状韧带。

（3）内固定选择：克氏针没有螺纹，固定不牢且有滑出的风险，如果尾部留得过长会因刺激软组织而难以保证术后早期活动。因此，如果有条件，应尽可能选择有螺纹的内固定材料。空心螺钉、Herbert 钉、骨片钉、微型钢板等都是不错的选择。现在已经有专为桡骨头骨折设计的钢板，这是一种 2.0mm 的 π 型锁定钢板，其生物力学强度要大于普通的 2.4mm 系统的 T 型钢板和 2.0mm 的 T 型 LCP 钢板，能对完全移位的桡骨颈骨折提供较高强度的固定，相信随着这种钢板的普及，更多的桡骨头骨折可以通过内固定治疗而非切除或假体置换。

3. 桡骨头切除和桡骨头假体置换　对于无法进行内固定重建的桡骨头骨折，或者无法可靠固定的骨折，切除桡骨头是明智的决定。对单纯的桡骨头骨折进行桡骨头切除，远期效果的优良率为78%～95%。不过，Mason Ⅱ 型和 Ⅲ 型骨折并发内侧副韧带损伤的比例可能高达50%，如果在内侧副韧带断裂的情况下切除桡骨头会造成肘关节的严重外翻，继而带来肘关节的无力和疼痛。Essex-Lopresti损伤对整个前臂稳定性的危害极大，尤其是腕关节的活动和力量都会受到严重影响。桡骨头切除后桡骨向近端移位的发生率高达20%～90%说明这种损伤的漏诊率极高，假体置换可以防止这些并发症的发生。不过，是否假体置换还取决于患者的年龄、经济条件、对肘部及腕关节力量的要求等因素，对于Mason Ⅲ 型骨折，如果并存有内侧副韧带损伤或骨间膜损伤，且患者年龄较轻，患肢是优势肘，应该考虑假体置换。

Mason Ⅳ 型骨折的治疗原则是尽可能地复位固定桡骨头以恢复肘关节的稳定。因为即使是现有的金属假体，仍不能完全模拟自然桡骨头的形态，生物力学实验证实自体桡骨头能够提供更有效的稳定作用。桡骨头假体安放不当会造成肱骨小头前方关节面磨损并限制屈曲活动。当然，如果内固定不足以允许肘关节早期活动，肘关节的功能不佳，此时应切除桡骨头，并可通过以下两种选择获得肘关节的即刻稳定性。

（1）使用带轴的外固定支架：使内、外侧副韧带在支架的保护下获得愈合，但这种方法不能确保不出现晚期的肘关节的外翻、不稳定以及桡骨上移、腕部尺侧嵌入综合征等的发生。外固定支架的螺钉有损伤桡神经的风险，另外，如果支架的旋转中心不能正确地对准肘关节的旋转中心，肘关节的活动会受到影响。

（2）桡骨头假体置换：置入金属假体可以提供肘关节较好的外侧柱稳定性，目前为止，采用金属假体置换治疗复杂桡骨头骨折已经在临床上取得了较好的中短期疗效。

第七节 孟氏骨折

（一）定义

又称为 Monteggia 骨折脱位，为尺骨近端 1/3 骨折并发桡骨头脱位。

Monteggia 于 1814 年首先对此种骨折脱位进行了描述，此后即以其名字称呼此种骨折脱位。这种骨折脱位的复合性损伤在治疗上常常貌似简单，实则争议尚多。尺骨骨折并发桡骨近端脱位，伴或不伴有桡骨骨折。目前认为儿童的这种复合损伤一般可保守治疗，但成人常规需要切开复位内固定。

（二）分类

Bado 将此类型骨折脱位归纳为 4 型（图 5-9）。

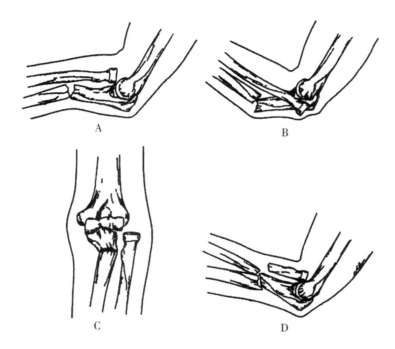

图 5-9 Monteggia 骨折 Bado 分类

A. Ⅰ型尺骨中或近 1/3 骨折伴桡骨头前脱位；B. Ⅱ型尺骨中或近 1/3 骨折伴桡骨头后脱位；

C. Ⅲ型尺骨骨折为尺骨近侧干骺端骨折，于冠状突远侧，伴桡骨头侧方或前侧脱位；D. Ⅳ型尺

骨中或近 1/3 骨折，桡骨头前脱位，桡骨近 1/3 骨折于肱二头肌结节下骨折

Ⅰ型：尺骨中或近 1/3 骨折伴桡骨头前脱位，其特点是尺骨向前成角。约占 60%。

Ⅱ型：尺骨中或近 1/3 骨折伴桡骨头后脱位，其特点是尺骨向后成角，并常有桡骨头骨折。约占15%。

Ⅲ型：尺骨骨折为尺骨近侧干骺端骨折，在冠状突远侧，伴桡骨头侧方或前侧脱位。此型仅见于儿童，约占 20%。

Ⅳ型：尺骨中或近 1/3 骨折，桡骨头前脱位，桡骨近 1/3 骨折在肱二头肌结节下，约占 5%。

以总发生率计算，Ⅰ型骨折远比其他类型骨折脱位常见。值得注意的是，Bado 分型没有将成人 Monteggia 骨折脱位与儿童损伤分开。尽管成人与儿童在 Monteggia 骨折脱位的损伤机制、临床预后等很多方面都有不同点，但以往众多文献并未将成人与儿童损伤分开讨论。已知，成人 Monteggia 骨折脱位以Ⅱ型常见。但 Eglseder 等认为 Bado Ⅰ型在成人 Monteggia 骨折脱位或经尺骨鹰嘴脱位病例中占大多数。依据文献，儿童 Monteggia 骨折脱位以 Bado Ⅰ型和Ⅲ型最常见，其中Ⅰ型约占 53% 或 60%，Ⅲ型约占 26% 或 40%。儿童中Ⅱ型和Ⅳ型少见，主要原因是：Ⅱ型多见于成人，而Ⅳ型极其罕见。

在 Bado 分型的Ⅰ型和Ⅱ型中还包括 Monteggia 骨折脱位的其他等同类型，它们没有桡骨头脱位，代之以桡骨头或桡骨颈骨折。有学者建议将此种等同类型从 Monteggia 骨折脱位典型类型中分出进行单独

讨论。因为此种类型损伤存在关节内骨折，因而其临床预后与未涉及关节内的典型类型有很大差异。

Jupiter 等还将 Bado Ⅱ型骨折分为 4 个亚型。A 亚型：尺骨近端骨折包括冠状突骨折；B 亚型：尺骨骨折位于干骺端与骨干结合部，冠状突以远；C 亚型：尺骨骨干骨折；D 亚型：累及从尺骨鹰嘴至骨干的复杂尺骨骨折（图 5-10）。

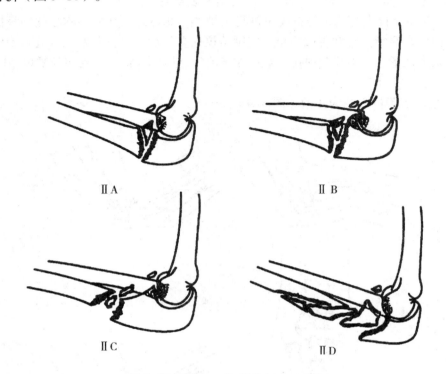

ⅡA   ⅡB

ⅡC   ⅡD

图 5-10　Monteggia Ⅱ型 Jupiter 分类

ⅡA 型：尺骨近端骨折包括冠状突骨折；ⅡB 型：尺骨骨折位于干骺端与骨干结合部，

冠状突以远；ⅡC 型：尺骨骨干骨折；ⅡD 型：累及从尺骨鹰嘴至骨干的复杂尺骨骨折

除 Monteggia 骨折脱位典型类型外尚存在变异情况：桡骨头脱位或半脱位伴尺骨弹性弯曲变形而非骨折。由于儿童骨质的特点，因此此种损伤多见于儿童。在这种变异类型中尺骨局部发生微骨折，在一般 X 线影像中无法明确显示。

此外，根据损伤后桡骨头手法复位情况将 Monteggia 骨折脱位中桡骨头脱位情况分为：易复型和难复型。前者在前臂轴向牵拉过程中自动复位，但有再脱位的可能性。后者由于桡骨头脱位后存在阻挡复位的组织而导致复位困难，需要切开复位。一般阻挡桡骨头复位的结构可能有：关节囊和环状韧带、正中神经、桡神经、关节软骨碎块、短缩的尺骨以及肱二头肌腱。

（三）损伤机制

在所有类型中Ⅰ型居绝对多数。目前大多数学者认为Ⅰ型骨折主要有两种损伤机制。

（1）极度旋前位或过伸时跌倒，由跌倒产生的压力造成尺骨骨折，同时肱二头肌的强大旋后力向前牵拉桡骨头。Evan 进行尸体生物力学研究，将肱骨固定后强力使前臂旋前，结果造成了桡骨头前脱位和尺骨骨折。同时指出，跌倒时手和前臂通常是完全旋前的，当手固定于地面时，体重迫使上肢外旋，即造成了前臂的极度旋前而发生 Monteggia 骨折。Bado 同意 Evans 的观点，指出Ⅰ型骨折的肘关节侧位 X 线片上，桡骨结节处于后侧，表明桡骨处于完全旋前位。

（2）Monteggia 骨折脱位的另一损伤机制就是前臂遭受尺骨背侧的直接打击，因为在该类型损伤中并无跌伤史。

Peurose 描述了 Monteggia Ⅱ型骨折脱位的损伤机制，他认为此种类型类似于肘关节后脱位，只是由于尺骨近端附着的韧带结构较尺骨骨质更为坚固。由此，当前臂遭受向后传到的暴力时造成了桡骨头后脱位，肱尺关节保持完整，而尺骨近端发生了骨折。

Bado 指出 Monteggia Ⅲ 型骨折脱位都是由于肘内侧面的直接打击暴力所造成的，此类损伤仅见于儿童而成人少见。

多数学者认为Ⅳ型骨折的损伤机制与Ⅰ型相同，只是可能在桡骨头脱位后，桡骨又遭受了第二次创伤所致，故并发了桡骨骨折。

（四）症状体征

症状和体征与类型有关：

Ⅰ型可于肘窝触到桡骨头，前臂短缩，尺骨向前成角。

Ⅱ型可于肘后触及不完整的桡骨头，尺骨向后成角。

Ⅲ型可于肘外侧触及桡骨头和尺骨近端向外侧成角。

Ⅳ型桡骨头处于肘窝，尺桡骨骨折处均有畸形及异常活动。

所有 4 型典型骨折脱位中，肘关节及前臂均可伴有明显肿胀、压痛及肘关节和前臂主动旋转活动受限，被动活动疼痛加剧。但在 Monteggia 骨折脱位的变异损伤中，前臂局部肿胀和疼痛的症状和体征相对于尺骨完全骨折不是很明显，因此查体时需要认真检查。

桡神经深支损伤为最常见的并发症，应检查相应的神经功能症状。

（五）诊断

除依据症状和体征外，对此型骨折脱位损伤的确诊更多依赖于 X 线检查。虽然尺骨骨折和桡骨头脱位在 X 线片上极易判断，但 Monteggia 骨折的漏诊率却还是很高。有 20% ~ 50% 的病例在初次就诊时出现漏诊。主要原因首先是 X 线片未包括肘关节；其次是摄片过程中 X 线球管未以肘关节为中心，以致桡骨头脱位变得很不明显；第三是体检不认真忽略了桡骨头脱位的存在，以致阅片漏诊；第四患者在伤后就诊前自行牵拉或制动，使脱位的桡骨头自动复位，以致就诊时忽略了脱位的可能，但在固定中可复发脱位。

此外，Monteggia 骨折脱位变异类型的漏诊率更高。由于此种类型多见于儿童前臂损伤；所以有学者提醒临床医师需要注意：①当前臂仅有单一尺骨或桡骨成角或重叠短缩骨折时，一定有尺桡近端或远端关节的脱位或半脱位（Monteggia 或 Galeazzi 骨折脱位）；②当儿童前臂损伤有尺骨头或桡骨头脱位时，必须仔细观察是否有尺桡骨骨折，即使仅有轻微青枝骨折或弯曲畸形；③在进行前臂 X 线摄片时必须包括尺桡近、远端关节；④必要时需要加拍对侧即正常侧前臂 X 线影像以便进行对照。

在肘关节前后位和侧位 X 线片中，确定桡骨头是否脱位的方法是，描画通过桡骨头的桡骨轴线——肱桡线，该轴线应该指向肱骨小头；如果桡骨轴线没有通过肱骨小头表明存在桡骨头半脱位或脱位。

（六）治疗

儿童 Monteggia 骨折脱位，闭合复位治疗均可获得满意效果。但对成人 Monteggia 骨折脱位的治疗，尤其是桡骨头脱位的治疗一直存在争议。

Speed 发现切开复位桡骨头并修复或重建环状韧带，同时做尺骨内固定是效果最好的方法。Boyd 和 Boals 建议对尺骨骨折用加压钢板或髓内钉做坚强内固定，但桡骨头应闭合复位，除非闭合复位失败，否则并无切开复位的指征。前一组中多数桡骨头脱位可采用手法复位，急性损伤采用此法治疗，约 80% 效果优良。伴有桡骨头骨折的 Monteggia 骨折脱位可能难以处理。因此，当桡骨头有明显骨折时 Boyd 和 Boals 建议切除桡骨头，他们治疗的病例优良率达 77%。

Reynders 等认为桡骨头早期切除与尺骨骨折延迟愈合或不愈合有关，可增加尺骨骨折固定所承载的成角应力。他们建议对桡骨头骨折进行修复、假体置换或原样保留直至尺骨骨折愈合。

对多数Ⅰ型损伤可以采取如下方法处理：对尺骨骨折进行坚强的内固定、闭合复位桡骨头、前臂旋后位肘关节屈曲 90° 以上制动 6 周。

尺骨不愈合、骨性连接、肘关节活动受限是效果差的主要原因，建议对这种复杂的复合性损伤要仔细诊断，并迅速给予恰当的治疗。

长骨骨折的 X 线必须包括远端和近端关节。无论肢体处于什么姿势，在所有 X 线片上桡骨头与肱骨小头总是在一条线上。对于看似没有危险的尺骨近端 1/3 轻度移位骨折患者，必须密切观察有无尺骨成角增加和继发桡骨头脱位或半脱位。

目前常用的治疗方案如下：

（1）桡骨头脱位可用闭合方法复位者，就不应切开复位，但尺骨骨折需要坚强内固定。由于尺骨近端 1/3 的髓腔较大，使用加压钢板；尺骨中 1/3 处髓腔较小，可用加压钢板或髓内钉。术中固定尺骨骨干骨折后，应仔细分析肱桡关节 X 线片。桡骨头半脱位需要切开复位。

手术方法：首先牵引前臂，在上臂做对抗牵引，将肘关节屈曲 120°，整复桡骨头脱位。通过 X 线片检查复位情况，如复位满意，可如前述进行下一步处理；若复位不满意，则进行切开复位。沿尺骨皮下缘做一切口，显露尺骨骨折。然后用加压钢板和螺钉或髓内钉固定骨折。创口缝合后，然后前臂旋后，肘关节屈曲 120°，防止桡骨头再脱位，用塑形的上臂后侧石膏托固定。复查 X 线片，确认桡骨头仍保持复位。

术后处理：术后 2 周，将后侧石膏托开窗或拆除，然后拆线。术后 4～6 周，必须保持肘关节屈曲 110°～120°。通常术后 2 周换用长臂管型石膏，术后 4 周去除管型石膏，改用颈腕带保护上肢，仍保持肘关节屈曲 110°～120°。允许轻柔地旋前和旋后活动，但在伤后 6 周前不能做 90°以下的伸肘活动。

（2）环状韧带或关节囊嵌入阻碍了桡骨头复位者，需要切开复位桡骨头脱位，修复或重建环状韧带，坚强固定尺骨骨折，手术采用 Boyd 入路。

手术方法：通过 Boyd 入路显露尺骨骨折和桡骨头脱位。确认环状韧带的情况，如韧带完整，可切开并牵开韧带，协助桡骨头复位。较常见的是环状撕裂或撕脱，并移位进入尺骨的桡骨切迹。如果为协助桡骨头复位已将环状韧带切开，且环状韧带破损不太严重，可用适当的不可吸收缝线予以缝合。若环状韧带已经不能修复，可予以韧带重建。具体方法：于前臂肌肉上切取一条筋膜，长约 11.4cm，宽 1.3cm。筋膜带的近端仍连接于尺骨近端，在鹰嘴三角形背侧面的远端深筋膜与骨膜混合在一起。在尺骨的桡骨切迹远侧于桡骨结节的近侧之间，将筋膜带绕过桡骨颈后面，继之环绕桡骨颈。在固定尺骨骨折之前进行这步操作较为容易。再整复尺骨骨折的骨块，按成人尺桡骨骨干骨折部分介绍的方法做牢固固定。如骨折粉碎严重，要用自体髂骨移植辅助内固定，注意不可在尺桡骨之间放置任何骨块。最后在桡骨颈处缝合新的环状韧带。韧带应收紧，但不要太紧以免磨损骨质和妨碍旋转。

术后处理与桡骨头闭合复位相同。

（3）成人陈旧性 Monteggia 骨折脱位损伤（6 周或更长时间）：从未复位的桡骨头脱位，或尺骨骨折固定不牢导致骨折成角和桡骨头再脱位者，应切除桡骨头。若尺骨成角明显或不愈合，则进行坚强固定（通常加压钢板），并附加骨松质移植。

用上肢后侧石膏托固定前臂于中立位，肘关节屈曲 90°。只要固定牢固及创口愈合满意，通常可于术后 4～5d 除去石膏托，然后用吊带保护上肢。可进行轻柔的肘关节主动活动练习以及旋转活动。骨折通常在 8～10 周牢固愈合。

儿童陈旧性损伤（6 周或更长时间）并发症较多，常见有桡骨头再脱位、尺骨骨折畸形愈合以及前臂骨筋膜室综合征出现尺神经或桡神经麻痹等。而且手术失败率较高，所以需要更多关注。儿童陈旧性损伤一般等待成年后再进行处理。手术方法较多，主要有两种：尺骨截骨桡骨头切开复位和尺骨外固定支架延长闭合复位桡骨头。

对儿童是否需要重建环状韧带仍存争议。Devani 报道对脱位桡骨头予克氏针贯穿复位固定肱桡关节而未进行环状韧带重建，取得了较好的临床效果。但有学者建议在修复环状韧带后需要应用克氏针对肱桡关节进行临时固定以保护韧带的有效愈合。

一般儿童禁止切除桡骨头。有学者建议对儿童陈旧性 Monteggia 损伤中有症状的脱位桡骨头可以在成年后进行切除。Freedman 等建议对有症状的脱位桡骨头可以进行切开复位。但由于脱位桡骨头过度生长或畸形生长导致切开复位非常困难，可以采用桡骨短缩截骨达到复位的目的。

（七）预后

目前关于 Monteggia 骨折脱位手术治疗的长期预后尚无定论，Bado 分型与预后的关系也不明确。

Givon 等认为 Bado Ⅰ型预后要较其他类型差。另一项多中心研究认为 Bado Ⅰ型和Ⅲ型预后优良，Ⅱ型和Ⅳ型预后一般中或差。Ring 等报道的 48 例成人 Monteggia 骨折脱位手术治疗后平均随访 6.5 年中有 6 例预后差，都为 Bado Ⅱ型。此外有许多学者认为 Monteggia 骨折脱位预后与 Bado 分型之间没有明确的对应关系。

Konrad 等对 63 例成人 Monteggia 骨折脱位病例进行了平均 8.4 年的随访。因为 Bado Ⅱ型以及 Jupiter Ⅱa 型骨折脱位常常伴有桡骨头或冠状突的骨折。因此他们认为在所有成人 Monteggia 骨折脱位类型中 Bado Ⅱ型特别是 Jupiter Ⅱa 型长期预后最差。需要对此类型损伤的病例进行充分的解释，说明预后情况及患肢功能丧失情况，必要时需要进一步手术治疗。

第八节　盖氏骨折

（一）定义

盖氏骨折又称为 Galeazzi 骨折脱位，为桡骨远端 1/3 骨折并发远端尺桡关节（distal radial ulnar joint，DRUJ）脱位。

Galeazzi 详细描述了此种损伤，并建议强力牵引拇指整复之。此后即称此种损伤为盖氏骨折。Compbell 称之为"无法避免的骨折"，因其确信此种损伤必须手术治疗。此种损伤较 Monteggia 骨折脱位更为多见，其发生率约高于后者 6 倍。

（二）损伤机制

Galeazzi 骨折可因直接打击桡骨远端 1/3 段的桡背侧而造成；亦可因跌倒，手掌撑地的应力传导而造成；还可因机器绞轧而造成。损伤机制不同，其骨折也有不同特点。

（三）分类

（1）儿童型：桡骨远端青枝骨折并发尺骨小头骨骺分离。此型损伤轻，易于整复。

（2）桡骨远端 1/3 骨折：骨折一般位于肱二头肌结节远侧桡骨关节面近侧 4cm 范围内。骨折可为横形、短缩形、斜形。骨折短缩移位明显，下尺桡关节脱位一般明显。多为跌倒手掌撑地所致。前臂旋前位致伤时桡骨远折段向背侧移位；前臂旋后位致伤时桡骨远折段向掌侧移位。临床上以掌侧移位者多见。此型损伤较重，下尺桡关节背掌侧韧带、三角纤维软骨盘多已断裂，若三角纤维软骨盘无断裂时多有尺骨茎突骨折。骨间膜亦有一定的损伤。

（3）桡骨远 1/3 骨折，下尺桡关节脱位，并并发尺骨干骨折或尺骨干之外伤性弯曲。多为机器绞轧伤所致。损伤重，可能造成开放伤口。此时除下尺桡关节掌、背侧韧带，三角纤维软骨盘破裂外，骨间膜多有严重损伤。

（四）症状体征

与损伤严重程度有关。患者通常因为疼痛而拒绝前臂旋前或旋后活动。腕关节肿胀明显。如果尺桡远侧关节脱位严重，尺骨茎突突出明显或可以触及。如果骨折移位不显著时骨折局部仅有压痛，肿胀或畸形。移位明显时桡骨出现短缩和成角，下尺桡关节压痛，患者一般无诉腕关节疼痛。此型骨折脱位多为闭合性损伤，开放性损伤多为桡骨骨折近端穿破皮肤所致，伤口小。

与 Monteggia 骨折脱位相反，Galeazzi 骨折脱位中神经血管损伤罕见。

（五）诊断

桡骨骨折通常在桡骨中下 1/3 处，可为横形或短斜形，很少严重粉碎。如桡骨骨折移位明显，则下尺桡关节将完全脱位。尺桡骨前后位 X 线片上，桡骨表现为短缩，桡骨向尺骨靠拢，尺桡骨远端骨间距离增宽。正常情况下，尺桡远端关节之间的宽度不大于 1～2mm，如果超过此宽度表明尺桡远侧关节间韧带结构损伤。正常情况下前臂侧位 X 线片上，尺骨影被桡骨影遮盖，或尺骨影应不超过桡骨影背侧 3mm。Galeazzi 骨折脱位中桡骨通常向掌侧成角，尺骨头向背侧突出。

儿童患者极少数情况下会出现尺骨远端干骺端分离而非尺桡远侧关节脱位或两者同时并存，所以要对 X 线影像精确分析，排除可能存在的干骺端分离。

（六）治疗

Galeazzi 骨折脱位牵引下手法复位并不困难，但维持闭合复位比较困难。由于尺桡骨远端几种肌肉牵拉的力量造成了复位难以维持。

（1）旋前方肌收缩使桡骨远折段向尺骨靠拢，并牵拉其向近侧及掌侧移位。

（2）肱桡肌牵拉桡骨远折段向近侧短缩移位。

（3）拇外展肌及拇伸肌使桡骨远折段向尺骨靠拢，向近侧移位短缩。

由于有上述几种移位力量的存在，因此闭合复位的成功率不高。此外，在极少数情况下由于尺骨远端关节内骨折可以妨碍尺桡远侧关节复位。故为了获得良好的前臂旋转功能，避免尺桡远侧关节紊乱，桡骨骨折必须解剖复位。因此此种类型骨折必须予切开复位内固定。

由于 Galeazzi 骨折脱位中桡骨远端骨折处髓腔较宽大，所以髓内钉很难提供坚固的固定，对放置骨折端间的旋转作用微弱。因此该类型损伤中桡骨远端骨折不允许髓内钉固定。

目前成人首选的方法是通过前侧 Henry 手术入路对桡骨干骨折做切开复位和加压锁定钢板内固定。

钢板置于桡骨掌面。由于小的钢板难于对抗桡骨远端骨折端肌肉牵拉产生的移位力量。此外，短小钢板在移位力量的作用下可能弯曲，螺钉可能松动造成骨折畸形愈合和不愈合。所以钢板必须有足够的长度和强度。因此目前多建议使用加压钢板。术后短臂石膏前后托，前臂旋转中立位制动 4～6 周，以使下尺桡关节周围被损的组织获得愈合。对桡骨干骨折做坚强的解剖固定，一般可是远侧尺桡关节脱位复位。若该关节仍不稳定，应在前臂旋后位时使用 1 枚克氏针做临时横穿固定。6 周后去除克氏针，开始前臂主动旋转活动。

近期有学者通过回顾性研究认为对儿童和未成年人 Galeazzi 骨折脱位予以有效地手法复位并辅以石膏可以获得优良的临床结果，并认为即使在该类损伤初期对 Galeazzi 骨折脱位未及时诊断，闭合复位石膏固定仍可以作为有效的治疗方法。

第九节　桡、尺骨干骨折

（一）尺桡骨功能解剖和生物力学

前臂由尺、桡骨组成，两骨借骨间膜相连。两骨与周围骨共形成 6 个关节结构，分别为：肱尺关节、肱桡关节、尺桡近侧关节（上尺桡关节）、尺桡远侧关节（下尺桡关节）、桡腕关节及骨间膜。其中尺桡近、远侧关节是前臂旋转功能的重要解剖基础。

1. 桡骨　桡骨近侧细小，远侧膨大，以桡骨头的杯状面于肱骨小头相关节形成肱桡关节；并与尺骨近端的桡骨头切迹相关节，形成尺桡近侧关节，二者均为解剖上肘关节的一部分。

桡骨头表面被有软骨；中部凹入呈杯状于肱骨小头关节面相对。当伸直肘关节时仅桡骨头的前半部与之接触；屈肘关节时两者完全吻合。杯状面的尺侧为一半月形的倾斜面，于旋前时与滑车的桡侧边缘相接触。桡骨头的周边部也被有软骨，称为柱状唇，与尺骨的桡骨头切迹组成上尺桡关节。

桡骨本身具有两个弯曲，称为旋转弓。桡骨颈斜行向远侧及尺侧，桡骨干的近侧则斜行向远侧及桡侧，两者之间形成了一个夹角，称为旋后弓（supinator bend），恰处于桡骨结节的水平。桡骨干的远侧斜行向远及尺侧，因之与近侧段之间形成了一个夹角，称旋前弓（pronator bend），此角恰位于旋前圆肌粗隆处。旋后弓和旋前弓分别处于桡骨远近端连线的两侧。这两个旋转弓并不在同一水平面上，以致桡骨的正侧面都可见到这两个弯曲。

2. 尺骨　尺骨近端粗大，远端细小。近端的冠状突、鹰嘴突所围成的半月切迹，与肱骨的滑车相关节，称为肱尺关节，为解剖上肘关节的主要部分。半月切迹的弧度为 180°，而滑车的弧度为 320°。

尺骨远端变圆形，形成尺骨小头，小头远侧为圆形关节面与三角纤维软骨盘相对；侧方的拱桥形关节面与桡骨的尺骨切迹关节面相关节，称尺桡远侧关节。

尺骨截面呈三角形，全长均处于皮下，因而容易造成开放骨折。尺骨的远 1/3 处有轻度的向尺侧的弯曲。

3. 前臂骨间膜　骨间膜为一致密的纤维结缔组织，膜状，远近侧均较为薄弱，而中间部较厚韧。掌侧纤维起于尺骨骨间嵴，斜向近侧止于桡骨骨间嵴；背侧纤维则方向相反，走向近侧和尺侧，近侧部有一束加厚的纤维称为斜索（oblique cord）。

前臂骨间膜不仅为前臂肌肉提供的附着止点，也由桡骨向尺骨传导应力。更重要的是骨间膜为前臂的旋转活动，限定了一个最大活动范围。前臂的旋转活动是不能超越此范围的，否则将受到骨间膜的制约。骨间膜的瘢痕挛缩将造成前臂旋转功能障碍。

4. 尺桡近侧关节　由桡骨头的柱状唇与尺骨的桡骨切迹所组成。环状韧带与尺骨的桡骨切迹共同围成一个纤维骨环，包绕着桡骨头的柱状唇。环状韧带约占纤维软骨环的 3/4，因之可以适应椭圆形的桡骨头的转动。环状韧带被肘关节外侧和内侧韧带的前部纤维所加强。

该关节的下部被方形韧带所加强。方形韧带（quadrate ligament）前后边缘与环状韧带相连，内侧附着于尺骨的桡骨切迹的下缘，外侧连接桡骨颈。桡骨头在纤维骨环中的旋转运动受方形韧带的制约。旋前时，方形韧带的后部纤维紧张；旋后时，方形韧带的前部纤维紧张。

5. 尺桡远侧关节　由尺骨头的侧方关节面与桡骨的尺骨切迹组成。切迹的远侧缘有三角纤维软骨盘附着，此软骨盘止于尺骨茎突的基底部。三角纤维软骨盘的功能有三：连接尺桡骨两骨，稳定尺桡远侧关节；供给平滑关节面，近侧对尺骨头，远侧对近排腕骨；间隔尺桡远侧关节和腕关节。有时三角纤维软骨盘中央部有小孔存在，沟通尺桡远侧关节和腕关节。旋转活动中三角纤维软骨盘在尺骨头上前后滑动，旋前时其背侧缘紧张，旋后时其掌侧缘紧张。

桡骨远端关节面向掌侧及尺侧倾斜，倾斜度稍掌倾角及尺偏角。掌倾角为 9° ～ 20° ，平均 13.54° ；尺偏角为 20° ～ 35° ，平均 27.05° 。桡骨茎突与尺骨茎突不在同一水平，桡骨茎突较尺骨茎突远 10 ～ 12mm。尺桡远侧关节的掌侧和背侧有尺桡远侧前、后韧带加强。旋前时，尺桡远侧后韧带紧张；旋后时，尺桡远侧前韧带紧张。

6. 前臂旋转肌肉　前臂的旋转肌肉按功能可以分为两组，旋前肌组和旋后肌组。前者包括旋前方肌、旋前圆肌；后者包括旋后肌和肱二头肌。

就前臂旋转肌肉的结构特点而言，上述四肌应另分为两组：一组为短而扁的旋转肌，包括旋前方肌和旋后肌。它们的特点是：止点在桡骨的两端，均远离旋转弓，前臂旋转时，此两肌一个收缩，一个松弛，很像两个绞盘一紧一松。它们属于静力肌。另一组肌肉是旋前圆肌和肱二头肌，其止点均在旋转弓上。如将桡骨的形态比拟为曲柄，这两个肌肉就恰止于曲柄的两个突出点上。它们均为长肌，属于动力肌。旋前圆肌和肱二头肌的收缩，即牵拉着旋前弓和旋后弓沿着前臂的旋转轴旋转。旋转弓存在的重要意义在于提供了一个旋转力臂。

7. 前臂旋转运动　肘关节伸直时，前臂的旋转活动将与肩关节重叠。例如前臂垂于体侧时，旋转范围约为 360° 。上肢外展 90° 位时，旋转范围为 360° 。肩前屈 90° 位时肘伸直时，前臂旋转范围为 270° 。肘关节屈曲 90° 时，前臂的旋转度为旋后 90° ，旋前 85° 。而且屈肘是旋转功能的变异较大，可因年龄、性别和职业等而异。

前臂的旋转运动是个相当复杂的运动，在尺骨保持固定的情况下，其旋转轴是由桡骨头的中心到达尺骨茎突基底部，三角纤维软骨盘附着处。沿此轴心，桡骨头在尺桡近侧关节处做"自转"运动，而桡骨远端则在尺桡远侧关节处围绕尺骨头做"公转"运动。但是桡骨头系椭圆形，所以桡骨头在旋转中其轴心是变动的，变动范围约 1.5mm（长轴和短轴之差的一半）。

在正常前臂旋转运动中，尺骨也在运动，即桡骨由旋后位至旋前位运动时，尺骨也同时向背侧及桡侧方向做短弧线运动。此种运动在肱尺关节处发生，即尺骨近端在前臂旋转运动中做着轻度伸展及向桡侧的摆动。

前臂在旋转运动中，尺桡骨骨间膜的距离随着旋转角度的不同而时时变化，因此骨间膜的张力也在随之而变化。由于旋转弓的存在，即使同一旋转角度，骨间膜各部的张力也不相同。学者们通过测量发现：前臂中部及远侧骨间膜距离在轻度旋后位时最大，亦即此时骨间膜最为舒展，张力亦最大，继续旋前或旋后时反而松弛，而在前臂近侧，则以完全旋后时骨间膜距离最大，骨间膜最为紧张，旋前时逐渐松弛。

所以正常状态下，前臂沿前臂旋转轴所进行的旋转活动，是在骨间膜宽度所允许的最大活动范围之内进行的。仅在某些方位上此运动才达到骨间膜宽度所允许的最大值。可以说，骨间膜对前臂的旋转运动是有制约作用的，它为前臂的旋转运动限定了一个范围。如果在某些情况下，前臂按旋转轴所进行的旋转运动，超出了此范围，前臂的旋转活动必将受到骨间膜的牵扯而受限（图 5-11）。

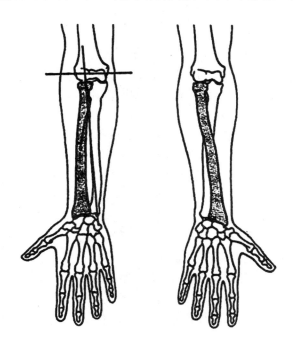

图 5-11　前臂旋转轴线

（二）尺桡骨双骨折

前臂骨折发生率约占骨折总数的 11.2%，以青壮年居多。前臂不仅保证了上肢的长度，其旋转功能对手部功能的完成有着重要的意义。因此尺桡骨双骨折后如何最大限度地恢复其功能，是个重要的问题。

1. 损伤机制　由于遭受暴力性质的不同，骨折的特点也不相同。

（1）直接暴力：直接暴力作用于前臂，能引起尺桡骨双骨折，特点是骨折线常在同一水平，骨折多为横形、蝶形或粉碎性。

（2）间接暴力：间接暴力作用于前臂，多系跌倒，手着地，暴力传导至桡骨，并经骨间膜传导至尺骨，造成尺桡骨双骨折，或弯曲、旋转暴力作用。特点是骨折线常为斜形、短斜形。短缩重叠移位严重，骨间膜损伤较重。骨折水平常为桡骨高于尺骨。

（3）绞压扭转暴力：多由机器绞压扭转所致，此种损伤常造成尺桡骨的多段骨折，并常累及邻近关节。由于软组织损伤常较严重，因此多为开放性骨折。多伴肌肉、肌腱损伤，血管神经损伤较常见。

2. 症状体征　外伤后前臂肿胀、疼痛、活动受限，可出现成角畸形。前臂局部有压痛，骨折有移位时可触及骨折端，并可感知骨摩擦音和骨折处的异常活动。骨摩擦音和异常活动并无必要特意检查，因其有可能造成附加损伤。

尺桡骨骨折的诊断多可依靠以上的临床体征而确定。但骨折的详细特点必须依靠 X 线片来了解。所拍的 X 线片必须包括腕关节及肘关节，并须拍摄正侧两个位置的 X 线片。X 线片包括腕及肘关节，既可避免遗漏上下尺桡关节的并发损伤，又可判断桡骨近折段的旋转位置，以利整复。

临床检查中容易遗漏对上下尺桡关节的检查和对手部血供、神经功能的检查。所以必要时采用

CT、MRI 等对上下尺桡关节的关节软骨及骨间膜进行检查。如果怀疑有严重血管损伤可以采用血管造影。

3. 分类 按骨折端是否与外界相交通，可分为开放和闭合骨折；按骨折的部位可分为近、中、远段的骨折。

尺桡骨双骨折属于 AO 分类 22-A3/B3/C 型。

骨折的分类与治疗的选择及其预后有关。开放骨折预后较闭合骨折要差；粉碎及多段骨折治疗较横形多段骨折要复杂；尺桡骨近段骨折闭合复位的成功机会较少。

4. 治疗 前臂主要完成旋转功能，其对手部功能的发挥至关重要。因此，对前臂骨折的治疗，不应作为一般骨干骨折来处理，而应像对待关节内骨折一样来加以处理。这样才能最大限度地恢复前臂的功能。前臂骨折若治疗不适当，可造成严重的功能丧失。即使骨折愈合很满意，也会发生严重的功能障碍。肱桡、肱尺、尺桡近侧、尺桡远侧、桡腕关节以及骨间隙必须恢复解剖关系，否则会导致功能部分受损。因为儿童尺桡骨骨干骨折极少需要手术治疗，因此主要围绕成人尺桡骨骨干骨折进行讨论。

除所有长骨骨干骨折常有问题外，尺桡骨骨干还存在一些特殊问题。除重建肢体长度、对位和轴线外，如果要恢复良好的旋前和旋后活动度，还必须达到正常的旋转对线。因为存在旋前和旋后肌，对成角和旋转有影响。要整复和保持两个平行骨骼的复位比较困难，所以更易发生畸形愈合和不愈合。由于这些因素，对成人有移位的尺桡骨骨干骨折，即使能够闭合复位，一般仍认为切开复位和内固定是最好的治疗方法。肱二头肌和旋后肌通过其止点对桡骨近侧 1/3 骨折施加旋转力。旋前圆肌在远侧止于桡骨干中段，旋前方肌止于桡骨远侧 1/4，都具有旋转作用和成角作用。尺骨骨折主要受成角应力的影响，因为近端骨折块常向桡骨移位。前臂近端的肌肉使闭合复位难以维持。桡骨远端骨折由于旋前方肌的活动和前臂长肌的牵拉，易向尺骨成角。虽然闭合复位可以获得愈合，倘若成角和旋转对线不良没有完全纠正，仍会发生某些功能障碍，使整体结果不满意。

（1）闭合复位外固定：在内固定物出现之前，闭合复位外固定是治疗的主要办法。时至今日，一些移位不显著，或较为稳定的尺桡骨骨折，在有经验的医师手中仍然可以采用闭合复位外固定（夹板或石膏）的方法治疗，获得较好的结果。但桡骨上 1/3 骨折、不稳定骨折以闭合复位外固定方法来治疗则常会遇到困难，甚至失败。强求闭合复位，反复多次整复，常会事与愿违，甚至使创伤加重，肿胀严重，出现水疱，既未能达到闭合复位的目的，又失去了早期手术的时机，其结果将不如早期手术者。

正确的闭合复位应注意以下各点：①良好的麻醉：使患者在无痛的情况下能与术者满意的配合，并使肌肉松弛，减少整复时的困难，以臂丛阻滞麻醉最为常用；②纠正旋转畸形：由于前臂存在着旋前方肌、旋前圆肌、旋后肌以及肱二头肌等，故不同水平的骨折，两骨折端所处的旋转方位不同（受旋转肌牵拉之故），所以必须将前臂远折端置于近骨折端相同的旋转位置上，再开始复位。为此必须首先判明桡骨近端处于何种旋转位置。Evans 采用以肘关节正位片上，桡骨上端在不同旋转位置上的不同形态，来作为判断旋转位置的依据，曾在临床上广泛应用。我国学者采用了更为准确的判断方法——肘关节侧位片和腕关节正侧位片上桡骨结节和尺骨茎突的形态；下尺桡关节的形态不同来判断尺桡骨所处的旋转方位；③牵引纠正短缩、重叠、成角畸形：牵引应由 2 名助手进行（一名牵引、一名做反牵引）。牵引时，远骨折段仍应保持在与近骨折段相同的旋转方位上；④分骨并纠正侧方移位：分骨是在远、近骨折端，尺桡骨之间的掌背侧以手指捏压，其目的是使尺桡骨之间距离加大，使骨间膜紧张，利用骨间膜对尺桡骨骨间距离的限制作用，使远近骨折端的尺桡骨骨间距离相等，旋转方位一致。在此基础上，纠正侧方移位，方能达到满意的复位；⑤外固定：在复位满意的基础上，应用石膏外固定，前臂中段以下的骨折可使用 U 形石膏夹，前臂中段以上的骨折，可使用长臂石膏前后托。在石膏凝固前，尺桡骨骨间掌背侧以手指指腹塑形，使呈双凹状，起到分骨的作用。

复位后的前臂应尽量固定于中立位，以利旋转功能的恢复。特殊情况下，必须置于非功能位时，应待骨折端初步粘连后更换中立位石膏。

应用小夹板固定时，应密切观察，随诊，及时调整松紧度，密切注意压力垫、分骨垫的位置及是否造成压疮。

闭合复位石膏固定治疗前臂双骨折，其愈合情况并不理想。Knight 和 Purvi 报道的 41 例保守治疗者，不满意率高达 74%，功能优良者仅 3 例；Bolton 及 Quinlon 报道的 90 例中结果有功能障碍者 37 例（41%），不愈合为 4.4%，迟缓愈合为 4.4%。Bohler 报道的 165 个前臂骨折中 6% 不愈合。De Buren 报道的 131 个前臂骨折中 6.3% 不愈合。

闭合复位外固定治疗前臂骨折，其后果不理想，除方法本身所固有的弊病外，与对前臂功能的认识不深，可接受的整复标准过低也有密切关系（特别是对尺骨的成角畸形、旋转畸形的忽视）。

目前对尺桡骨骨干骨折有严格的复位标准：桡骨近端的旋后畸形不得 >30°；尺骨远端的旋转畸形不得 >10°；尺桡骨的成角畸形不得 >10°；桡骨的旋转弓应予恢复。低于此种标准，将会造成明显的功能障碍。

总之，保守疗法治疗前臂骨折结果并不理想。因此，多数学者认为对成人前臂骨折的治疗应持积极手术的态度；保守治疗应仅限于移位不显著或稳定型的前臂双骨折；反对反复多次的闭合复位。

尺桡骨骨干骨折手术治疗需要满意的内固定装置，而该种装置必须能牢固地固定骨折，尽可能彻底地消除成角和旋转活动。学者们认为结实的髓内钉或 AO 加压钢板均可达到此目的。不结实的钢板螺钉或圆形弹性髓内钉的效果并不满意。选用钢板还是髓内钉取决于很多因素，因为每种内固定植入物都有其优点和缺点。

（2）钢板螺钉内固定：由于钢板质量问题，早年应用的钢板螺钉内固定治疗前臂骨折，其结果并不理想。后来钢板的质量和设计逐渐改进，治疗结果的满意率也逐渐提高。最近报道的结果为迟缓愈合和不愈合率为 2.3% ～ 4%，再骨折率为 1.9% ～ 30.4%，感染率 0.8% ～ 2.3%。

近 20 年期间，研究结果表明：内固定物愈坚固，迟缓愈合、不愈合率愈低。因而采用了坚实内固定、双钢板、加压钢板等。

自动加压钢板为 1949 年 Damis 首用。1951 年 Venable 应用了相似的加压钢板。1952 年 Boreau 和 Hermann 使用了另一类型的加压钢板。此后，1958 年 Muller、Allgower、Willenegger 开始使用 AO 钢板通过加压器加压。此种钢板为 Damis 钢板的改良，但更为坚固，能获得更大的加压力。1961 年 Hickes 采用坚固的 Lug 钢板于 66 例前臂骨折中，不愈合者 4 例（6.6%），此钢板强于普通钢板，而使用的螺钉也小于普通者，他认为这样可以尽少破坏骨质血供，利于愈合。1965 年 Sagent 和 Teipner 于 29 例前臂骨折中使用双钢板（AO 钢板）内固定，不愈合率为 0%，功能不满意率为 9.3%（活动范围损失 10°）。报道使用 AO 加压钢板治疗前臂骨折的不愈合率为 2% ～ 2.7%，功能不满意率为 3.1% ～ 6%（损失 10° ～ 30° 旋转活动）。目前使用最多的是 AO 3.5mm 动力加压钢板，这种钢板比半管状钢板更牢固，不需要再用管型石膏保护，不需要因标准加压钢板的加压装置而增加手术显露。此种钢板可用于尺桡骨任何部位的移位骨折，主要用于桡骨干远侧 1/3 或近侧 1/4 骨折和尺骨干近侧 1/3 骨折。建议使用 3.5mm 减压钢板而非 4.5mm 钢板是因为后者较大，产生应力遮挡过多。

使用钢板固定骨折，近年在观点上有较大变化，更多地强调生物学固定的原则。

为了减少对骨组织血供的进一步损伤，应尽量少地剥离骨膜，能放置钢板即可。有学者建议将钢板置于骨膜上，而不是骨面上。然而，Whiteside 和 Lesker 报道指出用这种显露方法比将骨膜同附着的肌肉一起剥离的显露方法更加影响血供。必须仔细地整复骨折，准确对合交错的骨折端。粉碎性骨折块即使没有软组织附着，也应尽可能地准确复位。在使用钢板前，可用拉力螺钉将较大的粉碎性骨折块固定在主要骨块上，达到骨块间加压的目的。尺骨和桡骨同时骨折时，在用钢板固定任一骨折前，应显露两个骨折处，并做临时性复位；否则，在试行复位一个骨折时，可使另一个已经复位和固定的骨折再脱位。必须将钢板的中心准确地置于整复的骨折处，钢板应有足够的长度，允许在骨折的每一侧放置至少 3 枚骨皮质螺钉。如果螺钉太靠近骨折处，在拧紧螺钉时或钢板加压时会造成骨劈裂。因此，需要略长的钢板比短钢板为好，应将钢板塑形以适合骨的外形，特别是桡骨，因为要想恢复正常功能，必须维持正常的桡骨弓。

Hidaka 和 Gustilo 报道取出加压钢板后，再骨折的发生率非常高。在 23 例患者 32 个前臂骨折中，取出钢板后发生 7 例再骨折。在临床和实验研究方面均已清楚地证实，坚强内固定钢板下的骨皮质由于应力遮挡而脆弱、变薄、萎缩，几乎具有骨松质的特征。如果软组织剥离范围大，缺血性坏死和再血管化可进一步削弱骨质皮。Bednar 和 Grandwilewski 认为术后 2 年内不应择期取出内固定钢板,推迟时间越长,再骨折的机会越少。还有学者建议不要常规取出前臂钢板,仅在因钢板位于皮下而引起症状时才取出钢板。一般钢板取出后须用石膏保护前臂 6 周,6 个月内避免过度的应力和扭转力。并应提醒要取出钢板的患者,即使在 6 个月后仍可能发生再骨折。Mih 等报道 62 例患者再骨折的平均时间是 6 个月,再骨折率为 11%。

目前,钢板固定仍是前臂尺桡骨骨折的手术治疗的金标准,因为钢板固定可以达到解剖复位和稳定、坚强内固定。

(3)髓内钉固定:Rush、Lamb-rinudi 首先使用克氏针做前臂骨折的髓内固定以治疗 Monteggia 骨折。骨折的髓内固定流行起来,各种尺桡骨髓内固定物相继出现。Smith 和 Sage 收集了 555 例前臂骨折髓内固定病例,使用的内固定物包括克氏针、Rush 针、史氏针、V 形钉、Lottes 钉。其总的不愈合率为 20%(克氏针不愈合率高达 38%,而其他更坚固的髓内固定物的不愈合率为 14%)。Sage 基于对尺桡骨解剖的认识,介绍了三角形剖面的 Sage 前臂髓内钉,尺骨者为直钉,桡骨者为弯钉以保持桡骨弓的存在。其不愈合率为 6.2%,迟缓愈合率 4.9%。唯其穿入技术较为复杂困难。Ritchey、Richardson、Thompson 使用硬三角钉治疗前臂骨折,与 Sage 钉有相似之处,并且不用外固定。Marek 使用方形髓内钉,但仍使用石膏外固定。所报道的 32 例虽全部愈合,但 4 例发生交叉愈合,功能结果差者达 16%。在处理前臂骨干骨折中,交锁髓内钉系统的出现扩大了前臂髓内钉的作用。如果存在骨缺损,压配型髓内钉一般不能维持骨的长度,用压配型髓内钉处理干骺交界部骨折难于控制旋转。

众所周知,使用髓内钉固定任何骨折时,髓内钉长度或直径的选择、手术方法和术后处理的错误都可导致不良的结果,也包括前臂髓内钉固定。在这种情况下,虽然髓内钉长度的测量错误并不常见,但常发生髓内钉的型号和髓腔不相称。如果髓内钉过小,可有侧向和旋转移位;如果髓内钉过大,可造成骨折进一步粉碎或另外的骨折。

虽然几乎所有的前臂骨折均可用髓内钉治疗,但必须指出,髓内固定对于尺骨骨折是适宜的,但对桡骨骨折则相当困难,这是由于桡骨存在旋转弓之故。使用髓内钉固定常可造成旋转弓消失,尺骨骨折端分离而造成不良后果。桡骨远端的钉尾也必将影响腕关节的运动。所以不得已的情况下(例如尺桡骨粉碎骨折,多段骨折),虽可应用髓内钉固定,但以往学者们都认为髓内钉固定绝不是桡骨骨折的首选内固定物。因此,髓内钉固定前臂骨折的适应证主要包括:①存在旋转不稳、桡骨旋转弓丢失或短缩;②多段骨折;③软组织损伤严重;④骨折不愈合或加压钢板固定失败;⑤骨质疏松;⑥病理骨折;⑦前臂大面积复合软组织损伤,在修复软组织缺损时,可使用不扩髓髓内钉作为内支架以保持前臂长度等。髓内钉固定的禁忌证包括:①活动性感染;②髓腔 <3mm; ③儿童骨折,骨骺未闭。

目前前臂骨折髓内钉固定系统有多种,这些不同系统大多采用闭合髓内骨折固定技术。无论使用哪种髓内钉系统,尺骨髓内钉的入口均在尺骨近端。桡骨髓内钉的入口有所不同:Sage 髓内钉在桡侧腕长伸肌肌腱和拇短伸肌肌腱之间的桡骨茎突置入;Ture-Flex 和 SST 髓内钉入口在 Lister 结节尺侧的拇长伸肌腱下;ForeSight 髓内钉则从 Lister 结节外侧桡侧腕伸肌肌腱下置入。所有桡骨髓内钉均应在正确位置置入,以防止肌腱磨损和可能的断裂。

直到最近多位学者报道了新型设计的髓内钉系统成功治疗前臂骨折,但这些髓内钉系统大多需要术中弯曲操作以使髓内钉能够符合前臂尺桡骨髓腔本身的解剖形态达到有效固定。2008 年 Lee 等使用新型的交锁髓内钉系统治疗前臂骨折,获得满意的临床效果。该髓内钉系统符合前臂尺桡骨髓腔解剖结构,并有控制旋转功能,具有较高的骨折愈合率以及较少的手术暴露和手术时间。

髓内钉优于加压钢板之处在于:①根据使用的开放或闭合穿钉技术,只需少量或不剥离骨膜;②即使采用开放穿钉技术,也只需要一个较小的切口;③如果使用闭合穿钉技术,一般不需要进行骨移植。因为在钉体置入前扩髓以及置入钉体时都会带来足够的植骨材料;④如果去除髓内钉也不会有骨干的应力集中,也就没有再骨折的危险。因而该髓内钉系统可以作为前臂骨折除钉板系统外的另一有效选择。

(4)预后:成人前臂双骨折的预后与许多因素有关:骨折是否开放性、损伤程度如何、骨折移位多少、是否为粉碎性、治疗是否及时适当、是否发生并发症。

成人有移位的前臂骨折以闭合复位方法治疗，通常结果并不理想，功能不满意率甚高；而以切开复位、坚强内固定治疗者愈合率可达 90% 以上，功能结果的优良率亦达 90% 以上。

开放骨折，并发严重软组织损伤，情况能为复杂，如果发生感染则预后不好，有时严重感染可导致截肢的恶果。

（三）桡骨干骨折

单纯桡骨干骨折约占前臂骨折总数的 12%，青壮年居多。

直接暴力、传导暴力均可引起桡骨干骨折，骨折多数为横形、短斜形，属于 AO 分类中 22-A2/B2 骨折，因有尺骨的支撑，桡骨骨折的短缩重叠移位甚少，但常有桡骨骨折端之间的旋转畸形存在。

桡骨远端有旋前方肌附着，中段有旋前圆肌附着，近段有旋后肌附着。骨折后由于以上肌肉的牵拉，不同部位的桡骨骨折将出现不同的旋转畸形。如骨折在旋前圆肌止点远侧时，近折端受旋前圆肌及旋后肌牵拉，基本处于中立位，而远折端受旋前方肌牵拉处于旋前位；如骨折在旋前圆肌止点近侧时，近折端受旋后肌的牵拉处于旋后位，而远折端受旋前圆肌及旋前方肌的牵拉处于旋前位。

单纯桡骨骨折，多可闭合复位，因尺骨保持完好，故整复后有一定的稳定性。整复时应判明近折端的旋转位置，按照以远端对近端的原则，将远折端置于相同的旋转位置再于牵引下复位。

整复后应于透视下旋转前臂，判断桡骨骨折端间的稳定性，如远近端能同时旋转，很稳定，则外固定应固定于中立位。折端间稳定性差时，外固定的位置以近折端的旋转方位为准。

桡骨近 1/3 骨折，因局部肌肉丰满，闭合复位有一定困难，如不能手法复位，应切开复位短四孔钢板内固定。如钢板符合标准，术后不用外固定，早期进行功能锻炼，应能获得满意结果。

桡骨骨折的治疗中（保守治疗或手术治疗），应注意恢复桡骨旋转弓的形态。桡骨旋前弓、旋后弓的减少或消失，不仅影响前臂旋转力量，也将影响前臂的旋转范围。

桡骨中 1/3 处掌面较为平坦，此部位的桡骨骨折进行切开复位内固定术时宜用掌侧切口，并将钢板置于掌面。桡骨近侧宜用背侧切口进入，钢板置于背侧。

（四）尺骨干骨折

单纯尺骨干骨折，多系直接打击所致。西方国家称为"截路骨折"。骨折线多为横形、蝶形或粉碎性骨折。骨折可为裂纹骨折，无移位。亦可发生侧方移位或成角。属于 AO 分类中的 22-A1/B1 骨折。因有桡骨的支撑，无明显短缩重叠。

尺骨全长处于皮下、浅在，闭合复位多能成功。不稳定性骨折，经皮穿入克氏针是个简便有效的方法，但仍需应用石膏外固定。使用加压钢板可免去应用外固定，且有利于愈合和功能恢复。

尺骨下 1/4 移位骨折，因旋前方肌的牵拉，可造成骨折远端的旋后畸形，整复时将前臂旋前，放松旋前方肌，可以纠正远折段的旋后畸形，以利复位。

应该指出，临床及尸体试验证明：尺骨的旋转畸形或成角畸形对前臂的旋转运动的影响，远大于桡骨的相应畸形对前臂旋转运动的影响。这与通常的看法恰恰相反。我们应该有个明确的概念——尺骨骨折成角畸形不得 >10°，旋转畸形不得 >10°，否则不能接受。

第十节　桡骨远端骨折

桡骨远端骨折占所有骨折的 15% ～ 20%，其中 50% 为关节内骨折。Colles 于首先描述了这一骨折：这种骨折虽然愈合后无任何功能受限，但是畸形却伴随一生。此后，关于这种骨折有了更多的了解。在过去 20 年中，对桡骨远端骨折了解的更深入，以及内固定技术不断更新，使治疗不断提高，桡骨远端骨折的治疗发生了很大的变化。

（一）损伤机制

大部分桡骨远端骨折由摔倒所致。好发于小孩和老年人这两个年龄高峰，后者与骨密度下降相关。高能量损伤一般发生于年轻人，常常会造成桡骨远端的表层软组织损伤。也常发生于腕部需负重的运动者。

（二）诊断

没有精确的诊断，任何分类系统和治疗原则都不能很好地应用。高质量的复位前和复位后放射线片是必需的。需要拍摄前后位、侧位和斜位片。有研究建议：侧方倾斜位和月骨窝面位可以作为补充。桡骨远端侧方倾斜位可以从腕关节垂直方向向上倾斜 20° 投照拍摄。这样就可以抵消桡骨茎突的 20° 倾斜，有效消除桡骨茎突的重叠影。这一影像可以更好地判断关节面，尤其是桡骨半月窝。这对于复位和应用内固定是很有用的，所以建议桡骨远端骨折应该常规拍摄侧方倾斜位片。

除了放射线平片以外，数字扫描对关节内骨折的并发症的评估很有好处。CT 已经表明可以更好地测量关节对合不良，成角畸形，并且有助于进一步分型。CT 对粉碎骨折的分析评估，以及制定治疗计划都很有帮助。MRI 也被用于桡骨远端骨折的诊断。研究表明 MRI 可以为骨折诊断提供很好的依据，同时可以检测软组织损伤情况。

（三）分型

大部分临床医生用人名命名桡骨远端骨折。虽然像 colles 骨折，barton 骨折或者 die-punch 骨折这样的描述在临床上常用，但是它们提供的关于骨折特点的信息很少。而且几乎不能帮助选择治疗方案。已有分类系统是为了帮助临床工作和作为比较的工具而制定的。为了实用，分类系统应该简单并且和临床相关，能指导治疗，以及为了进行有意义的工作而可以再细分。桡骨远端骨折的分类系统很多，但是没有一种在骨科界得到普遍认可。目前较多采用的是 AO/ASIF 分型系统。

AO/ASIF 分型系统将骨折主要分为三大类。A 型是关节外骨折、B 型是简单关节骨折、C 型是复杂关节骨折（图 5-12）。

（四）预后

桡骨远端骨折的预后取决于关节面平整、足够的桡骨长度、合适的掌倾角以及稳定的下尺桡关节。遗留的关节面不平整可能是影响长期预后的最重要的因素。一项包括 40 例桡骨远端骨折患者的研究显示，65% 有创伤性骨关节炎的放射学证据；有关节面不平整的患者，91% 具有创伤性骨关节炎的放射学证据，而关节面平整的患者中只有 11%。关节面有 2mm 或者更大的台阶，预后就会差。有人甚至指出关节面有 1mm 的台阶就会影响整体预后。

桡骨长度和掌倾角的丢失会影响预后，而桡侧倾斜的恢复较少影响最后的功能。短缩会影响三角纤维软骨，而且明显改变腕关节和下尺桡关节的负重关系。桡骨短缩还会因为尺骨的影响产生疼痛，并且会造成握力和前臂旋转功能下降。已有研究显示，恢复桡骨长度明显改善预后，尤其是关节外骨折。

增加背倾，因为腕关节受力改变而产生疼痛，进而腕关节会发生退变。< 10° 的背倾就可以造成背侧插入部分不稳定或者腕关节半脱位。一项有 13 例桡骨远端骨折并有背侧成角畸形愈合的研究中，所有患者都有背侧插入部分不稳定和持续疼痛。疼痛和畸形都可以通过截骨矫形得到减轻。尸体标本生物力学研究也发现背侧成角是有害的，背倾可以明显地影响腕关节运动和腕关节对线。

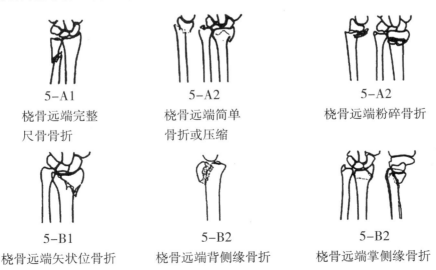

5-A1
桡骨远端完整
尺骨骨折

5-A2
桡骨远端简单
骨折或压缩

5-A2
桡骨远端粉碎骨折

5-B1
桡骨远端矢状位骨折

5-B2
桡骨远端背侧缘骨折

5-B2
桡骨远端掌侧缘骨折

5-C1	5-C2	5-C2
关节简单骨折	关节简单骨折	关节与干骺端粉碎骨折
干骺端简单骨折	干骺端粉碎骨折	

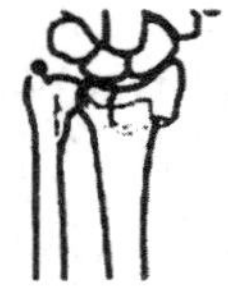

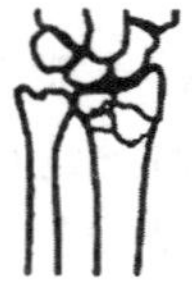

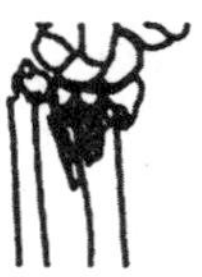

图 5-12 AO/ASIF 分型系统的骨折分类

损伤的严重程度影响整体预后。一项有 18 例桡骨远端开放性骨折的研究总结了预后和并发症的发生率。Ⅲ型开放性骨折的患者比Ⅰ型和Ⅱ型患者预后更差，并发症发生率更高。功能要求低的患者，即使畸形很明显，预后更好。一项研究中，有 25 例对功能要求低的患者，他们进行了非手术治疗。最后，影像学结果差异很大，24% 的治疗结果为差。但是，功能上，好和非常好占了 88%。研究者指出，在这一年龄组患者中，影像学预后和功能预后并不相对应。虽然一半以上的患者有明显畸形，但是没有一个对临床治疗结果不满意。这些研究结果表明，在这一年龄组中，对功能要求低的患者，非手术治疗可以获得满意的结果。但是研究者也指出：桡骨远端骨折涉及关节并有严重移位的患者中，运动较多，年龄＞60 岁时，是否建议手术治疗，运动量比年龄更值得考虑。

（五）相关损伤

多种相关损伤或许使桡骨远端骨折的治疗和预后更加复杂。伴发的正中神经损伤，腕内韧带损伤，腕骨骨折以及下尺桡关节损伤已经被广泛报道。关节镜检查可以明确一些伴随损伤，包括舟月韧带和三角纤维软骨复合体。研究表明，60 个患者中有 68% 在关节镜检查时有关节内损伤。另一项研究中，利用关节镜辅助切开复位内固定桡骨远端骨折，有 54% 有三角纤维软骨撕裂，18% 有舟月韧带损伤。三角纤维软骨撕裂常常发生在周边。研究者建议尽快修复相关的软组织损伤，并且只有较好的修复才能有很好的治疗结果。这些研究结果表明这些相关的软组织损伤会明显影响桡骨远端骨折的整体预后。

（六）并发症

畸形愈合是桡骨远端骨折最常见的并发症，而且畸形愈合可以严重影响腕关节和下尺桡关节的功能。外科治疗畸形愈合的方法有桡骨远端矫形截骨和尺骨远端缩短或切除术。虽然简单的腕关节畸形愈合可以通过截骨术得以纠正，但是复杂的关节面畸形愈合最好是做部分或全关节融合。骨不连是桡骨远端骨折很少见的并发症，这一并发症往往和损伤的程度、吸烟、感染以及因为内固定或外固定造成的医源性过度分离有关。桡骨远端骨不连的治疗比较困难。如果远端有至少 2cm 的骨片，那么可以做切开复位植骨术；如果不足 2cm，为了获得稳定的愈合，就需要做腕关节融合术。

手术治疗和非手术治疗的桡骨远端骨折都可以发生肌腱断裂。原因是肌腱在钢板或骨片上的磨损。拇长伸肌腱断裂可以发生在无移位的桡骨远端骨折。如果患者诉说拇指运动时有捻发音或疼痛，就需注意是否要切开背侧第三伸肌肌间隔，以预防肌腱断裂。拇长伸肌腱断裂可以通过指固有伸肌腱移位得到很好的修复。

正中神经损伤在桡骨远端骨折中很常见，需要定期进行完整的神经系统检查。大部分神经损伤由闭合复位所致。正中神经损伤的症状在骨折复位后没有改善，就需要进行腕横韧带松解术。

局部疼痛综合征可以发生在桡骨远端骨折的治疗时。相关的原因包括：过度的延长牵引、过度位置固定，没有治疗的腕管综合征，以及经皮固定物损伤了桡神经。症状包括：剧烈疼痛、没有明显临床原因的肿胀。早期诊断和早期治疗对避免复杂局部疼痛综合征发生毁坏性结果很重要。

桡骨远端骨折的患者必须评价下尺桡关节是否稳定。下尺桡关节不稳定似乎常常伴随尺骨茎突基底部骨折的发生。但是，另一研究也有报道，下尺桡关节不稳定并无尺骨茎突骨折发生。大部分患者，旋后位夹板固定可以使尺骨远端得到稳定固定，并得到满意的愈合。持续的下尺桡关节不稳定应该考虑到修复撕脱的尺骨茎突或者三角纤维软骨。一项前瞻性研究中，对 51 例桡骨远端骨折造成下尺桡关节不稳定的患者用关节镜检查，结果有 43 例有三角纤维软骨周边撕脱。其中 11 例三角纤维软骨周边完全撕脱。一年以后，这 11 例中有 10 例发展成了慢性下尺桡关节不稳定，所有这些下尺桡关节不稳的患者预后都不好。

（七）治疗

制定桡骨远端骨折的治疗方案必须考虑很多因素。医生必须仔细研究骨折的移位程度，粉碎程度，骨折类型，骨量丢失情况以及软组织损伤情况；也必须考虑每个患者的健康状况，日常生活的需要，以及运动量。

1. 非手术治疗　大部分桡骨远端骨折非手术治疗就可以获得满意结果。微小移位的骨折干骺端有稳固的支撑，可以选择非手术治疗。腕关节通过适当塑形的石膏或者夹板制动，直到骨折愈合。常规随访可以保证维持骨折对线。

移位或成角畸形的桡骨远端骨折应该进行复位。明显的骨折移位，关节内骨折移位 >1 ~ 2mm，缩短 >3mm，急性正中神经卡压等都需要进行骨折复位。

新鲜的桡骨远端骨折可以行血肿内阻滞麻醉后进行复位。24 ~ 48h 的损伤，血肿内阻滞非常有效。无菌操作条件下，直接向骨折部位注射 0.5% 利多卡因 10 ~ 15ml。而超过 48h 的骨折，就需要区域阻滞或全身麻醉。闭合复位技术要点：首先是纵向牵引，将嵌插的骨片拉出，将挛缩的软组织拉开。前臂旋前位有助于背侧移位的骨折块复位，远折端向掌侧移动有助于掌倾角的恢复，而腕关节尺偏有助于恢复桡骨远端的尺偏角。

复位后，就可以用良好塑形的石膏固定。一般建议于稍旋前、腕关节屈曲、尺偏位固定，但应避免腕关节极度屈曲和尺偏。

复位后应该拍片以评估骨折对线情况和石膏塑形的情况。可以接受的复位结果是：关节面移位 < 2mm，适度的掌倾，以及桡骨长度的恢复。应该告知患者抬高患肢，并且活动手指。为了确保骨折复位后的维持，必须每周复查。骨折端复位丢失，是不稳定的表现。如果发生，就需要评估是否需要重新复位还是需要手术固定。

2. 手术治疗　不稳定的桡骨远端骨折需要手术，以维持复位后的位置。手术指征主要包括：骨折有严重的移位，粉碎骨折，以及复位丢失。另外，涉及关节的剪切骨折和关节的压缩骨折常常需要手术切开复位以恢复关节面的平整。

（1）经皮钢针固定：采用闭合复位经皮钢钉内固定治疗恰当的不稳定的桡骨远端骨折也可以获得满意效果。复位后，在 C 臂机监视下自桡骨茎突入克氏针突。背侧进针可以增加稳定性，但是需要注意避免伸肌腱损伤。骨折出现愈合前，需要石膏外固定予以保护，骨折愈合后就可以拔除克氏针，开始理疗。交叉克氏针固定是利用杠杆作用使骨折端复位固定。针要穿入对侧皮质，这样给骨折复位有个支撑。从桡侧和背侧进针可以分别减少桡偏和背倾。在只有一侧皮质粉碎骨折时交叉固定才有效。两侧或者更多的皮质粉碎骨折或者有明显的骨量丢失，建议使用交叉固定的同时使用外固定加以保护。

经皮钢针固定不适合所有的患者。当骨折并发骨量丢失和骨折粉碎严重，克氏针不能提供足够的支撑，可以导致固定失败和骨折的畸形愈合。另外还存在桡神经浅支损伤的风险。

（2）外固定支架：外固定支架可以对抗肌肉牵拉的力量，也可以通过牵拉韧带使骨折复位。即使在严重的干骺端粉碎骨折，也可通过外固定支架维持桡骨长度。但应注意，牵拉可以复位主要的骨折片，但是不能使关节面骨折块复位。

桡骨外固定支架固定的标准方法是第二掌骨固定 2 根 Schanz 螺钉，近端桡骨干固定 2 个或 2 个以上螺钉。有研究表明，在桡骨远折端用一枚 Schanz 螺钉，无论是影像学检查还是功能都获得了更好的效果。为了减少外固定所生产的并发症，需要注意一些细节：进针点需要做足够长的切口，以避免桡神经浅支损伤。虽然屈腕是骨折复位所必需的，但是腕关节不宜过度屈曲位固定。另外不可过度牵引，月骨距离桡骨半月窝移位不能超过 1mm。

（3）切开复位内固定：切开复位内固定治疗桡骨远端骨折已经成为公认的有效的治疗手段。为桡骨远端设计的各种各样的支撑钢板，以及锁定钢板已广泛用于临床。

（4）掌侧钢板与背侧钢板：钢板应该放在桡骨掌侧还是背侧尚无统一意见，然而多数主张放在掌侧。相对于背侧，掌侧有更多的空间放置钢板，而且有旋前方肌的保护。在背侧放置钢板比掌侧更容易发生肌腱粘连和断裂。掌侧放置钢板对掌侧坚强皮质复位非常重要。另外，背侧皮质较薄，只能提供较小的内在支撑，而掌侧皮质较厚，骨折复位内固定后可以起到重要的支撑作用。

掌侧放置钢板最常用的手术入路是在桡侧腕屈肌鞘的桡侧切开。拉开旋前方肌就可以很好地暴露桡骨掌侧面。掌侧固定时，关节面复位比较困难。复位时应避免重要的关节韧带切开，在透视的帮助下，闭合复位多数可以成功，否则就要应用关节镜或切开关节进行直视下关节复位。

桡骨远端的背侧入路最好是从第三背侧伸肌间室切开。松解拇长伸肌腱后，腕和指的伸肌腱可以不用破坏腱鞘就可以拉开。背侧钢板可以直接支撑背侧边缘骨折和背侧成角的干骺端骨折。切开腕关节背侧关节囊可以更好地看见关节面，背侧放置钢板比较常见的一个问题就是发生伸肌腱功能障碍和断裂。

关节镜也是治疗桡骨远端骨折进行关节面复位的一种选择，而且可以评估并治疗相关的软组织损伤。一项研究中，33 例用钢针和外固定治疗的桡骨远端骨折，关节镜方便了复位。有学者报道优良率为 100%，桡骨远端关节面得到了很好的保持，这些患者中 54% 有三角纤维软骨边缘撕脱，同时得到了治疗。

（5）桡骨远端锁定钢板：人们对锁定钢板治疗桡骨远端骨折有相当大的兴趣。钢板可以允许带螺纹的针或螺钉锁定于钢板远端带螺纹的螺钉孔，构成了一个固定角度的装置，从而具有角稳定性。通过锁定钢板固定角度的螺钉固定远端骨片，使桡骨远端骨折背侧移位在掌侧固定成为可能。锁定钢板增强了对关节骨折块的支撑，并减少了骨移植的需要。掌侧和背侧都可以用锁定钢板，用锁定钢板可以允许早期活动，并且能维持解剖对位线良好，即使是有背侧移位的骨折。

（6）Trimed 内固定系统：Trimed 内固定系统是治疗桡骨远端骨折的一个新的理念。由 3 个组件组成，分别放置于桡骨远端骨折中桡骨茎突，背侧尺骨角，掌侧关节唇以支持上述部位骨折块。钢板虽然模量很低，但是固定却很牢固，其内固定的强度甚至超过了外固定，可以为早期活动提供足够坚强的支撑。

第十一节　腕骨骨折

腕骨共 8 块，属短骨，横向排成两列。由外侧向内侧，近侧列为手舟骨、月骨、三角骨和豌豆骨；远侧列为大多角骨、小多角骨、头状骨和钩骨。纵向可分为三个柱状结构，即中间由月骨、头状骨和钩骨组成屈伸柱，外侧由舟骨与大小多角骨组成运动柱，内侧有三角骨与豌豆骨组成旋转柱。在冠状面上，8 块腕骨构成一掌面凹陷的腕骨沟。各骨相邻的关节面，形成腕骨间关节。手舟骨、月骨和三角骨近侧端形成的椭圆形关节面，与桡骨腕关节面及尺骨下端的关节盘构成桡腕关节。

（一）腕舟骨骨折

腕舟骨骨折是最常见的腕骨骨折，多发生在成年男性，常造成舟骨腰部骨折。由于舟骨唯一的血供从远侧极进入（桡动脉浅支、桡动脉腕背支），腰部骨折后可导致近侧骨部分血供中断，不仅影响骨折愈合，同时造成缺血性坏死的可能。儿童舟骨骨折少见，如果发生也是以舟骨远端 1/3 发生骨折为主。

1. 诊断

1）外伤史：跌倒时上肢前伸、腕桡偏背伸位手撑地，地面反作用力使舟骨的桡背侧被桡骨茎突及背侧关节缘阻挡，掌侧有桡腕韧带拉紧而致骨折。Weber 和 Chao 生物力学实验研究表明：手掌桡侧施加压力，在腕关节背伸 95° 至 100° 时，使舟骨的远侧半承受压力，导致舟骨力学上最为薄弱的腰部发生断裂骨折。

2）临床表现：伤后腕部桡侧疼痛、肿胀，活动受限。腕关节桡侧偏斜时疼痛加剧。"鼻烟窝"处之凹陷变浅或消失，并有压痛，沿第 1、2 掌骨纵向挤压或叩击痛阳性。

3）影像学检查：摄 X 线后前位、侧位、两个斜位片是诊断舟骨骨折的基本投照方向。腕关节倾斜 45° 片可显示骨折的具体部位。不过，舟骨骨折可以在损伤初期 X 线片上无阳性表现。若临床表现典型，怀疑有舟骨骨折，可嘱患者先按骨折处理，待伤后 2 周左右再摄片。此时舟骨骨折处的骨吸收后可以使骨折线变得清晰，有助于判别骨折。CT 检查，尤其是三维重建 CT 片有助于立体显示骨折情况，评估骨折的粉碎程度；MRI 检查在舟骨缺血性变化时较为敏感，有助于显示骨折线、骨缺血和愈合情况。

4）舟骨骨折分型

（1）Russe 分型：根据骨折线与舟骨长轴的关系分为三类。①水平斜形；②横断型；③垂直斜形。其中水平斜形与横断型较稳定，垂直斜形骨折剪切力大，不稳定（图 5-13）。

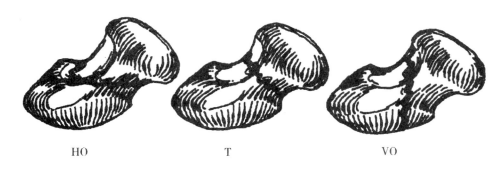

HO   T   VO

图 5-13 舟骨骨折 Russe 分型

（2）Herbert 分型：结合骨折解剖、稳定性与病史分类，较复杂，但对骨折预后有指导意义。A 型稳定的新鲜骨折：A1 为舟骨结节骨折；A2 为腰部不全性骨折。B 型为不稳定的新鲜骨折：Bl 为远端斜形骨折；B2 为腰部完全骨折；B3 为近端骨折；B4 为经舟骨月骨周围骨折脱位。C 型延迟愈合。D 型不愈合：Dl 为纤维性愈合；D2 为假性愈合（图 5-14）。

（3）AO/OTA 分型：与舟骨有关的腕骨骨折。24A 高发的骨折脱位：24A1.1 有舟骨横断骨折的月骨周围脱位；24A1.2 有舟骨横断骨折和其他腕骨关节内骨折的月骨周围脱位。24C 分离的舟骨骨折：24C1 韧带附丽处骨折；24C2 水平、横或斜形骨折（24C2.1 远端 1/3；24C2.2 中 1/3；24C2.3 近端 1/3）；24C3 垂直或粉碎性骨折。

2. 治疗　舟骨骨折的治疗在早期以闭合复位外固定或切开复位内固定为主，后期以治疗骨折不愈合为主。

1）无移位的新鲜舟骨骨折：石膏管型外固定是首选治疗方法。多数学者提倡短臂石膏管型固定腕关节于轻度背伸位，并根据骨折线方向适当桡偏或尺偏，使骨折线尽量与前臂纵轴垂直，以减少剪力而利于愈合。石膏应包括第 1 掌指关节，固定 8 ~ 12 周。Ruby 和 Cassidy 认为石膏固定的目的是尽可能使骨折部位制动，推荐恰当的石膏其上端刚刚超过肘关节，6 周后再改行低肘位前臂石膏管型，继续固定 6 周，该方法可提高骨折愈合率。

舟骨骨折的部位明显影响骨折愈合时间，如结节部的平均愈合时间为 4 ~ 6 周，腰部骨折为 10 ~ 12 周，近端骨折 12 ~ 20 周。因此，对于年轻的手工劳动者、职业运动员等人的无移位、新鲜舟骨骨折，Hebert 和 Fisher 等学者提出用中空螺钉经皮固定舟骨。Jupiter 和 Ring 也认为：虽然大多数无移位的舟骨骨折用石膏固定就可以达到较好的疗效，但是采用经皮螺钉固定更是一个让患者尽早摆脱制动、恢复关节功能的选择。

2）移位或不稳定的新鲜舟骨骨折：手术治疗为主，包括闭合复位经皮穿针或螺钉固定、关节镜协助下穿针或螺钉固定。其中 Hebert 钉固定技术，利用其螺钉前宽后窄的螺距，随着螺钉进入对骨折处起自然加压作用，且其钉尾部可埋入软骨以下，不影响早期活动。

对于粉碎性舟骨骨折可行切开复位螺钉内固定。近端骨折常规采用背侧入路，而腰部或远 1/3 部骨折则采用掌侧入路较为安全，因为舟骨主要的血供位于背侧。Jupiter 和 Ring 指出：舟骨粉碎性骨折有很高的概率出现骨不连和（或）畸形，切开复位螺钉内固定结合局部植骨可以促进骨愈合。

3）陈旧性舟骨骨折骨不连：经长时间外固定，摄 X 线片发现：两骨折端间隙清晰；间隙下可有骨质硬化；近端骨折块有硬化或囊性变；变换位置摄片时，骨折线变宽有硬化，要考虑舟骨骨折不连。

MRI 检查有助于骨不连的诊断，明确显示舟骨缺血性坏死的范围。

并发有明显症状者，手术治疗是必然选择。对舟骨骨折不连但无症状者，也应考虑手术治疗，否则 5 ~ 10 年后会发生腕关节紊乱和关节炎。手术治疗的目的不仅要促进骨折愈合，而且要恢复良好的腕关节与舟骨的排列。手术方法包括内固定术、植骨术或二者同时进行。

（1）植骨术：对已明确的骨不连和骨延迟愈合这是最早的治疗方法。供骨区可选择髂骨嵴、桡骨远端及尺骨近端。方法包括 Matti-Russe 手术、Fisk-Fernandez 手术、带蒂骨移植术等，其中背侧带蒂植骨治疗对复位良好的近端骨折有明显的作用。

（2）内固定术：植骨治疗骨不连或骨延迟愈合时单纯植骨块固定不够稳定，可同时进行内固定。内置物中，克氏针应用最广，Hebert 钉、AO 中空螺钉近年来临床应用渐为普遍，疗效较好。

（3）补救性手术：补救性手术有桡骨茎突切除术、植入性关节成形术、近排腕骨切除术、部分或全部关节融合术。其中，桡骨茎突切除术可作为植骨术、内固定术的辅助手术，尤其是存在舟骨远端和桡骨茎突关节炎时。

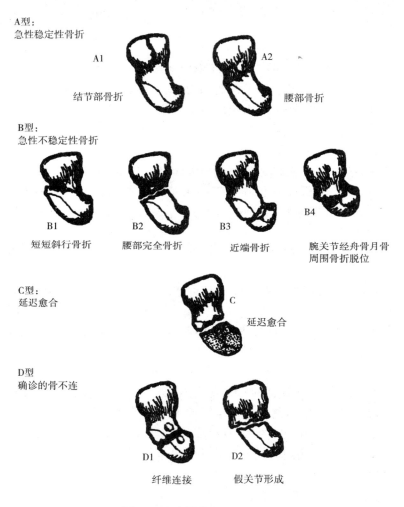

图 5-14　舟骨骨折 Herbert 分型

（二）其他腕骨骨折

腕骨中，除了舟骨骨折，其他腕骨单纯骨折十分少见，常常与其他腕部损伤一起发生。CT、MRI 检查对明确诊断有帮助。

1. 月骨骨折　多由高动能过伸或轴向损伤造成，常伴桡骨远端、头状骨或腕掌关节的骨折；急性月骨骨折中掌侧端最为常见，若有移位或伴腕关节半脱位有手术指征。

2. 三角骨骨折　腕关节强力背伸及尺偏时，三角骨受尺骨茎突的撞击而骨折。通常用石膏外固定

4～6周保守治疗。

3. 大多角骨骨折 常同时伴第一掌骨及桡骨远端骨折。移位的大多角骨体部骨折需要手术治疗。

4. 头状骨骨折 常并发舟骨骨折,称舟头综合征。需要行切开复位内固定治疗。但并发症十分常见,如骨不连、无菌性坏死,易造成腕部功能障碍。

5. 钩骨骨折 常伴第4、5腕掌关节骨折脱位。多需行切开复位内固定治疗。

6. 小多角骨骨折 罕见,常伴第二掌骨的背侧脱位。手术治疗中,小多角骨不宜被切除。

7. 豌豆骨骨折 多为小鱼际处直接暴力撞击所致,易漏诊。以石膏外固定治疗为主。

微信扫码
◆临床科研
◆医学前沿
◆临床资讯
◆临床笔记

第六章

下肢损伤

第一节 髋臼骨折

一、概述

髋臼骨折主要由于压砸、撞挤、轧碾或高处坠落等高能量损伤所致，多见于青壮年。由于其解剖复杂、骨折往往移位严重、手术暴露和固定困难等原因，以往治疗髋臼骨折多采用保守方法，但其最终的治疗结果往往不令人满意。因而，髋臼骨折的诊断和治疗对于多数骨科医师来说仍然具有挑战性，Letournel和Judet等经过长期艰苦的工作，为髋臼骨折的诊断和治疗奠定了基础。目前采用外科手术治疗髋臼骨折已成为治疗的主要方法。

分型：关于髋臼骨折的分类已有多种方法，其中以Letournel-Judet分型最为常用。现重点对Letournel-Judet分型及AO分型作一介绍。

1. Letournel-Judet分型 Letournel和Judet主要根据解剖结构的改变进行分型，而不像大多数骨折分型那样，要考虑骨折的移位及粉碎程度，以及是否并发脱位等因素。根据髋臼前后柱和前后壁不同骨折组合，Letournel和Judet将它们分为两大类、10个类型的骨折。

1）单一骨折：即涉及1个柱或1个壁的骨折，或1个单一骨折线的骨折（横断骨折），共有5个单一的骨折类型。

（1）后壁骨折：多见髋关节后脱位，髋臼后方发生骨折并有移位，但髋臼后柱主要部分未受累及。后壁骨折最常见，约占髋臼骨折的23%。其放射学上有如下特点：前后位，可见一骨块影，与脱位股骨头重叠，臼后缘线缺如。其余5个放射学标记均完整。这种骨折与髋关节后脱位伴髋臼骨折不同：前者骨块大，多在3.5cm×1.5cm以上，后者骨块小；前者无弹性固定，只需将伤肢伸直外展即可复位，但屈曲内收，可再脱位，后者手法复位后较稳定。闭孔斜位，对于后壁骨折最为重要：①可显示后壁骨折的大小；②股骨头可能处于正常位置，或处于半脱位及脱位；③前柱和闭孔环是完整的。髂骨斜位：a. 显示髂骨后缘、髋臼前缘及髂骨翼完整。b. 后壁骨折块和髂骨翼相重叠。CT扫描检查：a. 可判断骨折块的大小、移位程度。b. 显示股骨头的位置。c. 最重要的是显示有无边缘压缩骨折。d. 关节内有无游离骨折块。

（2）后柱骨折：多见于髋关节中心性脱位，少数见于髋关节后脱位，其骨折发生率约为3%。骨折始于坐骨大切迹顶部附近，于髋臼顶后方进入髋臼关节面，向下至髋臼窝、闭孔及耻骨支，但并不累及髋臼顶。后柱骨折的放射学特点如下：前后位，髂坐线、后缘线断裂，髋臼顶、髂耻线、前缘及泪滴完整；股骨头随骨块向内移位。闭孔斜位，显示前柱完整，偶尔可看到股骨头后脱位。髂骨斜位，清楚地显示后柱骨折移位程度，而前缘完整。CT扫描检查：①在髋臼顶部的骨折线为冠状面；②显示股骨头伴随后柱骨折的移位程度；③通常可看到后柱向内旋转。

（3）前壁骨折：见于髋关节前脱位，其发生率最低，约为2%。骨折线通常从髂前下棘的下缘始，穿过髋臼窝底，达闭孔上缘的耻骨上支。其放射学上有如下表现：前后位，前缘出现断裂；髂耻线在其中部断裂。闭孔斜位，完整地显示斜方形的前壁骨折块；后缘完整；显示闭孔环断裂的部位——坐耻骨切迹处。髂骨斜位，显示髋骨后缘及髂骨翼完整；可见前壁骨折面。CT 扫描检查：显示前壁骨折的大小及移位程度。

（4）前柱骨折：前柱骨折的发生率为 4% ~ 5%。骨折线常起于髂嵴，终于耻骨支，使髋臼前壁与髋臼顶前部分离，也可起于髂前上棘与髂前下棘之间的切迹而向耻骨角延伸。此外，当骨折线位置较低时则由髂腰肌沟向耻、坐骨支移行部延伸并累及前柱下部。其典型的放射学表现为：前后位，髂耻线和前缘断裂；泪滴常常向内移位；闭孔环在耻骨支处断裂。闭孔斜位，对前柱骨折很重要，可看到股骨头随前柱骨折的移位程度、闭孔环断裂的部位；髋后臼缘完整。髂骨斜位，髋骨后缘完整；可看到竖起的骨块的截面。CT 扫描检查：显示前柱有移位程度和方向；可看到后柱是完整的。

（5）横断骨折：典型的横断骨折系骨折线横形离断髋臼，将髋骨分为上方的髂骨和下方的坐、耻骨。骨折可横穿髋臼的任何位置，通常位于髋臼顶与髋臼窝的交界处，称为顶旁骨折；有时骨折线也可经髋臼顶，称为经顶骨折；偶尔骨折线也可经过髋臼窝下方，称为顶下骨折。发生横断骨折其坐、耻骨部分常向内侧移位而股骨头向中央脱位。横断骨折占整个髋臼骨折的 7% ~ 8%。其放射学表现为：前后位，4 个垂直的放射学标记（髂耻线、髂坐线、前缘和后缘）均断裂；闭孔环完整，股骨头随远折端向内移位。闭孔斜位，为显示横断骨折的最佳位置，可看到完整的骨折线；闭孔环完整；显示骨折向前或后移位的程度。髂骨斜位，显示后柱骨折的移位程度及后柱骨折在坐骨大切迹的位置。CT 扫描检查：可判断骨折线的方向，在矢状面骨折线呈前后走向。

2）复合骨折：至少由 2 个单一骨折组合起来的骨折为复合骨折。

（1）"T"形骨折：系在横行骨折基础上并发下方坐、耻骨的纵形骨折，这一纵形骨折垂直向下劈开闭孔环或斜向前方或后方，当纵形骨折线通过坐骨时闭孔可保持完整。与横形骨折相似的是，发生"T"形骨折时髋臼顶多不累及。"T"形骨折约占髋臼骨折的 7%。其放射学表现复杂，主要表现是在横形骨折的基础上存在着远端前后柱的分离，所以，除横形骨折的所有放射学表现外，还有以下特点：前后位片上远端的前后柱有重叠，泪滴和髂耻线分离；闭孔斜位上看到通过闭孔环的垂直骨折线；髂骨斜位上可能发现通过四边体的垂直骨折线。CT 扫描检查：前后方向骨折线的基础上，有一横形骨折线将内侧部分分为前后 2 部分。

（2）后柱并发后壁骨折：此类型骨折的发生率为 4% ~ 5%。其放射学表现如下：前后位，髂耻线和前缘完整，髂坐线断裂并向骨盆入口缘的内侧移位，可发现有股骨头的后脱位及后壁骨折块。闭孔斜位，可清楚地显示后壁骨折的大小及闭孔环的破裂；髂耻线完整。髂骨斜位，显示后柱骨折的部位及移位程度；证实前壁骨折完整。CT 扫描检查：所见同后壁骨折及后柱骨折。

（3）横断并发后壁骨折：约占 19%，在所有复合骨折中，仅次于双柱骨折而排在第 2 位。其放射学表现为：前后位，常见股骨头后脱位，有时可见股骨头中心脱位；4 个垂直的放射学标记（髂耻线、髂坐线、前缘和后缘）均断裂；泪滴和髂坐线的关系正常，闭孔环完整。闭孔斜位，可清晰显示后壁骨折的形状和大小；显示横断骨折的骨折线及移位闭孔环完整。髂骨斜位，可显示后柱骨折部位及移位程度；髂骨翼和髋臼顶完整。CT 扫描检查：所见同后壁骨折及横断骨折。

（4）前壁或前柱合并后半横形骨折：指在前壁和（或）前柱骨折的基础上伴有 1 个横断的后柱骨折，其发生率为 6% ~ 7%。前后位及闭孔斜位，可显示骨折线的前半部分，髂耻线中断并随股骨头移位，髂坐线及髋臼后缘线则因横断骨折而中断。髂骨斜位，显示横断骨折位于髋骨后缘。

（5）完全双柱骨折：2 个柱完全分离，表现为围绕中心脱位股骨头的髋臼粉碎骨折。其发生率高，约占 23%。前后位，股骨头中心脱位，髂耻线、髂坐线断裂，髋臼顶倾斜，髂骨翼骨折，闭孔环断裂。闭孔斜位，可清楚地显示分离移位的前柱骨折，移位的髋臼顶上方可见形如"骨刺"的髂骨翼骨折断端，此为双柱骨折的典型特征。髂骨斜位，显示后柱骨折的移位及髂骨的骨折线。CT 扫描检查：可显示髂骨翼骨折；在髋臼顶水平，前后柱被一冠状面骨折线分开。

2. AO 分型 在 Letournel-Judet 分类的基础上，AO 组织根据骨折的严重程度进一步将髋臼骨折分为 A、B、C3 型。

A 型：骨折仅波及髋臼的 1 个柱。

A1：后壁骨折。

A2：后柱骨折。

A3：前壁和前柱骨折。

B 型：骨折波及 2 个柱，髋臼顶部保持与完整的髂骨成一体。

B1：横断骨折及横断伴后壁骨折。

B2："T"形骨折。

B3：前壁或前柱骨折伴后柱伴横形骨折。

C 型：骨折波及 2 柱，髋臼顶部与完整的髂骨不相连。

C1：前柱骨折线延伸到髂骨嵴。

C2：前柱骨折线延伸到髂骨前缘。

C3：骨折线波及骶髂关节。

二、诊断

临床主要表现为髋关节局部疼痛及活动受限，如并发股骨头脱位则表现为相应的下肢畸形与弹性固定。当发生髋关节中心脱位时，其疼痛及功能障碍均不如髋关节前、后脱位，体征也不明显。脱位严重者可表现患肢短缩，同时应注意有无并发大出血、尿道或神经损伤，以及其他部位有无骨折。

三、治疗

对于髋臼骨折，在治疗前应对患者进行全面、详细的评估，这些评估包括：患者的一般状况、年龄、是否并发其他损伤及疾病、骨折的情况、是否并发血管神经的损伤等。髋臼骨折多为高能量损伤，并发胸腹脏器损伤以及其他部位的骨折比例较高，常因大出血导致休克，在治疗上应特别强调优先处理那些对于生命威胁更大的损伤及并发症。关于髋臼骨折的治疗目前意见尚未完全统一，多数意见主张对骨折块无移位或较小移位者应行下肢牵引，对骨折块移位较大或股骨头脱位者则先行闭合复位及下肢牵引，对效果不满意者则应尽早行手术复位及内固定治疗，对无法行早期手术治疗者可非手术治疗，后期视病情行关节重建手术。

（一）非手术治疗

1. 适应证

（1）年老体弱并发全身多脏器疾病，不能耐受手术者。

（2）伴有严重骨质疏松者。

（3）手术区域局部有感染者。

（4）无移位或移位 <3mm 的髋臼骨折。

2. 非手术治疗的方法　患者取平卧位，采用股骨髁上或胫骨结节牵引，牵引重量不可太大，以使股骨头和髋臼不发生分离为宜。牵引时间一般为 6 ~ 8 周，去牵引后不负重做关节功能锻炼；8 周后渐开始负重行走。

（二）手术治疗

1. 适应证　对髋臼骨折移位明显、骨折累及髋臼顶负重区或股骨头与髋臼对合不佳者，应手术复位及内固定。髋臼骨折的移位程度较难掌握，目前多数意见将 3mm 作为标准，当骨折移位超过 3mm 时一般应手术治疗。如骨折线位于髋臼顶负重区，尽管髋臼骨折移位较轻，但髋关节的稳定性较差，此时仍应考虑手术治疗。

2. 手术时机　除开放性损伤或股骨头脱位不能复位外，对髋臼骨折一般不做急诊手术。Letournel 根据从髋臼受伤到接受手术治疗的时间，将髋臼骨折，手术治疗分为 3 个时间段：从受伤当天至伤后 21d，从伤后 21 ~ 120d，伤后超过 120d，进行临床对比研究认为，内固定在 2 周内完成的髋臼骨折，其治疗效果优良率超过 80%；如果时间超过 21d，由于有明确的病理改变出现在髋臼的周围软组织中，增加了手术显露、复位和固定的难度，影响术后效果。因此，多数学者认为，最佳手术时机一般为伤后 5 ~ 7d。

3. 术前准备　术前应对患者进行全面、细致的检查，对影像学资料应周密分析，根据骨折类型，确定手术方案，做到对手术途径、步骤以及术中可能遇到的困难心中有数。术前患者应常规备皮及清洁肠道，留置导尿，术前应用抗生素。

4. 手术入路　Letournel 认为任何手术入路都无法满足所有类型髋臼骨折的需要，如果手术入路不当，则可能无法对骨折进行复位的固定，对于一特定类型的髋臼骨折而言，总有一个合适的手术入路。常用的主要手术入路有：Kocher-Langenbeck 入路；髂腹股沟入路；延长的髂股入路等。

一般来说，髋臼骨折类型是选择手术入路的基础。有学者推荐的手术入路选择如下。

（1）对于后壁骨折、后柱骨折及后柱并发后壁骨折，一定选择后方的 Kocher-Langenbeck 入路。

（2）对于前壁骨折、前柱骨折及前壁或前柱并发后半横形骨折，应选择前方的髂腹股沟入路。

（3）对于横断骨折，大部分可选用：Kocher-Langenbeck 入路，如果前方骨折线高且移位大时，可选髂腹沟入路。

（4）对于横断伴后壁骨折，大部分可选用 Kocher-Langenbeck 入路，如果前方骨折线高且移位大时，可选前后联合入路。

（5）对于"T"形骨折和双柱骨折，则应进行具体分析，大部分"T"形骨折可经 Kocher-Langenbeck 入路完成，大部分双柱骨折可经髂腹股沟入路完成。

5. 术中复位与内固定　髋臼解剖复杂，骨折固定困难。需要专用的复位器械和内固定物。最常用的器械包括各种型号的复位钳和带有柄的 Schanz 螺钉等。复位钳主要用于控制骨折块的复位，Schanz 螺钉拧入坐骨结节可控制后柱或横行骨块的旋转移位。而内固定材料为各种规格的重建钢板和螺钉。髋臼骨折的复位没有固定的原则，每一具体的骨折类型采取不同的方法。一般应先复位并固定单一骨折块，然后再将其他骨折块与已固定的骨折块固定到解剖复位。钢板放置前一定要准确塑形，以减少骨折端的应力。在完成固定后，检查髋关节的活动，同时注意异常声音或摩擦感，如有异常，可能有螺钉进入关节内，术中应施行 C 臂透视以检查骨折复位及内固定情况。

术后伤口常规负压引流 24 ~ 72h。如果复位和固定牢靠，术后一般不需牵引。尽早开始髋关节功能锻炼，有条件者应使用连续性被动运动（CPM）器械进行锻炼，注意预防深静脉血栓形成（DVT）及肺栓塞。术后应定期复查 X 线片，以了解骨折愈合情况。开始负重时间应视骨折严重程度及内固定情况而定，但完全负重时间不应早于 2 个月。

第二节　骨盆骨折

一、概述

骨盆位于躯干与下肢之间，是负重的主要结构；同时盆腔内有许多重要脏器，骨盆对之起保护作用。骨盆骨折可造成躯干与下肢的桥梁失去作用，同时可造成盆腔内脏器的损伤。随着现代工农业的发展和交通的发达，各种意外和交通事故迅猛增加，骨盆骨折的发生率也迅速增高。在所有骨折中，骨盆骨折占 1% ~ 3%，其病死率在 10% 以上，是目前造成交通事故死亡的主要因素之一。

（一）发病机制

引起骨盆骨折的暴力主要有以下 3 种方式：

1. 直接暴力　由于压砸、碾轧、撞挤或高处坠落等损伤所致骨盆骨折，多系闭合伤，且伤势多较严重，易并发腹腔脏器损伤及大量出血、休克。

2. 间接暴力　由下肢向上传导抵达骨盆的暴力，因其作用点集中于髋臼处，故主要引起髋臼中心脱位及耻、坐骨骨折。

3. 肌肉牵拉　肌肉突然收缩致使髂前上棘、髂前下棘及坐骨结节骨折。

（二）分类

由于解剖上的复杂性，骨盆骨折有多种分类，依据不同的标准，可有不同的分法。如依骨折的部位分为坐骨骨折、髂骨骨折等；依骨折稳定性或是否累及骨盆负重部位而分为稳定与不稳定骨折；依致伤机制及外力方向分为前后受压及侧方受压骨折；依骨折是否开放分为开放或闭合骨折。目前主要的分类方法如下。

1. Tile 分型　Pennal 等于 1980 年提出了一种力学分型系统，将骨盆骨折分为前后压缩伤、侧方压缩伤和垂直剪切伤。Tile 于 1988 年在 。Pennal 分型的基础上提出了稳定性概念，将骨盆骨折分为：A 型（稳定）、B 型（旋转不稳定但垂直稳定）、C 型（旋转、垂直均不稳定），这一分型系统目前被广泛应用。

A 型：可进一步分为 2 组。A1 型骨折为未累及骨盆环的骨折，如髂棘或坐骨结节的撕脱骨折和髂骨翼的孤立骨折；A2 型骨折为骨盆环轻微移位的稳定骨折，如老年人中通常由低能量坠落引起的骨折。

B 型：表现为旋转不稳定：B1 型骨折包括"翻书样"骨折或前方压缩损伤，此时前骨盆通过耻骨联合分离或前骨盆环骨折而开放，后骶髂的骨间韧带保持完整。Tile 描述了这种损伤的分期。第一期，耻骨联合分离小于 2.5cm，骶棘韧带保持完整；第二期，耻骨联合分离 >2.5cm，伴骶棘韧带和前骶髂韧带破裂；第三期，双侧受损，产生 B3 型损伤 B2-1 型骨折为有同侧骨折的侧方加压损伤；B2-2 型骨折有侧方加压损伤，但骨折在对侧，即"桶柄状"损伤，韧带结构通常不因伴骨盆内旋而遭到破坏。

C 型：旋转和垂直均不稳定。包括垂直剪切损伤和造成后方韧带复合体破坏的前方压缩损伤。C1 型骨折包括单侧的前后复合骨折，且依后方骨折的位置再分为亚型；C2 型骨折包括双侧损伤，一侧部分不稳定，另一侧不稳定；C3 型骨折为垂直旋转均不稳定的双侧骨折。Tile 分型直接与治疗选择和损伤的预后有关。

2. Burgess 分类　1990 年，Burgess 和 Young 在总结 Pennal 和 Tile 分类的基础上，提出了一个更全面的分类方案，将骨盆骨折分为侧方压缩型（LC）、前后压缩型（APC）、垂直压缩型（VS）、混合型（CM）。APC 与 LC 每型有 3 种损伤程度。APC-Ⅰ型为稳定型损伤，单纯耻骨联合或耻骨支损伤。

APC-Ⅱ型损伤为旋转不稳定并发耻骨联合分离或少见的耻骨支骨折，骶结节、骶棘韧带及骶髂前韧带损伤。APC-Ⅲ型损伤常并发骶髂后韧带断裂，发生旋转与垂直不稳定。LC-Ⅰ型损伤产生于前环的耻坐骨水平骨折以及骶骨压缩骨折。所有骨盆的韧带完整，骨盆环相当稳定。LC-Ⅱ型损伤常并发骶后韧带断裂或后部髂嵴撕脱。由于后环损伤不是稳定的嵌插，产生旋转不稳定。骨盆底韧带仍然完整，故相对垂直稳定。LC-Ⅲ型损伤又称为"风卷样"骨盆。典型的滚筒机制造成的损伤首先是受累侧骨盆因承受内旋移位而产生 LC-Ⅱ型损伤。当车轮碾过骨盆对侧半骨盆时其产生外旋应力（或 APC）损伤。损伤方式不同，典型的损伤方式为重物使骨盆滚动所造成。垂直剪切损伤（VC）为轴向暴力作用于骨盆，骨盆的前后韧带与骨的复合全部撕裂。髂骨翼无明显外旋，但其向上和向后移位常见。混合暴力损伤（CMI）为由多种机制造成的损伤。此分类系统对临床处理上有 3 点意义：①提醒临床医师注意勿漏诊，特别是后环骨折；②注意受伤局部与其他并发伤的存在并预见性地采取相应的复苏手段；③能使得临床医师根据伤员总体情况和血流动力学状况以及对病情准确认识，选择最适合的治疗措施，从而降低病死率。

3. Letournel 分类　Letournel 将骨盆环分为前、后 2 区域。前环损伤包括单纯耻骨联合分离、垂直骨折线波及闭孔环或邻近耻骨支、髋臼骨折。后环损伤的特征如下。

（1）经髂骨骨折未波及骶髂关节。

（2）骶髂关节骨折脱位伴有骶骨或髂骨翼骨折。

（3）单纯骶髂关节脱位。

（4）经骶骨骨折。

4. Dennis 骶骨解剖区域分类

Ⅰ区：从骶骨翼外侧至骶孔，骨折不波及骶孔或骶骨体。

Ⅱ区：骨折波及骶孔，可从骶骨翼延伸到骶孔。

Ⅲ区：骨折波及骶骨中央体部，可为垂直、斜形、横形等任何类型，全部类型均波及骶骨及骶管。此种分类对并发神经损伤的骶骨骨折很有意义。Ⅲ区骶骨骨折其神经损伤发生率最高。

二、诊断

（一）临床表现

1. 全身表现　主要因受伤情况、并发伤、骨折本身的严重程度及所致的并发症等的不同而不尽相同。

低能量致伤的骨盆骨折，如髂前上棘撕脱骨折、单纯髂骨翼骨折等，由于外力轻、无并发重要脏器损伤、骨折程度轻及无并发症的发生，全身情况平稳。高能量致伤的骨盆骨折，特别是交通事故中，由于暴力大，受伤当时可能并发颅脑、胸腹脏器损伤，且骨折常呈不稳定型，并发血管、盆腔脏器、泌尿生殖道、神经等损伤，可出现全身多系统损伤的症状体征。严重的骨盆骨折可造成大出血，此时主要是出血性休克的表现。

2. 局部表现　不同部位的骨折有不同的症状和体征。

（1）骨盆前部骨折的症状和体征：骨盆前部骨折包括耻骨上、下支骨折，耻骨联合分离，坐骨支骨折，坐骨结节撕脱骨折。此部骨折时腹股沟、会阴部耻骨联合部及坐骨结节部疼痛明显，活动受限，会阴部、下腹部可出现瘀斑，伤侧髋关节活动受限，可触及异常活动及听到骨擦音。骨盆分离、挤压试验呈阳性。

（2）骨盆外侧部骨折的症状和体征：包括髂骨骨折，髂前上、下棘撕脱骨折。骨折部局部肿胀、疼痛、伤侧下肢因疼痛而活动受限，被动活动伤侧肢可使疼痛加重，局部压痛明显，可触及骨折异常活动及听到骨擦音。髂骨骨折时骨盆分离、挤压试验呈阳性，髂前下棘撕脱骨折可有"逆行性"运动，即不能向前移动行走，但能向后倒退行走。

（3）骨盆后部骨折的症状和体征：包括骶髂关节脱位、骶骨骨折、尾骨骨折脱位。症状和体征有骶髂关节及骶骨处肿胀、疼痛，活动受限，不能坐立翻身，严重疼痛剧烈，局部皮下淤血明显。"4"字试验、骨盆分离挤压试验呈阳性（尾、骶骨骨折者可阴性）。骶髂关节完全脱位时脐棘距不等。骶骨横断及尾骨骨折者肛门指诊可触及尾、骶骨异常活动。

（二）诊断

1. 外伤史　询问病史时应注意受伤时间、方式及受伤原因、伤后处理方式、液体摄入情况、大小便情况。对女性应询问月经史、是否妊娠等。

2. 症状　见临床表现。

3. 体格检查

（1）一般检查：仔细检查患者全身情况，明确是否存在出血性休克、盆腔内脏器损伤，是否并发颅脑、胸腹脏器损伤。

（2）骨盆部检查：①视诊：伤员活动受限，局部皮肤挫裂及皮下淤血存在，可看到骨盆变形、肢体不等长等；②触诊：正常解剖标志发生改变，如耻骨联合、髂嵴、髂前上棘、坐骨结节、骶髂关节、骶尾骨背侧可发现其存在触痛、位置发生变化或本身碎裂及异常活动，可存在骨擦音，肛门指诊可发现尾骶骨有凹凸不平的骨折线或存在异常活动的碎骨片，并发直肠破裂时，可有指套染血。

（3）特殊试验：骨盆分离、挤压试验阳性，表明骨盆环完整性破坏；"4"字试验阳性，表明该侧骶髂关节损伤。特殊体征：Destot征——腹股沟韧带上方下腹部、会阴部及大腿根部出现皮下血肿，表明存在骨盆骨折；Ruox征——大转子至耻骨结节距离缩短，表明存在侧方压缩骨折；Earle征——直肠检查时触及骨性突起或大血肿且沿骨折线有压痛存在，表明存在尾骶骨骨折。

4. X线检查　X线是诊断骨盆骨折的主要手段，不仅可明确诊断，更重要的是能观察到骨盆骨折的部位、骨折类型，并根据骨折移位的程度判断骨折为稳定或不稳定及可能发生的并发症。一般来说，90%的骨盆骨折仅摄骨盆前后位X线片即可诊断，然而单独依靠正位X线片可造成错误判断，因为骨盆的前后移位不能从正位X线片上识别。在仰卧位骨盆与身体纵轴成40°～60°角倾斜，因此骨盆的正位片对骨盆缘来讲实际上是斜位。为了多方位了解骨盆的移位情况，Pennal 建议加摄入口位及出口位 X 线片。

（1）正位：正位的解剖标志有耻骨联合、耻坐骨支、髂前上、下支、髂骨嵴、骶骨棘、骶髂关节、骶前孔、骶骨岬及 L_5 横突等，阅片时应注意这些标志的改变。耻骨联合分离 >2.5cm，说明骶棘韧带断裂和骨盆旋转不稳；骶骨外侧和坐骨棘撕脱骨折同样为旋转不稳的征象；L_5 横突骨折为垂直不稳的又一表现。除此之外，亦可见其他骨性标志，如髂耻线、髂坐线、泪滴、髋臼顶及髋臼前后缘。

（2）出口位：患者取仰卧位，X 线球管从足侧指向骨盆部并与垂直线成 40°角投射，有助于显示骨盆在水平面的上移及矢状面的旋转。此位置可判断后骨盆环无移位时存在前骨盆环向上移位的情况。出口位是真正的骶骨正位，骶骨孔在此位置为一个完整的圆，如存在骶骨孔骨折则可清楚地看到。通过骶骨的横形骨折，L_5 横突骨折及骶骨外缘的撕脱骨折亦可在此位置观察到。

（3）入口位：患者取仰卧位，球管从头侧指向骨盆部并与垂直线成 40°角，入口位显示骨盆的前后移位优于其他投射位置。近来研究表明，后骨盆环的最大移位总出现在入口位中。外侧挤压型损伤造成的髂骨内旋、前后挤压造成的髂骨翼外旋以及剪切损伤都可以在入口位中显示。同时入口位对判断骶骨压缩骨折和骶骨翼骨折也有帮助。

对于低能量外力造成的稳定的骨盆骨折的 X 线表现一般比较易于辨认。而对于高能量外力造成的不稳定骨盆骨折，需综合不同体位的 X 线以了解骨折的移位情况，如果发现骨盆环有一处骨折且骨折移位，则必定存在另一处骨折，应仔细辨认。

5. 骨盆骨折 CT 扫描 能对骨盆骨及软组织损伤，特别是骨盆环后部损伤提供连续的横断面扫描，能发现一些 X 线平片不能显示的骨折和韧带结构损伤。对于判断旋转畸形和半侧骨盆移位有重要意义，对耻骨支骨折并伴有髋臼骨折特别适用。此外，对骨盆骨折内固定，CT 能准确显示骨折复位情况、内固定物位置是否恰当以及骨折愈合情况。CT 在显示旋转和前后移位方面明显优于普通 X 线片，但在垂直移位的诊断上，X 线片要优于轴位 CT 片。

6. MRI 适用于骨盆骨折的并发损伤，如盆内血管的损伤、脏器的破裂等，骨盆骨折急性期则少用。

7. 数字减影技术（DSA） 对骨盆骨折并发大血管伤特别适用，可发现出血的部位同时确认血管栓塞。

三、治疗

（一）急救

骨盆骨折多为交通事故、高处坠落、重物压砸等高能量暴力致伤，骨盆骨折患者的病死率为 10%～25%。除了骨折本身可造成出血性休克及实质脏器破裂外，常并发全身其他系统的危及生命的损伤，如脑外伤、胸外伤及腹部外伤等。对骨盆骨折患者的急救除了紧急处理骨折及其并发症外，很重要的一点是正确处理并发伤。

1. 院前急救 据报道严重创伤后发生死亡有 3 个高峰时间：第 1 个高峰发生在伤后 1h 内，多因严重的脑外伤或心血管血管损伤致死；第 2 个高峰发生在伤后 1～4h，死因多为不可控制的大出血；第 3 个高峰发生在伤后数周内，多因严重的并发症致死。急救主要是抢救第 1、第 2 高峰内的伤员。

抢救人员在到达事故现场后，首先应解脱伤员，去除压在伤员身上的一切物体，随后应快速检测伤员情况并做出应急处理。一般按以下顺序进行：①气道情况：判断气道是否通畅、有无呼吸梗阻，气道不畅或梗阻常由舌后坠或气道异物引起，应予以解除，保持气道通畅，有条件时进行气管插管以保持通气；②呼吸情况：如果伤员气道通畅仍不能正常呼吸，则应注意胸部的损伤，特别注意有无张力性气胸及连枷胸存在，可对存在的伤口加压包扎及固定，条件允许时可给予穿刺抽气减压；③循环情况：判断心跳是否存在，必要时行胸外心脏按压，判明大出血部位压迫止血，有条件者可应用抗休克裤加压止血；④骨折情况：初步判定骨盆骨折的严重程度，以被单或骨盆止血兜固定骨盆，双膝、双踝之间夹以软枕，把两腿捆在一起，然后将患者抬到担架上，并用布带将膝上下部捆住，固定在硬担架上，如发现开放伤口，应用干净敷料覆盖；⑤后送伤员：一般现场抢救要求在 10min 之内完成，而后将伤员送到附近有一定抢救条件的医院。

2. 急诊室内抢救 在急诊室内抢救时间可以说是抢救的黄金时间，如果措施得力、复苏有效，往往能挽救患者的生命。患者被送入急诊室后，首先必须详细了解病情，仔细全面地进行检查，及时做出正确的诊断，然后按顺序处理。McMurray 倡导一个处理顺序的方案，称 A-F 方案，即：

A——呼吸道处理。

B——输血、输液及出血处理。

C——中枢神经系统损伤处理。

D——消化系统损伤处理。

E——排泄或泌尿系统损伤处理。

F——骨折及脱位的处理。

其核心是：优先处理危及生命的损伤及并发症；其次，及时进行对骨折的妥善处理。这种全面治疗的观点具有重要的指导意义。

1）低血容量休克的救治：由于骨盆骨折最严重的并发症是大出血所致的低血容量休克，所以对骨盆骨折的急救主要是抗休克。

（1）尽可能迅速控制内外出血：对于外出血用敷料压迫止血；对于腹膜后及盆腔内出血用抗休克裤压迫止血；对于不稳定骨盆骨折的患者，经早期的大量输液后仍有血流动力学不稳，应施行急症外固定以减少骨盆静脉出血及骨折端出血。对骨盆骨折的急诊外固定的详细方法将在下面讨论。有条件者可在充分输血、输液并控制血压在 90mmHg 以上时行数控减影血管造影术（DSA）下双侧髂内动脉栓塞。

（2）快速、有效补充血容量：初期可快速输入 2 000 ~ 3 000ml 平衡液，而后迅速补充全血，另外可加血浆、右旋糖酐等，经过快速、有效的输血、输液，如果患者的血压稳定、中心静脉压（CVP）正常、神志清楚、脉搏有力、心率减慢，说明扩容有效，维持一定的液体即可。如果经输血、输液后仍不能维持血压或血压上升但液体减慢后又下降，说明仍有活动性出血，应继续输液特别是胶体液。必要时进行手术止血。

（3）通气与氧合：足量的通气及充分的血氧饱和度是抗低血容量休克的关键辅助措施之一，应尽快给予高浓度、高流量面罩吸氧。必要时行气管插管，使用加压通气以改善气体交换，提高血氧饱和度。

（4）纠正酸中毒及电解质紊乱：休克时常伴有代谢性酸中毒。碳酸氢钠的使用最初可给予每千克 1mmol/L，以后在血气分析结果指导下决定用量。

（5）应用血管活性药物：一般可应用多巴胺，最初剂量为 2 ~ 5μg/（kg·min），最大可加至 50μg/（kg·min）。

2）骨盆骨折的临时固定：Moreno 等报道，在不稳定骨盆骨折患者中，即刻给予外固定较之不进行外固定，输液量明显减少；而 Riemer 等的研究表明，即刻外固定可明显降低骨盆骨折患者的病死率。骨盆外固定有多种方法，简单的外固定架主要用于翻书样不稳定骨折；对于垂直不稳定骨折由于其不能控制后方骶髂关节复合体的活动，则不适用，应用 Ganz C 型骨盆钳可解决上述问题。有学者在不稳定骨盆骨折的急救中应用自行创制的骨盆止血兜，可明显降低骨盆骨折的病死率，其主要作用是通过对骨折的有效固定，减少骨折的活动、出血，更有效地促进血凝块形成；对下腹部进行压迫止血；其独特的结构便于搬动患者。

（二）进一步治疗

1. 非手术治疗

（1）卧床休息：大多数骨盆骨折患者通过卧床休息数周可痊愈。如单纯髂骨翼骨折患者，只需卧床至疼痛消失即可下地活动；稳定的耻骨支骨折及耻骨联合轻度分离者卧床休息至疼痛消失可逐步负重活动。

（2）牵引：牵引可解痉止痛、改善静脉回流、减少局部刺激、纠正畸形、固定肢体、促进骨折愈合，并方便护理。骨盆骨折中应用牵引治疗一般牵引重量较大，占体重的 1/7 ~ 1/5，牵引时间较长，一般 6 周内不应减重，时间在 8 ~ 12 周，过早去掉牵引或减重可引起骨折再移位。牵引方法一般采用双侧或单侧下肢股骨髁上牵引或胫骨结节牵引。对垂直压缩型骨折可先用双侧股骨髁上或胫骨结节牵引，以固定骨盆骨折，并纠正上、下移位，向上移位的可加大重量，3d后摄片复查，待上、下移位纠正后，加骨盆兜带交叉牵引以矫正侧向移位，维持牵引8 ~ 12周。对前后压缩型骨折基本处理方法同上，但须注意防止过度向中线挤压骨盆，造成相反的畸形。对侧方压缩型骨折，应行双下肢牵引，加用手法整复，即用手掌自髂骨嵴内缘向外按压，以矫正髂骨内旋畸形，然后再行骨牵引。如为半骨盆单纯外旋，同时后移位，可采用3个90°牵引法，即在双侧股骨髁上牵引，将髋、膝、距小腿3个关节皆置于90°位，垂直牵引，利用臀肌做兜带，使骨折复位。

（3）石膏外固定：一般用双侧短髋"人"字形石膏，固定时间为10 ~ 12周。

2. 手术治疗

1）骨盆骨折的外固定术：外固定术最适用于移位不明显、不需要复位的垂直稳定而旋转不稳的骨折。而对垂直剪切型骨折常需配合牵引、内固定等。如单侧或双侧垂直剪切型骨折，可先进行双侧股骨髁上牵引，待骨折复位后行外固定，可缩短牵引住院时间。对耻骨联合分离或耻骨支、坐骨支粉碎骨折并发一侧髋臼骨折及中心脱位者，可先安装骨盆外固定器，然后在伤侧股骨大粗隆处行侧方牵引。6周后摄X线片证实股骨头已复位即可去牵引，带外固定下地，患肢不负重，8周后除去外固定器。对一些旋转及垂直均不稳的骨折一般后部进行切开复位内固定，骶髂关节用1 ~ 2枚螺钉或钢板加螺钉固定，前部用外固定架固定耻骨联合分离或耻骨支骨折。术后3 ~ 4周可带外固定架下床活动。

2）骨盆骨折的内固定：对于不稳定型骨盆骨折的非手术治疗，文献报道后遗症达50%以上，近年来随着对骨盆骨折的深入研究，多主张切开复位，其优点是可以使不稳定的骨折迅速获得稳定。

（1）骨盆骨折内固定手术适应证：Tile（1988）提出内固定的指征为：①垂直不稳定骨折为绝对手术适应证；②并发髋臼骨折；③外固定后残存移位；④韧带损伤导致骨盆不稳定，如单纯骶髂后韧带损伤；⑤闭合复位失败，耻骨联合分离 >2.5cm；⑥无会阴部污染的开放性后环损伤。Matta等认为骨盆后部结构损伤移位 >1cm者或耻骨移位并发骨盆后侧部失稳，患肢短缩1.5cm以上者应采用手术治疗。

（2）手术时机：骨盆骨折内固定手术时机取决于患者的一般情况，一般来说应等待患者一般情况改善后，即伤后5 ~ 7d行手术复位为宜。14d以后手术复位的难度明显加大。如患者进行急诊剖腹探查，则一部分耻骨支骨折或耻骨联合分离可同时进行。

第三节　股骨颈骨折

一、概述

股骨颈骨折常发生于老年人，随着我国人口老龄化，其发病率日渐增高，以女性较多。造成老年人发生骨折的因素有以下几个方面：①由骨质疏松引起的骨强度的下降；②老年人髋部肌群退变，反应迟钝，不能有效地抵消髋部的有害应力；③损伤暴力：老年人的骨质疏松，所以只需很小的扭转暴力，就能引起骨折，而中青年患者，需要较大的暴力，才会引起骨折。

股骨颈骨折后约有15%发生骨折不愈合，20% ~ 30%发生股骨头缺血坏死，这是由它的血供特点决定的。成人股骨头的血供有3个来源：股圆韧带内的小凹动脉，它只供应股骨头少量血液，局限于股骨头的凹窝部；股骨干的滋养动脉升支，对股骨颈血液供应很少；旋股内、外侧动脉的分支是股骨颈的主要血液供应来源。旋股内外侧动脉来自股深动脉，在股骨颈基底部关节囊滑膜反折处形成一个动脉环，并分四支进入股骨头，即骺外侧动脉（上支持带动脉）、干骺端上动脉、干骺端下动脉（下支持带动脉）和骺内侧动脉，骺外侧动脉供应股骨头外侧2/3 ~ 3/4区域，干骺端下动脉供应股骨头内下1/4 ~ 1/2区域。股骨颈骨折后，股骨头的血供受到严重影响。实验发现，头下骨折，股骨头血供下降83%颈中型骨折，股骨头血供下降52%，因此，股骨颈骨折后容易造成骨折不愈合和股骨头缺血坏死，这使得它的治疗遗留许多尚未解决的难题。

一、诊断

1. 病史要点　所有股骨颈骨折患者都有外伤病史，骨折多由外旋暴力引起，不同患者引起骨折的暴力程度不同，对于中青年患者，需要较大的暴力造成骨折，而对于伴有骨质疏松的老年患者，只需要较小的暴力就会引起骨折，随着暴力程度的不同，产生不同的移位。

骨折后患者局部疼痛，行走困难，但有一部分患者，在刚承受暴力而骨折时，断端会表现为嵌插型，或者无移位的骨折，骨折线接近水平位。此时，患者虽有疼痛，仍能行走，若不能及时诊断患者继续行走，暴力持续下去，"嵌插"就变成"分离"，骨折线也变成接近垂直位，产生移位。因此，对于伤后仍能行走的患者，不能认为不会发生股骨颈骨折，如果不给予恰当的治疗，所谓"嵌插"骨折可以变成有移位的骨折。

2. 查体要点

（1）畸形：伤侧下肢呈 45°～60° 的外旋畸形。

（2）疼痛：患髋有压痛，有轴向叩击痛。

（3）功能障碍：下肢不能活动，行走困难。

（4）患肢缩短，Bryant 三角底边缩短，股骨大粗隆顶端在 Nelaton 线之上（图 6-1），Kaplan 点移至脐下，且偏向健侧。

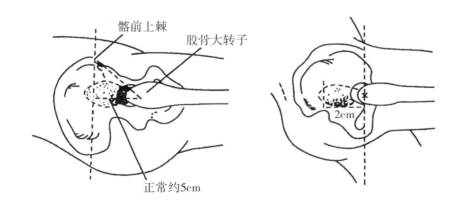

图 6-1　Bryant 三角和 Nelaton 线

3. 辅助检查

（1）常规检查：常规拍摄髋关节的正侧位 X 线片，观察股骨颈骨折的详细情况并指导分类，需要注意的是有些无移位的骨折在伤后立即拍摄的 X 线片上看不见骨折线，容易漏诊。对于临床上怀疑有股骨颈骨折而 X 线片暂时未见骨折线者，可立即行 CT、MRI 检查或仍按嵌插骨折处理，等待 1～2 周后再摄片，因骨折部位骨质吸收，骨折线可以显示出来。

（2）特殊检查：对于隐匿难以确诊的股骨颈骨折，早期诊断可以采用 CT、MRI 检查，CT 检查时要注意采用薄层扫描，并行冠状面的二维重建，以免漏诊；MRI 检查对于早期的隐匿骨折显示较好，敏感性优于骨扫描，扫描时在脂肪抑制像上能清晰看到骨折后水肿的骨折线。

4. 分类

（1）按骨折线的部位：①股骨头下型骨折；②经股骨颈骨折；③基底骨折。头下型骨折，由于旋股内、外侧动脉的分支受伤最重，因而影响股骨头的血液供应也最大；基底骨折，由于两骨折段的血液供应的影响最小，故骨折较易愈合。

（2）按移位程度（Garden 分型）：这是目前临床常用的分型方法。包括：①不完全骨折（Garden Ⅰ型）；②无移位的完全骨折（Garden Ⅱ型）；③部分移位的完全骨折（Garden Ⅲ型）；④完全移位的完全骨折（Garden Ⅳ型）（图 6-2）。

（3）按骨折线方向：①内收型骨折；②外展型骨折。内收骨折是指远端骨折线与两髂嵴联线所形成的角度（Pauwels 角）大于 50°，属不稳定骨折；外展骨折是指此角小于 30°，属于稳定骨折，但如果处理不当，或继续扭转，可变为不稳定骨折。目前，这种分类方法对临床治疗指导作用有限，已较少采用。

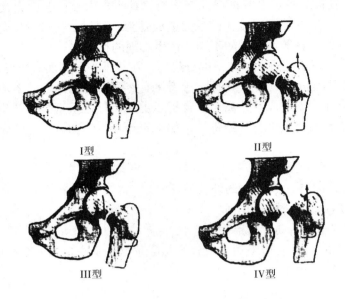

Ⅰ型　　Ⅱ型

Ⅲ型　　Ⅳ型

图 6-2　股骨颈骨折 Garden 分型

5. 诊断标准

（1）患者多有外伤史。

（2）查体局部疼痛，多有下肢外旋畸形和活动受限。

（3）X 线片显示骨折。

（4）对难以确诊的患者采用 CT 或 MRI 检查。

6. 鉴别诊断　股骨颈骨折需要和下列疾病相鉴别。

（1）股骨转子间骨折：有髋部外伤病史，局部疼痛，外旋畸形明显，多大于 60°，甚至达到 90°，但单纯根据外旋畸形判断骨折不够准确，需摄 X 线片明确诊断。

（2）股骨颈病理性骨折：只需要很小的暴力就能引起骨折，有的患者有肿瘤病史，拍摄 X 线片提示局部骨质异常，对怀疑病理性骨折而 X 线显示不清者，进行 CT 扫描。

（3）髋关节骨折脱位：髋关节骨折脱位有明显的脱位特征，髋关节处于屈曲、内收、内旋弹性固定位或外展外旋屈曲弹性固定位，X 线片可明确诊断。

三、治疗

1. 保守治疗　由于股骨颈骨折保守治疗存在卧床时间长，并发症多，骨折容易移位等问题，目前多主张手术治疗。保守治疗适用于个别年龄过大、体质差，有严重的器质性病变，无法耐受手术者，可采用皮牵引，保持下肢于中立位。1 个月疼痛缓解后，骨折虽未愈合，但仍能扶腋杖下地活动。

2. 手术治疗　目前，大多数的股骨颈骨折需要手术治疗。

1）治疗原则：对所有 Garden Ⅰ型或Ⅱ型骨折，采用内固定治疗，小于 60 岁患者的 Garden Ⅲ型或Ⅳ型骨折，采用复位内固定加肌骨瓣移植术，对于 60 岁以上患者有明显移位的 Garden Ⅲ型或Ⅳ型骨折，全身情况能够耐受手术者，建议进行人工髋关节置换术；陈旧性股骨颈骨折不愈合者，建议进行人工髋关节置换术。

2）手术方法：手术方法很多，较常用的是在 X 线辅助下手术。

（1）三枚空心加压拉力螺钉固定：对于 Garden Ⅰ型、Ⅱ型骨折及小于 60 岁患者的 Garden Ⅲ型或Ⅳ型骨折，AO 的空心加压螺钉固定成为治疗的标准手术。它具有操作方便、固定牢靠的优点，通常采用三枚空心加压拉力螺钉，固定时注意使螺钉在股骨颈内呈倒等腰三角形旋入并使螺纹越过骨折线，以发挥拉力螺钉的加压作用和负重时骨折断端间的动力加压作用，螺钉尖端距离股骨头软骨面下以5mm为宜，以防发生切割作用。

（2）动力髋螺钉系统（dynamic hip screw，DHS）或与此类似的滑动式钉板固定装置：此类内固定钢板多适用于靠近股骨颈基底部的骨折，使用DHS时多在主钉近端的股骨颈内再拧入一枚螺钉，以增强抗旋转能力，固定牢靠。

（3）人工髋关节置换术：对于骨折明显移位的Garden Ⅲ型或Ⅳ型骨折，年龄大于60岁，全身情况能够耐受手术者，行人工髋关节置换术可以使患者早期下床活动，避免内固定失败后再次手术的风险。对于原有骨关节炎等疾病导致髋关节疼痛的股骨颈骨折患者，目前，也推荐采用人工髋关节置换术。人工髋关节置换术又分为人工全髋和人工股骨双动头置换两种术式。对于老年患者选用人工全髋置换还是人工股骨头置换需要根据患者的预期寿命、活动范围、身体状况和骨质质量综合判断。有学者主张对于大于75岁以上患者可以选择人工双动头置换术，75岁以下患者宜选择人工全髋置换术。

四、预后评价

股骨颈骨折的主要并发症是骨折不愈合和股骨头缺血性坏死，在无移位的病例组中，不愈合甚少见；但在有移位的股骨颈骨折中，有20%～30%发生不愈合，此外，骨折不愈合还与年龄、骨折部位、复位程度等相关，骨折不愈合的总发生率为15%。

股骨头缺血性坏死主要与骨折部位和移位程度相关，骨折部位越高、移位越明显发生率越高。股骨头缺血坏死后常继发创伤性髋关节炎，导致关节疼痛、跛行、功能障碍。

五、最新进展

股骨颈骨折是老年人常见的一种骨折，股骨颈骨折后，股骨头的血液供应可严重受损，骨折后股骨头坏死与否主要与其残存血供和代偿能力有关。因此，股骨颈骨折应早期复位及内固定手术，以利于使扭曲受压与痉挛的血管尽早恢复。复位要求对位良好，复位优良者发生股骨头缺血坏死的概率明显小于复位不良者。选择内固定物时应以对血供损伤小、固定牢固类型为佳。对于多数患者我们推荐早期闭合复位，透视下3枚加压空心螺钉内固定。

对于老年人移位的股骨颈骨折采用内固定还是人工髋关节置换还存在一些争议。最近的研究倾向于对这类患者实行人工髋关节置换术。Rogmark等在对14项随机对照研究（2 289例患者）的荟萃分析显示，对于70～80岁有移位的股骨颈骨折患者一期行人工髋关节置换术优于内固定术，相对于内固定治疗关节置换术的并发症少，关节置换可以获得较好的功能，减少患者痛苦。

第四节　股骨干骨折

一、概述

股骨干骨折系指小粗隆下2～5cm至股骨髁上2～5cm的股骨骨折，占全身骨折的6%，男性多于女性，约2.8∶1。10岁以下儿童多见，约占总数的1/2。股骨干骨折多由强大暴力所造成，主要是直接外力，如汽车撞击、重物砸压、碾压或火器伤等，骨折多为粉碎、蝶形或近似横形，故骨折断端移位明显，软组织损伤也较严重。因间接外力致伤者如高处坠落、机器绞伤所发生的骨折多为斜形或螺旋形。

旋转性暴力所引起的骨折多见于儿童，可发生斜形、螺旋形或青枝骨折。骨折发生的部位以股骨干中下1/3交界处为最多，上1/3或下1/3次之。骨折端因受暴力作用的方向，肌群的收缩，下肢本身重力的牵拉和不适当的搬运与手法整复，可能发生各种不同的移位。

股骨上1/3骨折后，近端受髂腰肌、臀中肌、臀小肌和髋关节外旋诸肌的牵拉而屈曲、外旋和外展，而远端则受内收肌的牵拉而向上、向后、向内移位，导致向外成角和缩短畸形；股骨中 1/3 骨折后，其畸形主要是按暴力的撞击方向而成角，远端又因受内收肌的牵拉而向外成角；股骨下 1/3 骨折端受腓肠肌的牵拉而向后倾倒，远侧骨折端可压迫或刺激腘动脉、腘静脉和坐骨神经（图 6-3）。

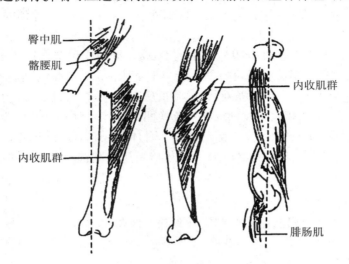

图 6-3　股骨干上、中、下 1/3 骨折移位情况

二、诊断

1. 病史要点　多数伤者均有较严重的外伤史，并发多发伤、内脏伤及休克者较常见。注意骨折的同时不能忘记其他部位的损伤，尤其注意基本生命体征的变化。股骨骨折部疼痛比较剧烈，可见大腿的成角、短缩畸形，常有骨折断端的异常活动。股骨干骨折可并发坐骨神经、股动脉损伤，有时可同时存在股骨远端骨折、股骨颈骨折、转子间骨折以及髋关节脱位。

2. 查体要点　患者不愿移动患肢，股骨骨折部压痛、肿胀、畸形、骨擦音、肢体短缩及功能障碍非常显著，有的局部可出现大血肿、皮肤剥脱、开放伤及出血。全身系统检查必不可少，髋部、背部、骨盆部的疼痛往往提示这些部位的并发伤。单纯股骨干骨折失血一般为 600～800ml，患者存在低血容量性休克时应排除其他部位出血的可能。在患肢临时固定前应检查膝关节，膝关节肿胀、压痛提示膝关节韧带损伤或骨折。神经功能支配和血管情况在伤后应立即检查，注意伤肢有无神经和血管的损伤。

3. 辅助检查

（1）常规检查：股骨正侧位 X 线片可显示骨折部位、类型和移位方向，且投照范围应包括骨折远近侧关节，这有助于治疗方案的制定，注意摄股骨近端 X 线片，股骨颈骨折或转子间骨折有 30% 的漏诊率，疑有膝关节周围损伤的加摄膝关节正侧位 X 线片。

（2）特殊检查：对于轻微外力引起的骨折，可予 CT 扫描，以排除病理性骨折可能。对伤肢怀疑有血管损伤，应施行 B 型超声检查或血管造影。疑有髋关节和膝关节并发伤的患者，必要时 CT 和 MRI 检查，明确有无关节及韧带损伤，有坐骨神经症状者施行神经电生理检查。

4. 诊断标准

（1）患者有明确的外伤史。

（2）大腿局部疼痛比较剧烈，可见大腿的成角、短缩畸形，骨折断端常有异常活动。

（3）正侧位 X 线片示显示骨折部位、类型和移位方向。

（4）怀疑有血管损伤，应行 B 型超声检查或血管造影。

（5）坐骨神经损伤者行神经电生理检查。

微信扫码
◆临床科研
◆医学前沿
◆临床资讯
◆临床笔记

三、治疗

1. 保守治疗 股骨骨折，如有并发伤，必须优先处理，如贻误诊断或处理不当，常造成患者死亡。由于股骨骨折常有周围软组织严重挫伤，如急救输送时未妥善固定，骨折端反复活动刺伤软组织（肌肉、神经、血管），特别是股动、静脉，腘动、静脉的破裂可引起大出血，因此，观察和治疗休克是治疗股骨骨折重要的一环，不可忽略。股骨干骨折因周围有强大的肌肉牵拉，手法复位后用石膏或小夹板外固定均不能维持骨折对位。因此，股骨干完全骨折不论何种类型，皆为不稳定性骨折，必须用持续牵引，维持一段时间后再用外固定。常用牵引方法如下。

（1）悬吊牵引法（图6-4）：用于4～5岁以内儿童，将双下肢用皮肤牵引向上悬吊，牵引重量约1～2kg，要保持臀部离开床面，利用体重作对抗牵引。3～4周经摄X线片有骨痂形成后，去掉牵引，开始在床上活动患肢，5～6周后负重。对儿童股骨干骨折要求对线良好，对位要求达功能复位即可，不强求解剖复位，如成角不超过10°，重叠不超过2cm，以后功能一般不受影响。在牵引时，除保持臀部离开床面外，并应注意观察足部的血液循环及包扎的松紧程度，及时调整，以防足趾缺血坏死。

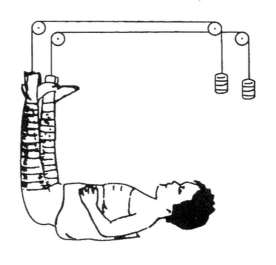

图 6-4 Bryant 皮肤牵引

（2）滑动皮肤牵引法（Russell 牵引法）：适用于5～12岁儿童（图6-5）。在膝下放软枕使膝部屈曲，用宽布带在膝关节后方向上牵引，同时，小腿进行皮肤牵引，使两个方向的合力与股骨干纵轴成一直线，合力的牵引力为牵引重力的两倍，有时亦可将患肢放在托马斯架及 Pearson 连接架上，进行滑动牵引。牵引前可行手法复位，或利用牵引复位。

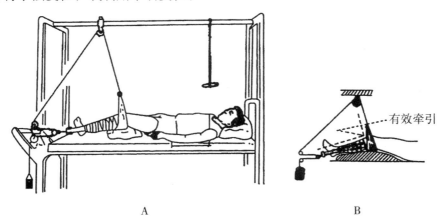

有效牵引

图 6-5 滑动皮肤牵引法（Russell 法）

A. 装置；B. 示意图

（3）平衡牵引法：用于青少年及成人股骨干骨折（图6-6），在胫骨结节处穿针，如有伤口可在股骨髁部穿针，患肢安放在托马斯架上做平衡牵引，有复位及固定两种作用。可先手法复位小夹板维持，然后维持重量持续牵引（维持重量为体重1/10），或直接用牵引复位（复位重量为体重1/7）复位后改为维持重量。根据骨折移位情况决定肢体位置：上1/3骨折应屈髋40°～50°，外展约20°，适当屈曲膝关节；中1/3骨折屈髋屈膝约20°，并按成角情况调整外展角度；下1/3骨折时，膝部屈曲约60°～80°，以便腓肠肌松弛，纠正远侧骨端向后移位。牵引后24～48h要摄床边X线片，了解骨折对位情况，同时，每日多次测量患侧肢体长度，并加以记录，以资参考。要根据X线片及患侧肢体长度测量情况，及时调整肢体位置、牵引重量和角度，要防止牵引不够或过度牵引，在牵引时还应注意观察穿针部位有无感染，注意肢体保温，教会患者锻炼躯体、上肢、患肢关节和肌肉的方法。

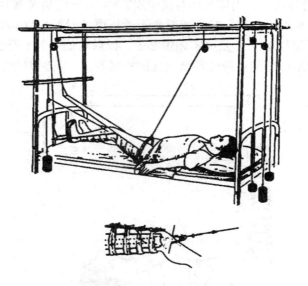

图6-6　股骨干骨折平衡牵引疗法

使用平衡牵引，患者较舒适，牵引期间能活动髋、膝和踝关节，擦澡和大小便较方便，一般牵引4～6周，经摄X线片有骨痂形成后，可改用髋人字石膏固定4～8周。在牵引中可同时应用小夹板固定，纠正成角，去除牵引后也可用小夹板外固定，但要经常复查以防骨折移位或成角。

2. 手术方法

1）手术时机和适应证：手术时间一般选择伤后的3～7d，便于及早发现术前并发症，尤其脂肪栓塞综合征的发生。但有研究发现伤后10～14d手术的患者骨折愈合快。近年来由于外科技术提高和医疗器械的改善，手术适应证有所放宽。具体的手术适应证有：①牵引失败；②软组织嵌入骨折端；③并发重要神经、血管损伤，需手术探查者，可同时施行开放复位内固定；④骨折畸形愈合或不愈合者。

2）常用手术方法

（1）股骨上1/3或中上1/3骨折：多采用顺行股骨髓内钉固定，交锁髓内钉适用于股骨干小转子以下至膝关节9cm以上的各种类型闭合骨折；包括严重长节段粉碎性骨折、三段或以上的多节段骨折。此法具有术后不用外固定及早期下床活动的优点。某医院设计的鱼口状髓内钉兼有动力加压和静力加压的作用，临床应用中取得了较好的疗效。过去用开放式打入髓内针的方法，近十年来已广泛使用C形臂X线透视，仅在穿钉处做小切口，不显露骨折端闭合穿钉。闭合法较开放损伤小，出血少，不破坏骨折端的血供，有利于骨折愈合。

（2）股骨中下1/3骨折：传统方法是采用8～10孔接骨板固定及髋人字石膏固定。目前，多采用加压钢板、锁定加压钢板（LCP）以及逆行股骨髓内钉固定。加压钢板有多种类型，20世纪60年代开始应用加压器的加压钢板固定，其后出现动力加压钢板（DCP）、LCP等。逆行交锁髓内钉应选择距膝关节间隙20cm以内的股骨髁上及髁间骨折，还可用于股骨干并发股骨颈骨折、多发骨折以及并发同侧胫腓骨和胫骨平台骨折。

（3）陈旧性骨折畸形愈合或不愈合的治疗：开放复位，选用适当的内固定，并应常规植骨以利骨折愈合。

四、预后评价

股骨干骨折大部分愈合良好，骨折延迟愈合或骨不连发生率低，愈合后多数患者功能恢复正常。

五、最新进展

20世纪末期，Krettek等提出了微创接骨板（MIPO）技术，避免直接暴露骨折部位，保留骨折周围组织，为加快骨折愈合创造了条件。经皮插入钢板内固定手术属于关节外骨折的微创（MIPO）技术，利用骨折间接复位技术，在骨折两端切一小口，从肌下插入钢板并经皮拧入锁定螺钉，由于跨过骨折部位的接骨板相对较长，螺钉固定的密集程度明显较低，与接骨板接触未被螺钉穿过的骨干相对较长。因此，每单位面积上分配的应力相应减少；同样，没有螺钉固定的接骨板也相对较长，避免了接骨板应力集中。此外，MIPO技术所达到的是一种弹性固定，骨折块间一定程度的微动促进了骨折的愈合。患者创伤小、恢复快，并可进行早期功能锻炼，有效地避免了膝关节僵直，虽不能早期负重，仍是一种满意的治疗方法。LC-LCP主要用于小转子6cm以下至髁上6cm以上的股骨干骨折，而LISS的适应证与逆行髓内钉非常的接近，同时，LISS和LC-LCP的锁定螺钉已将骨质承载的力量转移到接骨板上，锁定固定螺钉可通过双皮质和锁定螺钉之间非平行固定的方法，改善了骨质疏松骨折的受力和负荷，因此，它们对骨质疏松性骨折治疗方面表现出良好的特性。近年来国外的研究表明LISS和LCP对开放性粉碎性骨折具有良好的内支架支撑作用，同时，由于螺钉固定处远离骨折端，不干扰骨折端血供，临床内固定感染率显著下降。此外，对于青少年患者采用LC-LCP治疗股骨干骨折也可取得良好的疗效，并且避免了对患者骨骺的损伤。

第五节 股骨远端骨折

一、概述

股骨远端骨折所指范围，尚无明确规定，一般认为膝关节上7～9cm内或股骨远侧1/3的骨折。本节讨论重点为股骨髁上骨折和股骨髁间骨折，股骨远端骨折占所有股骨骨折的6%。大多数是高能量损伤的年轻人和骨质疏松的老年人，可同时并发其他部位损伤。股骨远端皮质薄、髓腔大，呈松质骨样复杂的三维解剖结构，其解剖轴与重力轴之间、与下端关节面之间存在着生理性夹角，约6°。股骨干远端为股骨髁，外侧髁比内侧髁宽大，内侧髁较狭窄，其所处的位置较低。股骨两髁关节面于前方联合，形成一矢状位凹陷，即髁面，当膝伸直时，以容纳髌骨。在股骨两髁间有一深凹，为髁间窝，膝交叉韧带经过其中间，前交叉韧带附着于外髁内侧后部，而后交叉韧带附着于股骨内外侧的前部。附着在股骨远端上的肌腱，韧带和关节囊组成了一个复杂的应力传导系统，维持着膝关节的功能和稳定。股骨髁解剖上的薄弱点在髁间窝，三角形的髌骨如同楔子指向髁间窝，易将两髁分开，股骨远端骨折及其软组织损伤将破坏这一结构和系统，若治疗不当将造成膝关节畸形和伸屈功能障碍以及其他并发症。

二、诊断

1. 病史要点 股骨远端骨折常发生于年轻人和老年妇女。在青年人中，这类骨折为高能量损伤所致，多见于车祸、机器伤和高处坠落等事故，常为开放性和粉碎性骨折，波及膝关节，严重影响下肢的负重和膝关节功能；而老年人由于骨质疏松，在跌倒时膝关节处于屈曲位而致股骨远端骨折，年轻患者常并发其他部位的损伤，严重者可并发休克。在接诊中应仔细诊查，有无重要脏器以及其他肢体损伤，尤其注意同侧股骨颈骨折、股骨转子间骨折、胫腓骨骨折以及膝关节周围的损伤。股骨髁周围有关节囊、韧带、肌肉及肌腱附着，骨折块受这些组织的牵拉不易复位，复位后难以维持。股骨远端后方有腘动脉及坐骨神经，严重骨折时，可造成其损伤。因此，对于怀疑并发神经血管损伤的患者需进一步详细检查。

2. 查体要点　伤后主要表现为大腿远端肿胀、疼痛，大腿短缩、向后成角畸形。波及关节时，关节腔明显积血，浮髌试验阳性，前后交叉韧带损伤时，抽屉试验可阳性。

3. 辅助检查

（1）常规检查：股骨远端常规前后位和侧位 X 线片，观察股骨远端骨折的情况并指导分类。摄片时最好适当予以下肢牵引，纠正股骨下端成角、短缩和旋转移位，有助于看清骨折情况。多排螺旋 CT 扫描和二维、三维图像重建能明确骨折的详细情况，对手术方案的制定很有帮助。膝关节 MRI 可以确定关节、韧带及半月板损伤。

（2）特殊检查：怀疑血管损伤，多普勒超声检查必不可少，对超声检查后仍然不能明确或开放性损伤的患者可行血管造影；怀疑有神经损伤的患者进行神经电生理检查。

4. 诊断标准

（1）患肢有明显外伤史。

（2）膝上出现明显肿胀，股骨髁增宽，可见成角、短缩和旋转畸形。做膝关节主动及被动活动时，可听到骨擦音。

（3）可出现肢体远端血管和神经损伤体征。血管损伤后膝以下皮温下降，肤色苍白，足背动脉搏动减弱或消失，神经损伤后小腿感觉减退或消失，踝关节不能主动背伸等。

（4）X 线片观察骨折范围及移位，必要时 CT 扫描和 MRI 检查，明确骨折和韧带损伤的详细情况。

5. 分型　目前多使用 Muller 分型，依据骨折部位及程度分为 3 类 9 型，有利于确定骨折治疗及判定其预后（图 6-7）。

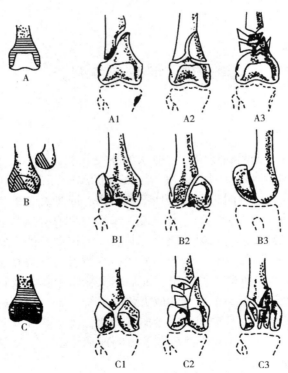

图 6-7 Muller　股骨远端骨折分型

A 型：累及远端股骨干伴有不同程度粉碎骨折；B 型：为髁部骨折；B1 型：外髁矢状劈裂骨折；

B2 型：内髁矢状劈裂骨折；B3 型：冠状面骨折；C 型：为髁间 T 形及 Y 形骨折；

C1 型：为非粉碎性骨折；C2 型：股骨干粉碎骨折并发两个主要的关节骨折块；

C3 型：关节内粉碎骨折

6. 鉴别诊断　股骨远端病理性骨折：轻微外力引起的骨折，既往有肿瘤、骨髓炎等病史，X 线片发现骨折局部存在骨质破坏，CT 或 MRI 可见骨质破坏的详细情况以及有无软组织受累。

三、治疗

1. 保守治疗　对于无明显移位的 Muller A 型骨折或儿童的股骨远段青枝骨折，可长腿石膏固定在屈曲 20° 位，6 周后开始逐渐功能锻炼。

2. 手术治疗

1）手术适应证：任何移位的关节内骨折，并发血管损伤的骨折，同侧存在胫骨干或胫骨平台骨折，双侧股骨骨折，多发性骨折，病理性骨折，同时伴有膝关节韧带断裂，不稳定的关节外骨折。由于股骨远端骨折邻近膝关节，坚强固定，早期功能锻炼有助于减少下肢骨折并发症的发生，最大限度地恢复膝关节的功能。目前观点认为，除非嵌顿的无移位关节外股骨远端骨折或不能耐受手术的患者外，都应采取手术治疗，才能最大限度降低膝关节的病损程度。

2）手术方法

（1）95° 角钢板固定（图 6-8）：宽大的钢板可提供较好的固定，并能抵抗弯曲及扭转应力，适用于股骨髁上骨折，缺点是操作不易，由于它的弯柄部与钢板连为一体，角度固定，插入后就不能改变位置，且插入髁的方向难以掌握，易造成髁部内外翻畸形。此外，钉板的打入可引起髁间骨折的分离。

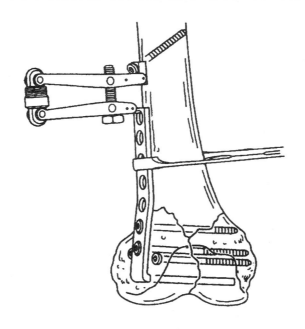

图 6-8　95° 角钢板固定示意图

（2）双加压"L"形钢板，主要是在 95° 角钢板的横板内加一螺孔，可放入螺栓，对股骨髁间和胫骨平台起横向加压作用，对中国人较小的骨骼来说，减少了附加拉力螺钉的风险。

（3）AO 动力髁螺钉（DCS）：应用 AO 动力髁螺钉在技术上比角钢板更容易，因为钢板与螺钉是单独部件，可在矢状面上调整。另外，螺钉插入松质骨允许骨折端轻微活动，刺激骨痂生长，但对于严重骨质疏松的患者，建议先将骨水泥注入钉道以加强稳定性。

（4）GSH 逆行带锁髓内钉固定：逆行髓内钉固定，比钢板获得更接近生物学的固定，是均分负荷型，且手术时间短、出血少、周围软组织保护好，可早期进行 CPM 功能锻炼。缺点是关节入口可引起髌股关节炎及膝关节僵直，骨折部位感染则可导致化脓性关节炎，髓内钉的尖端易产生应力集中致骨折，对于延伸至峡部的骨折、髁关节面严重粉碎者，要慎重使用。

（5）股骨下端解剖钢板：这种钢板主要优点在于贴合髁部解剖形态的钢板远端多孔设计，便于在髁间粉碎性骨折时，多方向、多点和多枚拉力螺钉的固定选择，手术易于操作，手术暴露广、创伤大是其缺点。

（6）股骨下端 LISS 钢板：LISS 钢板是符合微创外科原则的一种新型内固定系统，其形状与骨的解剖轮廓一致。一般在不暴露骨折区域的情况下，经皮插入钢板并完成锁定螺钉的固定。LISS 的稳定性依赖于螺钉与钢板组合锁定后的成角稳定性，其特有的锁定固定有利于股骨远端骨折复位后更好地维持固定。

（7）外固定支架加有限内固定：对于开放性骨折污染严重时，常首选外固定支架加有限内固定。由于只有外固定支架钢针和少数螺钉与骨骼接触，所以骨折感染率低，感染时亦可得到有效控制，具有手术操作快、软组织剥离少和方便换药等优点。缺点是针道渗出和术前与术后感染，股四头肌粘连导致膝关节活动受限。

四、预后评价

股骨远端骨折愈合后多并发膝关节活动障碍、僵硬、成角畸形、创伤性关节炎等，骨折延迟愈合或骨不连的发生率低。

五、最新进展

因股骨远端骨折靠近膝关节，易损伤股中间肌及股前滑动机构，极易发生膝关节的活动障碍和僵硬。手术中尽量避免干扰膝关节，应用坚强内固定，如 GSH 逆行交锁髓内钉和 LISS 钢板，早期镇痛下进行膝关节的功能锻炼，有助于膝关节功能的恢复。

第六节　髌骨脱位

一、概述

髌骨的稳定性依靠内、外侧力量的动力性平衡，当外伤或先天、后天性疾患使平衡受到破坏时，髌骨可偏离正常位置，发生脱位或半脱位。髌骨脱位可分为内、外方向，临床以外侧移位最常见，而且常易复发，称为复发性脱位。

创伤性髌骨脱位多为外侧脱位，常由膝关节伸直位急剧外旋小腿引起，也可由直接撞击髌骨引起，多可自动复位，未自动复位者常弹性固定于半屈曲位，被动伸膝用手推挤髌骨外缘常可复位。复发性髌骨脱位可继发于急性外伤之后，但有 1/3 左右的患者无明确外伤史。文献列举下列改变可能单独或联合构成髌骨脱位或半脱位的病因为高位髌骨，股骨外髁发育不良，膝外翻，股内侧肌萎缩，股外侧肌肥大，髌外侧支持结构挛缩，髌内侧支持结构减弱或松弛，膝关节普遍性松弛，髌韧带止点偏外，膝反张，胫骨外旋，股骨内旋或股骨颈前倾，髌骨先天性异常。

二、诊断

1. 病史要点　髌骨急性脱位，膝关节常可有明显肿胀，脱位后当膝关节呈伸直位时极易自行复位。对于复发性脱位和半脱位患者，膝痛是较常见的症状，但疼痛较轻，多有膝关节不稳定的各种感受，如乏力，支撑不住，突然活动不灵和摩擦等。

2. 查体要点　髌骨急性脱位，髌骨内侧有瘀斑，压痛明显，将髌骨向外推移时有松动感，屈膝时（通常在麻醉下）发现髌骨向外移位，即可明确诊断。

复发性脱位和半脱位患者，检查可发现髌股关节及髌骨内侧压痛，肿胀。髌骨位置异常是一个重要体征。伸直膝关节时，一般不表现髌骨侧方移位，但在屈膝位常可观察到受累髌骨的位置偏外，严重者可完全滑到股骨外髁的外侧。检查时可发现髌骨向外侧移动的幅度明显大于对侧。在肌肉松弛条件下，检查者将髌骨向外侧推，并徐徐屈膝，至 30° 左右时髌骨被推向半脱位或接近于脱位状态，此时，常可引起患者不适和恐惧，害怕脱位复发而加以阻止，并试图伸膝使髌骨回到正常位置，股四头肌特别是股内侧肌萎缩。

临床检查中，Q 角的测量具有诊断和治疗意义，Q 角是股四头肌牵拉轴与髌韧带长轴在髌骨中点的交角，临床上以髂前上棘至髌骨中点连线和胫骨结节至髌骨中点连线的交角表示。在男性正常为 8° ～ 10° ，女性为 10° ～ 20° ，Q 角增大，股四头肌收缩将使髌骨向外侧脱位。

3. 辅助检查　X 线片对诊断有很大帮助，可以显示髌骨的形态和位置是否正常，Insall 发现髌骨与髌韧带长度之比约为 1 : 1，测量两者在侧位片上的长度比若小于 1，则考虑高位髌骨的可能。

轴位 X 线片可显示髌骨和滑车发育不良，髌股关节面不相适和髌骨移位，轴位片上最常见的病征是髌骨向外侧偏斜及半脱位。Laurin 等发现仰卧屈膝 20° ～ 30° 时拍摄髌骨轴位片，可显示股骨髁间线与髌骨外侧关节面两缘的连线之间形成一外侧髌股角，正常此角向外侧张开，髌骨半脱位时此角消失或向内侧张开。复位后应拍侧位、轴位 X 线片，除观察是否完全复位外，还应观察髌骨及股骨髁的发育形态及有无骨软骨碎片残留在关节内。

MRI 检查可以了解髌骨内侧支持带损伤情况、髌股关节软骨损伤情况等。

4. 分类　按髌骨脱位方向分为外侧脱位和内侧脱位，内侧脱位极为少见。

5. 诊断标准

（1）患者外伤后感觉髌骨向外滑脱，当膝关节呈伸直位时极易自行复位。复发性脱位有反复脱位病史。

（2）查体：髌骨内侧有瘀斑，压痛明显，将髌骨向外推移时有松动感。屈膝时可发现髌骨向外移位，可有 Q 角异常。

（3）轴位 X 线片：可显示髌骨和滑车发育不良，髌股关节面不相适和髌骨移位。最常见的病征是髌骨向外侧偏斜及半脱位。

三、治疗

1. 保守治疗　髌骨脱位不难整复，麻醉下膝关节伸直位，松弛股四头肌，用手将髌骨向内侧推回原位。经常复发的病例，患者多可学会自行整复。复位后石膏固定 3 周，及时进行功能锻炼，如股四头肌练习、膝关节屈伸活动等。

2. 手术治疗　如患者有解剖学不稳定倾向，如向外推髌骨活动度过大，髌骨内侧支持带损伤、远端股内侧肌发育不良、股骨外髁低及高位髌骨、膝外翻角增大等应手术治疗，同时清除关节内骨软骨碎片，修补撕裂的髌内侧支持结构及股内侧肌，术后长腿石膏固定 3 ～ 4 周。

治疗髌骨复发性脱位和半脱位的手术方法甚多，可以概括为两类。一类是着眼于改善股四头肌的功能或稳定髌骨，适用于髌股关节尚无显著变性者；另一类是切除髌骨，重建股四头肌结构，适用于髌股关节有严重变性的病例。没有一种手术能保证治愈所有患者，必须查明致病原因，根据具体情况选择适当的手术方法。当一种手术不足以解决问题时，应采用综合手术，即几种手术同时应用。

（1）膝外侧松解术：这是最简单和应用最广的手术，可单独或综合应用。切开外侧翼状韧带和关节囊，向上分离股外侧肌下部纤维，直至髌骨回到正常位置。膝外侧松解术也可结合关节镜检查施行，膝外侧松解术对髌骨移位较轻的病例可单独使用，病情较复杂者可结合其他手术进行。Chen 等报告单独采用本手术治疗髌骨不稳症，优良疗效达 86%。

（2）内侧关节囊缩紧术：当膝关节前内侧关节囊结构松弛，股四头肌力线正常，髌股关节面无明显变性时，缩紧内侧关节囊有一定效果。有主张对撕裂的膝内侧软组织，包括股四头肌的内侧扩张部，均给予手术修复。术后用长腿石膏固定 4 ～ 6 周，在修复软组织愈合后，开始膝关节的功能锻炼。

（3）髌腱止点移位术：有多种手术方式，适用于髌股关节发育异常、Q 角过大、上述软组织手术仍不能矫正者。

四、预后评价

创伤性髌骨脱位如没有髌股关节发育异常，经保守治疗或手术治疗后预后良好。髌骨脱位反复发作可导致关节松弛和不稳，并可引起发育障碍、关节内游离体和变性关节炎等并发症。由于复发性脱位常继发于急性外伤性髌骨脱位，有些学者主张在急性脱位时手术修复损伤的内侧支持带以防复发。

五、最新进展

急性创伤性髌骨脱位通常采用闭合复位的方法。对于何时需要手术治疗仍存在争议。Cash 和 Hughston 总结 103 例急性脱位病例后发现，没有并发解剖学不稳定倾向者，非手术治疗优良率为 75%；并发解剖学不稳定倾向者非手术治疗优良率为 52%，而手术治疗的优良率则达 91%。这一结果说明，对于有先天性脱位倾向的患者应紧急修复受伤的内侧结构。

第七节　髌骨骨折

一、概述

髌骨是人体中最大的籽骨，它是膝关节的一个组成部分。切除髌骨后，在伸膝活动中可使股四头肌肌力减少 30% 左右。因此，髌骨能起到保护膝关节、增强股四头肌肌力的作用，除不能复位的粉碎性骨折外，应尽量保留髌骨。

髌骨骨折为直接暴力或间接暴力所致。直接暴力多因外力直接打击在髌骨上，如撞伤、踢伤等，骨折多为粉碎性，其髌前腱膜、股四头肌及髌两侧腱膜和关节囊多保持完好，骨折移位较小。间接暴力，多由于股四头肌猛力收缩，所形成的牵拉性损伤，如突然滑倒时，膝关节半屈曲位，股四头肌骤然收缩，牵拉髌骨向上，髌韧带固定髌骨下部，而股骨髁部向前顶压髌骨形成支点，三种力量同时作用造成髌骨骨折。间接暴力多造成髌骨横形骨折，移位大，髌前筋膜及两侧扩张部撕裂严重。

二、诊断

1. 病史要点　有明显外伤史，多为跌倒后膝部着地，亦可是外力直接打击在髌骨上，如撞伤、踢伤等。局部疼痛，不能活动、行走。

2. 查体要点　骨折后膝关节腔积血，髌前皮下淤血、肿胀，严重者可有皮肤张力性水疱。髌骨局部有压痛，移位的骨折，可触及骨折线间的空隙，膝关节不能活动，屈伸活动明显受限。陈旧性骨折有移位者，因失去股四头肌作用，伸膝无力，走路缓慢，并可有关节活动障碍。

3. 辅助检查　多数病例摄髌骨正侧位 X 线片即可证实。对可疑髌骨纵形或边缘骨折，须拍髌骨轴位片。对于诊断有疑问，或骨折不明显者可进行 CT 检查进一步证实。

4. 分类

1）无移位的髌骨骨折。

2）有移位的髌骨骨折

（1）髌骨横形骨折。

（2）髌骨粉碎性骨折。

（3）髌骨下极粉碎性骨折。

（4）髌骨上极粉碎性骨折。

（5）髌骨纵形骨折。

5. 诊断标准

（1）患者多有明显外伤史。

（2）查体局部疼痛、肿胀，可有皮下瘀斑、水疱，膝关节活动受限。

（3）X 线显示骨折。

（4）对难以确诊的患者采用 CT 检查。

三、治疗

髌骨骨折是关节内骨折，对新鲜髌骨骨折的治疗，应最大限度地恢复关节面的平整，恢复原关节面的形态，力争使骨折解剖复位，关节面平滑，给予坚强内固定，修补断裂的肌腱腱膜和破裂的关节囊。早期活动膝关节，防止创伤性关节炎的发生、恢复膝关节的功能。

1. 保守治疗 石膏托或管型固定适用于无移位的髌骨骨折，可抽出关节积血，适当加压包扎，用长腿石膏托或管型固定患肢于伸直位 4 ~ 6 周。在此期间，练习股四头肌收缩，去除石膏托后练习膝关节伸屈活动。

2. 手术治疗 对于有移位的髌骨骨折应行切开复位内固定。内固定方法有多种，对于髌骨横形骨折应尽可能采用张力带固定。此法优点是固定牢固，不需外固定，可以早期活动膝关节（图 6-9）。对于髌骨粉碎性骨折可采用髌骨环扎术，术后需加石膏外固定。记忆合金髌骨爪形固定器，可用以固定髌骨横形骨折及粉碎性骨折，术后无须外固定，膝关节亦可较早活动。

髌骨部分切除术适用于髌骨下极或上极粉碎性骨折。切除较小骨块或骨折粉碎部分，将髌韧带附着于髌骨上段，或将股四头肌附着于髌骨下段骨块，术后长腿石膏伸直位固定 3 周，去石膏后不负重练习关节活动，6 周后扶拐逐渐负重行走，并加强关节活动度及股四头肌肌力锻炼。此法可保全髌骨作用，韧带附着于髌骨，愈合快，股四头肌功能得以恢复，无骨折愈合后关节面不平滑问题。只要准确按上法处理，术后及时作关节活动及股四头肌锻炼，可以达到关节活动好、股四头肌肌力恢复好的治疗目的。且因关节面平滑，不致因骨折引起髌股关节炎。

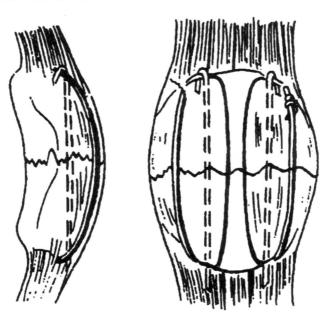

图 6-9　髌骨骨折张力带固定

髌骨全切除适用于严重粉碎性骨折无法复位固定者，髌骨全切除将不可避免地影响伸膝功能，应尽可能避免。将碎骨全部切除，同时直接缝合股四头肌腱与髌韧带，修复关节囊，术后用石膏固定膝于伸直位 3 ~ 4 周，逐渐锻炼股四头肌及步行功能。

四、预后评价

大多愈合良好，鲜有骨折不愈者，部分患者可能遗留创伤性关节炎。髌骨骨折是关节内骨折，在治疗中应尽量使关节面恢复平整，减少髌股关节炎的发生。影响髌骨骨折预后的因素有二：①髌骨关节面复位不佳，不平滑，环形固定或"U"形钢丝固定不够坚强，在活动中不易保持关节面平滑，如固定偏前部，则可使关节面骨折张开，愈合后易发生髌股关节炎；②内固定不坚强者，尚需一定时间外固定，若骨折愈合较慢，则外固定时间需长达6周以上，关节内可发生粘连，妨碍关节活动。因此，髌骨骨折的治疗原则应当是，关节面复位平滑，内固定适当有力，早活动关节。

五、最新进展

髌骨骨折的治疗方法有多种，有各种钢丝固定技术（包括张力带钢丝）、螺钉固定、部分髌骨切除、全髌骨切除等。克氏针张力带钢丝固定仍是最经典的治疗方法，固定确实可靠，可以早期进行功能训练。Weber 等用实验方法对环扎钢丝、张力带钢丝、Magunson 钢丝、克氏针张力带钢丝所提供的骨折固定牢固强度进行比较，发现最牢固的固定方式是克氏针张力带钢丝固定。空心螺钉加张力带钢丝固定曾作为一种新的固定方式出现，但生物力学测试表明这一固定方式并无特别优点。对于髌骨切除存在较大争议，因此，如果切实可行的话，应尽可能保留髌骨，至少保留近端或远端1/3。

第八节　髋关节后脱位

一、发病机制

无论是何种运动损伤，髋关节损伤的病理机制都有以下3个方面因素：①屈曲的膝关节前缘受到撞击；②膝关节伸直的情况下足底受到撞击；③大转子受力。极少数的情况下，暴力从后侧作用在骨盆上，而同侧的膝或足构成反作用力。髋关节后脱位多由间接暴力引起，当髋关节屈曲90°位，过度的内收并内旋股骨干，使股骨颈前缘以髋臼前缘处为支点形成杠杆作用；当股骨干继续内旋并内收时，股骨头受杠杆作用而离开髋臼，造成后脱位。当髋关节屈曲90°，外力作用于膝部沿股骨干方向向后，或外力作用于骨盆由后向前，亦可使股骨头向后脱位，有时可并发髋臼后缘或股骨头骨折。

没有系安全带的司机，在紧急刹车的时候，躯体以踩在刹车板上的右下肢为轴旋转向前，左膝在屈膝屈髋90°时撞击仪表盘。这样可以导致股骨头后侧脱位，通常不伴有骨折。如果髋关节屈曲较少，股骨头撞击髋臼后侧和后上部分，导致骨折脱位。

在股骨头脱出髋臼的时候可以导致股骨头骨折、压缩和划痕，在股骨头向前和后脱位撞击盂唇的时候，剪切力可以发生在股骨头上表面，前上面和后上面，圆韧带撕脱骨折经常可以见到。撕脱块可以从很小的软骨块到大的骨软骨块，这些松动的骨块可以在复位后卡在关节间隙内，不取出这种碎块可以导致游离体症状和关节软骨损害。

伴随股骨颈骨折的髋关节脱位可以由两种机制造成。首先暴力造成髋关节脱位，由于暴力仍未消散，股骨头顶在骨盆上，造成股骨颈和股骨干骨折；另一种机制是医源性损伤，在手法复位的时候导致股骨颈骨折。在所有报道的医源性股骨颈骨折中，都有股骨头骨折。这可能是由于外伤时股骨头吸收了大部分的暴力，导致没有移位的股骨颈骨折，这种骨折很难在复位前的 X 片上发现。因而，在复位之前必须认真观察股骨颈部有没有无移位骨折。另外，复位必须轻柔和控制力度，必须避免杠杆复位的方法。

二、分类

髋关节后脱位综合分型（图6-10）：

Type Ⅰ：没有严重伴发骨折，复位后没有临床不稳。

Type Ⅱ：难复性脱位，没有严重的股骨头和髋臼骨折（复位指全身麻醉下复位）。

Type Ⅲ：复位后不稳定或伴有关节内骨块，盂唇、软骨嵌顿。

Type Ⅳ：伴随需要重建稳定性或髋臼形态的骨折。

Type Ⅴ：伴随股骨颈或股骨头骨折（包括凹陷骨折）。

依据股骨头相对于髋臼的位置和伴有的髋臼、股骨近端骨折。Thompson 和 Epstin 将髋关节后脱位分为5个类型：

Ⅰ型：脱位伴有或不伴有微小骨折。

Ⅱ型：脱位伴有髋臼后缘孤立大骨折。

Ⅲ型：脱位伴有髋臼后缘的粉碎骨折，有或无大的骨折块。

Ⅳ型：脱位伴有髋臼底部骨折。

Ⅴ型：脱位伴有股骨头骨折。

历史上中心性脱位一词是指不同类型的髋臼内壁骨折后，股骨头向内移位。准确说应该属于髋臼骨折部分，现在临床已逐渐不用这个术语了。

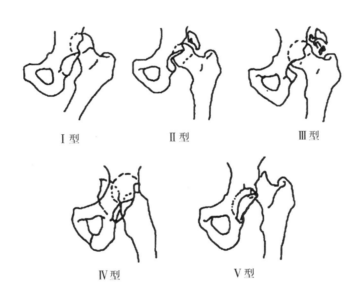

Ⅰ型　　　　　Ⅱ型　　　　　Ⅲ型

Ⅳ型　　　　　Ⅴ型

图6-10　髋关节后脱位综合分型

三、临床表现

有髋关节脱位和骨折脱位的患者会感到非常不舒服，患者无法活动患肢，可能有患肢远端麻木。外伤常常是由高能量创伤造成，比如交通事故，工业事故或从高处坠落。

复合伤的患者常常感到多处疼痛而无法明确说出特定位置的损伤。胸腹部、脊柱、四肢都会导致功能障碍而且表现不同。很多患者在到达急诊室的时候已经反应迟钝或意识不清而无法配合医生检查和评估。

单纯髋关节后脱位的患者表现为髋关节屈曲、内收、内旋和肢体短缩。虽然单纯的髋关节脱位容易诊断，但在伴有同侧肢体损伤的时候这些脱位的典型表现会改变，当髋关节脱位伴有同侧髋臼后壁或后柱骨折时下肢会维持在中立位，下肢短缩则不明显，同侧股骨或胫骨骨折也会影响脱位的表现。

正常骨盆平片上股骨头的大小应该对称，关节间隙也是均匀对称。髋关节脱位患者的 X 片除了头臼关系改变外，后脱位的患者股骨头会显得较小，而在前脱位的患者则表现较大。正常的 Shenton 线应该光滑连续。大小转子的关系提示髋关节旋转的位置，同时也要注意股骨干是否处在内收或外展的位置，股骨干在后脱位处于内收位，前脱位则处于外展位。

四、治疗

在处理高能量损伤患者时，医生应想到可能存在的髋关节脱位。所有钝器损伤导致精神异常或伴有局部体征和症状，必须拍骨盆前后位片。同样，所有伴有严重下肢损伤、脊柱损伤或胸腹部损伤的患者必须拍摄骨盆前后位片。当然，清醒并且配合检查的患者如果没有血压不稳和局部症状体征就没有必要拍摄骨盆片。初次体格检查必须包括整个肢体。特别需要注意有无神经损伤。坐骨神经损伤很常见，在进行闭合或开放复位之前必须明确有无坐骨神经损伤，在一些重大的骨盆骨折还常伴有腰骶丛神经损伤。膝关节前侧的皮肤擦伤提示了暴力作用的部位和方向。如果患者有这些发现，还须排除是否有潜在的膝关节韧带损伤，髌骨骨折或股骨远端骨软骨骨折。骨盆环损伤和脊柱损伤也是常见的并发伤，必须注意这些部位的检查。最后，在手法复位前必须认真评估股骨颈排除骨折，必须拍摄股骨近端正位片来评估这个部位。

髋关节脱位的诊断确立后，如果考虑手术，则必须再做一些其他放射学检查。通常这些检查是在成功闭合复位后进行，有时候在难复性脱位准备开放复位之前进行检查。这些额外的检查包括以脱位的髋关节为中心摄前后位和内外旋45°X线片。必须仔细分析正位片明确有无骨软骨块嵌顿和关节间隙不对称。髂骨斜位片投射角度垂直后柱，有利于分析后柱和前壁的完整性，闭孔斜位可以很好的评估前柱和后壁。

CT对于判断有无伴发的髋关节骨折很有帮助。隐形骨折、划痕骨折和其他骨折都能在CT上看清楚，同时能准确判断骨折块大小及移位的严重程度。能够评估股骨头，发现小的嵌顿碎片，判断股骨头和髋臼的一致性。如果在一个没有脱位表现的髋关节CT图像上的有气泡现象，提示关节曾脱位再自动复位。磁共振在髋关节创伤脱位中的价值并不明确。最近许多研究报道磁共振可以判断有无盂唇破裂、股骨头挫伤和微骨折、坐骨神经损伤、关节内碎片和骨盆静脉栓塞。特别是在CT正常但不稳定的髋关节中，MR有助于判断潜在的盂唇破损。同位素扫描并不适合外伤性髋关节脱位后成像。Meyers等建议用同位素扫描预测髋关节脱位后的股骨头改变，但是研究并没有显示这个方法有多少价值。

许多研究显示髋关节维持脱位的时间和后期的股骨头坏死有关，因而早期复位最重要，而伴随的髋臼和股骨头骨折可以亚急性处理。由于髋关节脱位患者经常伴有复合伤，一些伴有头部，腹部或胸部损伤的患者在进行全身麻醉的时候可已进行快速闭合复位。在急诊室需要气管插管的患者也可以在气管麻醉下进行闭合复位。复位后髋关节稳定的患者可以进行牵引固定，但是牵引不一定必要。不稳定的髋关节脱位伴有骨折患者需要骨牵引，注意后侧不稳的患者保持患髋轻度外展外旋，进一步的手术治疗须等全身情况稳定后进行。

（一）闭合复位

快速复位是初步处理的目的。无论脱位的方向如何都可以用仰卧位牵引复位。如果有条件的话，最好在全身麻醉下复位。如果不便立即进行全身麻醉，可以在静脉镇静作用下进行闭合复位。注意在患者镇静起效前不要做复位的动作。

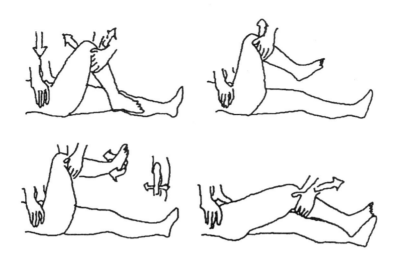

图 6-11　Allis 复位手法

1. **Allis 手法复位**　见图 6-11。患者仰卧于低平板床上或地上。术者站在患髋侧旁，一助手固定骨盆，术者一手握住患肢踝部，另一前臂屈肘套住腘窝。徐徐将患髋和膝屈曲至 90°，以松弛髂股韧带和髋部肌肉，然后用套在腘窝部的前臂沿股骨干长轴用力持续向上牵引，同时用握踝部的手压小腿，并向内外旋转股骨，以使股骨头从撕裂关节囊裂隙中回到囊内，此时多可感到或听到股骨头纳入髋臼的弹响，畸形消失，然后伸直外展患肢。此手术成功的关键是手法轻柔、稳妥，以松解肌肉和减轻疼痛，如肌肉松弛不够好，术者不能把股骨头拉到髋臼附近，另一助手可用手将大转子向前下推，协助复位。

2. **Bigelow 手法复位**　见图 6-12。患者仰卧位，助手双手置于患者双侧髂前上棘固定骨盆，操作者一手握住患肢踝部，另一前臂置于患者屈曲的膝关节下方，沿患者畸形方向纵向牵引，然后于持续牵引下，保持内收内旋位，屈髋 90° 或 90° 以上。然后外展、外旋、伸直髋关节，股骨头进入髋臼内。即划一"问号"的方法，左侧为正问号，右侧为反问号，此方法需十分稳妥，不可猛力，其杠杆作用有发生股骨颈骨折的可能。

3. **Stimson 的重力复位法**　见图 6-13。患者俯卧于手术台上或车上，患肢下垂于桌边外，操作者握住小腿使髋膝关节屈曲 90°，一助手固定骨盆，屈曲膝关节，在小腿后面施加纵向向下牵引，同时轻柔地内外旋股骨协助复位。

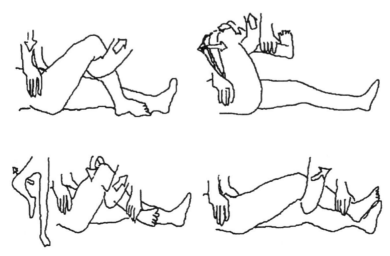

图 6-12　Bigelow 手法复位

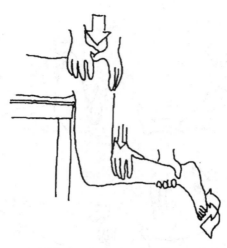

图 6-13　Stimson 的重力复位法

以上 3 种方法中，以 1、3 方法比较稳妥安全，也是最常用的复位方法。需注意的是由于有很大比例的患者具有复合伤，俯卧位有可能加重其他损伤。Bigelow 法在旋转复位时可能增加股骨颈骨折的风险。复位后应立即去拍摄髋关节正侧位片和骨盆正位片。分析 X 片确定关节对位是否良好，如果有髋臼骨折，则需要拍 Judet 位片。根据术后的体检和影像学检查，决定进一步的治疗方案，有不稳或髋臼内嵌顿的多需要手术治疗。

如果静脉镇静下复位不成功，患者需要到手术室进行麻醉下复位，如果麻醉下复位仍然不能复位则需要立即切开复位。在开放复位前，应该拍摄 Judet 片，这两张斜位片对评估髋臼和制定手术计划很重要。条件允许的话，在复位前行 CT 检查，可以判断在平片上无法看清的关节内骨块或股骨头损伤。

一旦 X 线检查确定已复位，应立即检查髋关节稳定性。这个步骤最好在患者仍然处在静脉镇静作用下进行。如果有大的后壁或后上壁骨折，不应进行稳定性检查。在出现髋臼前后柱骨折移位的时候也不应做稳定性检查。髋关节屈曲至 90°～95°、旋转中立位，分别在内收外展和中立位，从前向后施加力量，如果感觉有半脱位，患者需要进一步检查诊断，牵引甚至手术。如果患者是清醒的，可能帮助医生判断有无不稳。Larson 回顾性研究了一系列髋关节脱位发现在 17 例明显放射学不稳或关节对合不良的患者中，每一个都最后发展成创伤性关节炎，因而最重要的原则是：如果有不稳，就需要手术探查和修复。

成功闭合复位和稳定性检查之后，患者应进行牵引等待 CT 检查。如果髋关节是稳定的，简单皮肤牵引就足够，于轻度外展位牵引 3～4 周，即可扶双拐下地活动，但 2～3 个月内患肢不负重以免缺血的股骨头因受压而塌陷，伤后每隔 2 月拍摄 X 线片 1 次，大约在 1 年证明股骨头血供良好，无股骨头坏死方可离拐，逐渐恢复正常活动。复位后如果不稳，或有骨块或关节对合不良，应采用胫骨结节牵引，根据髋关节不稳的方向适当调整骨钉的方向。髋关节后侧不稳骨钉应从前外向后内，这样可以使下肢轻度外旋保持髋关节稳定，如果是前侧不稳则做相反的调整。

两种情况下可以考虑 MRI 检查，一种是在没有髋臼壁骨折或关节内碎块，但是髋关节不稳定的情况下需要做 MRI 检查。MRI 可以发现一些髋臼盂唇撕脱。第二种情况是在平片和 CT 上显示无法解释的髋臼间隙增宽，MRI 可以显示嵌顿的骨块或软组织。MRI 是理想的了解关节间隙异常增宽原因的方法，因为它可以鉴别是盂唇嵌顿，关节软骨嵌顿或者仅仅是血肿。

体格检查和影像分析结束后，可以进行最后的分级。最后的分级根据最严重的损伤决定，根据最终的分型来决定治疗方案。

（二）各种脱位的处理

Ⅰ型：脱位指单纯脱位，没有伴发骨折或小的髋臼缘骨折。体格检查显示良好的稳定性，不需要手术介入。这些患者予以皮肤牵引，在患者感到没有不适的时候即可开始被动关节活动锻炼，6 周内避免髋关节屈曲超过 90° 和内旋超过 10°，关节肿胀消退后可以开始扶拐下地活动，建议扶拐 6～8 周，扶拐的时间根据患者获得正常的肌力和正常的步态决定。如果患者没有达到预计的恢复可以进行 X 线片检查。如果 CT 上显示的关节内小碎块处在髋臼陷窝而不是卡在关节内，这个骨块就没有什么意义。这是非关节区域，在这个位置的骨块就像在膝关节外侧沟一样不会产生症状。如果患者后期出现症状，就有必要考虑手术取出碎片。

Ⅱ 型：指无法闭合复位的脱位。如果股骨头已经回到髋臼窝而关节间隙增宽，根据导致间隙增宽的原因，最终的分型一般是 Ⅲ、Ⅳ 或 Ⅴ 型。如果难复性髋关节脱位在术中诊断是由于软组织嵌顿的原因，分型还是属于 Ⅱ 型。Proctor 报道梨状肌缠绕股骨颈导致无法复位。Bucholz 和 Wheeless 报道 6 例难复性髋关节后侧脱位，手术显露和尸体解剖发现髂股韧带一部分宽阔的基底部连同后壁移位的骨块阻挡了后侧脱位的股骨头回纳髋臼。

不管是什么原因导致 Ⅱ 型脱位，应该立即切开，采用 Kocher-Langenbeck 切口。手术中在复位之前，应该先检查髋关节，骨折块是否和缺损大小一致。关节要彻底冲洗去除碎块和碎屑。注意髋臼和股骨头软骨的损伤，在正确的牵引下，轻柔的手法复位，在大转子上使用骨钩牵引有利于增加关节间隙观察。直接在股骨头上用力使其复位可以避免下肢强力牵拉和扭转。成功复位后，检查稳定性，如果在屈髋 90° 的情况下后推仍然保持稳定，术后处理和 Ⅰ 型一样。如果发现关节不稳，需要探察明确原因。广泛的关节囊撕裂和盂唇破裂应该修复。关节内碎片嵌顿也是不稳的原因之一，术中检查 X 线可以帮助判断有无碎片嵌顿导致的关节间隙增宽。如果伴有股骨头或髋臼骨折，必须做内固定。

当面对一个广泛的髋臼骨折或难复性髋关节，应谨慎的做有限的切口进行手术和复位，全面的骨折内固定应该在伤后 3～10d，血压稳定后进行。分阶段治疗重建更为可靠，理由如下：第一，在扩大的切口进行髋臼骨折复位内固定不利于一个严重损伤患者的看护；第二，立即髋臼手术导致大量失血，包括潜在的大量失血；最后，复杂髋臼骨折要求认真术前分析和计划，并需要转到有经验的医生那里治疗。

Ⅲ 型脱位：没有伴发骨折，但是复位后的检查显示不稳或术后的影像学检查显示骨软骨或单纯软骨片或移位的盂唇嵌顿在关节间隙。如果没有伴发骨折也没有碎片嵌顿的髋关节复位后不稳，需要查 MRI。如果 MRI 图像显示广泛的盂唇分离，需要手术修复，小的盂唇分离和破裂或韧带和关节囊破裂更适合采用支具限制髋关节在稳定的范围内活动。如果支具固定 6 周后仍然不稳定则考虑手术探查和修复。关节内碎片不仅阻止关节复位，同样会导致关节软骨磨损。无论哪一种情况，如果碎片太小无法复位固定则必须取出，认真考虑切口以利取出碎片（图 6-14），切开关节囊的时候必须沿着髋臼缘切开以保护股骨头的血供。

注意取出所有 CT 上发现的碎片，好的器械有利于取出碎片。有时候必须脱位髋关节来取出碎片，强力的脉冲灌洗有利冲出小的碎屑。术中必须 X 线检查并对比健侧明确关节对位情况，检查关节稳定性，了解稳定的活动范围。必要时术后再使用支具 6 周保持关节在安全范围活动。患者使用拐杖根据情况逐步下地活动，配合积极髋关节周围肌肉锻炼。肌力恢复后可在 6 周后弃拐。

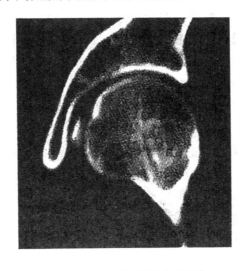

图 6-14　CT 显示髋关节内碎片

关节镜仍处在发展中，最终可能对取出关节内碎片有意义。手术需要牵引，可以使用牵引床或 AO/ASIF 股骨牵引器。术中需要透视监视下以安全插入关节镜器械。术后处理和切开手术一样。

Ⅳ型脱位：指伴有大的髋臼骨折块，需要手术重建。手术可以重建髋臼的稳定性（图 6-15）。移位的髋臼柱骨折需要手术固定重建关节平整性。Letournel 和 Judet、Mears 和 Matta 指出，成功骨折内固定后的效果令人满意。

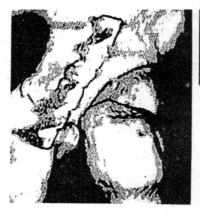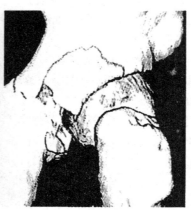

图 6-15　手术重建髋臼稳定性

Ⅴ型脱位：股骨头骨折伴髋关节脱位远期疗效都很差。Butler 做了一个治疗股骨头骨折的前瞻性研究。闭合复位不能解剖复位的股骨头骨块采用内固定，10 个患者中没有 1 个结果好的。Mast 报道一种抬举股骨头凹陷骨折的技术。将凹陷骨折处抬升，松质骨填压软骨下骨，不需要使用内固定，目前这种方法的远期疗效仍待验证。

第九节　髋关节前脱位

前脱位发生率远较后脱位低，Thompson and Epstein 根据股骨头的位置和伴随的髋臼骨折进行分类，文献报道仅占创伤性髋脱位 10% ~ 12%，长期随访研究显示前脱位的预后更差，这可能是由于相应的股骨头损伤所致。

（一）发病机制

作用机制以杠杆作用为主，当患髋因外力强力外展时，大转子顶端与髋臼上缘相接触。患肢再稍外旋，迫使股骨头由关节囊前下方薄弱区脱出，髋关节囊前下方撕裂。如果发生车祸时驾驶员并没有意识到危险，右脚常是放在油门踏板上，髋关节外旋外展。在这个位置，膝关节的内面撞击仪表盘，导致右髋极度外展外旋并向前脱位。髂股韧带一般保持完整。股骨头可向前下移位，停留在闭孔内或向上向前移位，停留于耻骨上支平面，偶尔能引起股动静脉循环障碍，或伤及股神经。

（二）分类

前脱位综合分类法如下。

Type Ⅰ：没有严重并发骨折，复位后没有临床不稳。

Type Ⅱ：没有严重股骨头和髋臼骨折的难复性脱位（指全身麻醉下复位）。

Type Ⅲ：不稳定髋或伴有关节内骨块，软骨块，盂唇嵌顿。

Type Ⅳ：伴有需要重建髋关节稳定性或关节平整性的骨折。

Type Ⅴ：伴有股骨头或股骨颈骨折（骨折或凹陷）。

Epstein 将髋关节前脱位分类如下。

1）耻骨方向（向上）

（1）不伴有骨折（单纯）。

（2）伴有股骨头骨折。

（3）伴有髋臼骨折。

2）闭孔方向（向下）

（1）不伴有骨折（单纯）。

（2）伴有股骨头骨折。

（3）伴有髋臼骨折。

（三）临床表现

髋关节前脱位表现为下肢维持于外展和外旋、微屈的位置，并较健肢为长。在闭孔或腹股沟附近可触到股骨头，髋关节功能完全丧失，被动活动时引起疼痛和肌肉痉挛。有明确外伤史，X 线片可见股骨头在闭孔内或耻骨上支附近。

（四）治疗

对新鲜髋前脱位的治疗应尽早在麻醉下手法复位。

1. 整复手法　患者仰卧位，麻醉方法同后脱位，一助手把住骨盆，另一助手握住小腿，屈膝90°，徐徐增加髋部外展，外旋及屈曲，并向外方牵引即加重畸形手法，使股骨头与闭孔或耻骨上支分离。此时术者站在对侧，一手把住大腿上部向外下按压，一手用力将股骨头向髋臼内推进，同时在牵引下内收患肢，当感到股骨头纳入髋臼的弹响时即已复位，放松牵引后畸形消失，如手法复位失败，应早期切开复位。

2. 术后处理　与后脱位同，但在术后牵引固定时，应保持患肢于内收内旋伸直位。对极少数闭合复位失败者，不宜多次重复，应立即切开复位。造成复位失败的原因，多为嵌入软组织，如股直肌、髂腰肌和撕裂关节囊及股骨头嵌入关节囊的"扣眼"引起，Epstein 报道了前脱位后髂腰肌阻挡复位的情况。手术可以用 Smith-Peterson 入路，但是这个切口容易损伤股神经和股动静脉。可以采用其他一些暴露前侧关节囊的切口降低这种危险。复位后行皮牵引 3 周，然后扶拐下地行走。在闭孔脱位中，由于股骨头与闭孔前外侧相撞，易发生股骨头前上方压缩骨折，有些学者建议在当 CT 片上显示股骨头压缩 >2mm 时，应撬起压缩部位并植骨。

第十节　髋关节脱位并发损伤

（一）神经损伤

髋关节脱位的患者坐骨神经损伤比例是 8% ～ 19%。如前所述，这主要是由于后脱位股骨头或移位的骨折块牵拉或压迫坐骨神经所致，没有前脱位导致坐骨神经损伤的报道。尽管功能有损伤，术中的坐骨神经看起来总是无明显损伤。坐骨神经完全断裂是非常罕见的。一般都是腓总神经损伤，伴有小部分胫神经损伤。为什么总是腓总神经损伤而胫神经很少损伤仍不清楚。Gregory 提出腓总神经和梨状肌的关系是导致其易伤的原因。有严重神经损伤的患者必须得到细致的照顾防止感觉麻木区的皮肤损伤。患者应该采用踝关节支具防止马蹄状畸形，在 3 ～ 4 周的时候检查肌电图了解神经损伤的情况和判断预后。

另外，可以了解神经损伤的程度，包括可能的腰骶丛神经的损伤。

神经康复的预后难以预测。Epstein 报道 43% 的恢复率，而 Gregory 报道 40% 完全康复和 30% 部分恢复。由于神经损伤恢复的不可预测性，在伤后 1 年里不应进行手术治疗，患者可以很好地耐受踝足矫形支具而功能影响较小，3 个月的时候复查肌电图了解神经修复的情况。如果临床症状和肌电图在 1 年内没有改善，应考虑腱转位手术。一般患者更愿意接受继续肌电图检查而不是手术以及术后制动和大量的康复锻炼，但是如果坐骨神经的胫神经部分损伤，肌腱转位的手术效果也不理想。

在做手法复位之前必须仔细检查神经功能。当然，如果患者有脑外伤、意识不清或不合作，神经功能检查就不彻底，必须尽快复位髋关节来消除神经牵拉。一般没有必要为了了解神经损伤情况进行手术。有一种情况例外，如果复位后原来正常的神经功能变得不正常的时候，有必要进行手术明确坐骨神经是否卡在大的骨块之间或卡在关节内。但一些医生认为在髋关节后壁骨折伴有坐骨神经损伤的时候需要立即手术修复后壁，这样可以保护神经进一步被骨折块损伤。

有报道称，延长的髋关节后侧入路的医源性坐骨神经损伤比例是 11% 。一般都是临时的功能损伤，处理原则和其他即时损伤一样。术中必须采取措施防止损伤，整个手术过程中膝关节应该保持屈曲，可能的情况下，髋关节保持伸展。在后柱使用 Hohmann 拉钩的时候注意使拉钩与神经平行，拉钩转动的时候，边缘会压迫神经导致损伤。

一些医生报道了迟发性的坐骨神经麻痹。这可能是由于血肿、瘢痕或异位骨化导致。神经被瘢痕等增生组织包裹压迫导致神经功能进行性损伤，医生应该注意观察有无迟发性的坐骨神经损伤，如果有明显的神经受损迹象，最好立即手术探察减压。少数报道称延误探察的患者神经功能难以恢复。

髋关节前脱位的时候如果股骨头向上向前移位，停留于耻骨上支平面，偶尔能引起股神经损伤。

（二）股骨干骨折

髋关节脱位并发同侧的股骨骨折并不罕见。由于股骨骨折掩盖了髋臼脱位的典型体征，很多股骨骨折伴髋臼脱位的患者都漏诊了脱位。文献报道的漏诊率在 50% 以上。在处理股骨骨折应想到可能存在的髋关节脱位，应坚持常规进行骨折两端关节的 X 线检查可以防止对这些并发损伤的漏诊。治疗应先处理髋关节，可以先试行麻醉下闭合复位，此时不宜采用 Bigelow 法，也可采用大转子骨牵引进行牵引复位。对于股骨干骨折多需要手术治疗。陈旧的髋关节脱位一般应手术治疗。

微信扫码
◆临床科研
◆医学前沿
◆临床资讯
◆临床笔记

◇◇◇◇◇ 参考文献 ◇◇◇◇◇

［1］裴福兴，陈安民. 骨科学. 北京：人民卫生出版社，2016.

［2］邱贵兴. 中华骨科学. 北京：人民卫生出版社，2017.

［3］李增春，陈峥嵘，严力生，等. 现代骨科学（第2版）. 北京：科学出版社，2018.

［4］任高宏. 临床骨科诊断与治疗. 北京：化学工业出版社，2015.

［5］邱贵兴. 骨科学高级教程. 北京：中华医学出版社，2016.

［6］杜心如，丁自海. 骨科临床应用解剖. 北京：人民卫生出版社，2016.

［7］雒永生. 现代实用临床骨科疾病学. 西安：西安交通大学出版社，2014.

［8］唐佩福，王岩. 解放军总医院创伤骨科手术学——创（战）伤救治理论与手术技术. 北京：人民军医出版社，2014.

［9］潘志军，陈海啸. 临床骨科创伤疾病学. 北京：科学技术文献出版社，2010.

［10］陈义泉，袁太珍. 临床骨关节病学. 北京：科学技术文献出版社，2010.

［11］孙捷，刘又文，何建军，等. 实用微创骨科学. 北京：北京科学技术出版社，2012.

［12］汤亭亭，卢旭华，王成才，等. 现代骨科学. 北京：科学出版社，2014.

［13］邱贵兴，戴魁戎. 骨科手术学（第四版）. 北京：人民卫生出版社，2016.

［14］吕厚山. 膝关节外科学. 北京：人民卫生出版社，2010.

［15］裴国献. 显微骨科学. 北京：人民卫生出版社，2016.

［16］姜保国，王满宜. 关节周围骨折. 北京：人民卫生出版社，2013.

［17］泽口毅. 钢板固定骨折手术技巧. 沈阳：辽宁科学技术出版社，2015.

［18］陶海鹰，陈家禄，任岳. 脊柱外科手术入路与技巧. 北京：人民军医出版社，2013.

［19］田光磊，陈山林. 手外科. 北京：中国医药科技出版社，2013.

［20］公茂琪，蒋协远. 创伤骨科. 北京：中国医药科技出版社，2013.

［21］陈晓，智信，曹烈虎，等. 循证骨科学：创伤分册. 上海：同济大学出版社，2017.

［22］王正义. 足踝外科学（第2版）. 北京：人民卫生出版社，2014.

［23］刘国辉. 创伤骨科手术要点难点及对策. 北京：科学出版社，2017.

［24］张军花. 骨科内镜手术配合. 北京：科学出版社，2017.

［25］侯德才. 骨科手术学. 北京：中国中医药科技出版社，2016.

［26］林建华，杨迪生，杨建业，等. 骨病与骨肿瘤. 上海：第二军医大学出版社，2009.